내 삶을 바꾸는 설탕과 탄수화물 이야기

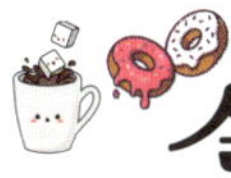

내 삶을 바꾸는 설탕과 탄수화물 이야기

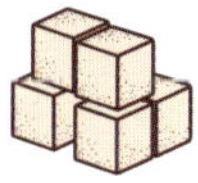

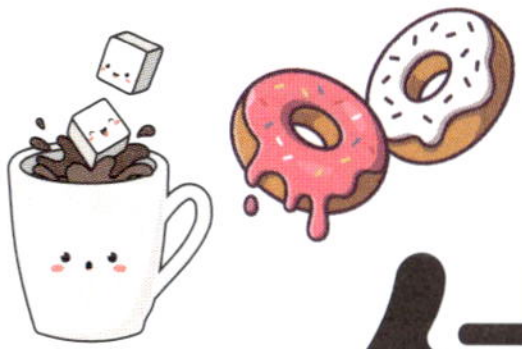

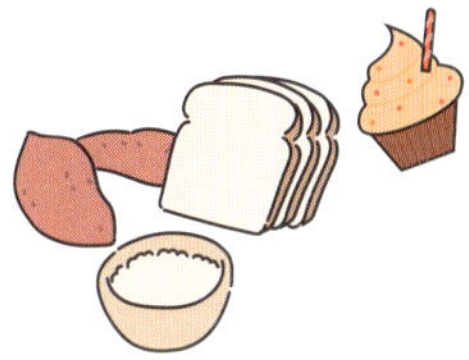

이원재 지음

자유아카데미

추천글

막상 '당류'에 대하여 찾아보려고 하면 적당한 참고문헌을 발견하기가 어렵다. 위키피디아를 살펴보기엔 신뢰가 가지 않고, 학술지를 검색하여 원문을 읽기에는 비효율적이다. 이런 점에서 이원재 교수의 저서는 설탕과 탄수화물에 관심이 있는 독자들에게 정확한 정보를 제공함으로써 많은 도움을 줄 것이다. 또한 이 책은 건강 관리 측면에서도 손 닿는 곳에 꽂혀 있는 장수에 관한 지침서로 오래 사랑받을 것이라 믿는다.

–**권성원**(서울대학교 약학과 교수)

이 책은 설탕과 탄수화물에 관한 기본 지식에 대하여 다양하고 깊은 시각으로 이야기를 전하고 있다. 설탕과 탄수화물은 우리 신체의 가장 기본적인 필수 영양소임에도 그와 관련한 여러 오해와 오명이 있었던 것이 사실이다. 그런 측면에서 '과연 설탕과 탄수화물의 본 모습은 무엇일까?'라는 질문의 답을, 설탕과 탄수화물에 대한 올바른 시각과 정보가 담긴 이 책을 통해 해결할 수 있기를 기대한다. 또한 오랜 자료 조사를 통해 정리된 이 책이 많은 분들의 건강한 삶에 큰 도움이 되기를 바란다.

–**김광준**(목포대학교 약학과 교수)

『내 삶을 바꾸는 설탕과 탄수화물 이야기』는 매일 먹게 되는 탄수화물과 설탕에 대한 진실과 마주하게 되는 책이다. 탄수화물과 설탕에 관하여 우리가 알아야 할 사실들이 알기 쉽게 설명되어 있는 것은 물론, 내용의 이해를 돕는 사진과 그림들이 책을 보는 재미를 더해준다. 건강하고 지혜로운 삶의 길잡이가 되는 유익한 책을 추천하게 되어 매우 기쁘다.

–**김인순**(정든요양병원 약사) · **양재호**(양재호치과 원장)

코로나로 인한 팬데믹이 오기 훨씬 전부터 탄수화물, 설탕, 비타민을 연구하시고 뵐 때마다 열정적으로 설명하시던 교수님의 모습을 기억하고 있다. 드디어 그 노력이 하나의 책으로 결실을 보아 더 많은 독자에게 알릴 수 있게 되었다. 앞으로 우리 사회는 노령화, 신종 감염병 등으로 개인의 건강이 사회의 건강이 되고, 이는 곧 사회의 성쇠를 좌우할 핵심 요소가 될 것이다. 이러한 상황에서 이 책은 일반인이 영양소에 대해 쉽게 이해할 수 있도록 도움을 주고, 스스로 건강 관리를 할 수 있는 계기가 되리라고 의심치 않는다. 또한 일부 독자들이 들었을 불확실한 정보를 보완 및 수정하여 탄수화물, 설탕, 비타민에 대한 호기심과 궁금증을 충족해주리라고 생각한다.

–**김지연**(약사 및 약학박사, 약무사무관)

매사에 섬세하며 유쾌한 필자의 인격과 말투가 고스란히 녹아있는 이 책을 통해 무심히 반복되는 식습관과 생활방식에 대한 반성과 개선의 의지를 다지게 된다. "아! 내 입에 자꾸 '댕기는(?)' '단 것은' 그저 '데인져(위험, danger)'구나"라는 조크가 새삼스러운 깨달음으로 다가온다. 설탕과 탄수화물에 관한 좋은 책을 만나게 되어 기쁘고 또 감사하다.

–**김철수**(조선대학교 자유전공학부 교수)

이 책은 현대인의 식생활에서 가장 큰 부분을 차지하고 있으며 건강과 관련하여 많은 쟁점이 있는 탄수화물 및 설탕 등 단순당에 대하여 다루고 있다. 또한 흥미로운 주제를 정하고 각 주제에 관하여 과학적이면서도 또한 재미있게 설명하고 있어, 대학에서 '건강과 식생활'에 관한 교재로서뿐만 아니라 건강에 관심이 많은 일반인이 읽기에도 유용한 책이라고 생각한다.

–**김현아**(목포대학교 식품영양학과 교수)

이 책은 과학적 사실에 따라 세상을 바라보고, 객관적이고 균형적인 관점에서 건강한 삶을 살아가려는 사람들에게 매우 유용한 정보가 담겨 있다. 정보의 홍수 속에서 잘못된 정보를 맹신한다면 건강을 해치는 지름길이 될 수 있기에, 객관적이고 정확한 정보를 공유하려는 저자의 글은, 생명을 살리는 약학대학 교수로서의 삶의 철학이 크게 반영되어 있다. 교수로서의 전문 지식도 놀라운데, 설탕과 탄수화물에 대한 해박한 지식과 진실을 바탕으로 하여 그가 보여주는 지혜는 다시 무릎을 치게 된다.

우리나라 토종밀인 앉은뱅이밀이 노먼 볼로그 박사의 노벨 평화상 이야기로 연결되고, 건강을 위한 채식주의자의 신념이 그레이엄 크래커, 켈로그 시리얼, 포스트사의 콘플레이크 시리얼을 탄생시켰다는 이야기에는 우리의 작은 노력이 세상을 바꿀 수 있다는 생각이 들게 한다.

이 책은 흥미진진하다. 옥수수수염이 짧은 것과 긴 것 중 어떤 옥수수가 맛있는지, 미국 식탁에 오르는 감자튀김, 소고기, 버번위스키, 콜라, 아이스크림이 모두 미국의 옥수수 산업과 어떻게 연결되는지, 똑같이 옥수수를 먹었는데 서구사람들은 펠라그라병이 걸리고 아메리카 인디언들은 왜 안 걸렸는지 등의 이야기를 따라가다 보면 한 편의 소설을 읽는 듯한 느낌이 든다. 아는 만큼 보인다는 말이 있다. 건강한 삶을 살고 싶은 모든 이에게 이 책을 꼭 읽어야 하는 필독서로 추천한다.

–**남상옥**(한국아브노바, 엘브리지 대표이사)

사역지에서 예방약을 먹지 않아도 말라리아나 댕기열에 걸리지 않을 만큼 건강하였는데, 2019년 덜컥 쇼크가 와서 대학병원 응급실에 입원하게 되었다. 그리고 심각한 수준의 당뇨를 확진 받게 되었다. 이후 건강 관리를 위해 상당한 시간과 에너지를 투자하는 삶을 살고 있다. 당뇨 관리를 위해서는 부단히 음식물과 건강 관리에 대한 정보를 섭렵하여 자기에게 맞는 생활 체계를 잡는 게 중요하다. 물론 유튜브에서도 상당한 정보를 찾아볼 수 있다. 하지만 좀 더 종합적인 접근이 필요하다. 이런 점에서 이 책은 상당히 유익한데, 이원재 교수는 정보의 홍수 속에서도 오랜 통찰을 통해 정확한 근거를 가지고 광범위한 자료를 수집하여 통합해 냈다. 건강 관리가 필요한 이들의 시간을 절약해주는 좋은 책이다.

–**박승용**(인터서브 사역자, 전 〈경실련〉 상집위원)

식품에 대한 다양한 정보를 쉽게 접할 수 있는 현대인들은 건강에 많은 관심이 있다. 무엇보다도 건강을 위해서는 정확한 정보에 대한 선택과 건강에 대한 객관적이고 균형적인 적용이 필수적이다. 이 책에는 현재 우리가 즐겨 먹고 있는 주요 식품과 관련된 탄수화물과 설탕 및 당류에 관해 꼭 필요한 정보가 객관적이고 정확하게 정리되어 있다. 따라서 이 책을 통해 균형적인 건강 관리에 큰 도움을 받을 수 있으리라고 생각하기에, 『내 삶을 바꾸는 설탕과 탄수화물 이야기』를 읽어보기를 적극적으로 추천한다.

–**백만정**(순천대학교 약학과 교수)

오늘날 우리 주변엔 수많은 형태의 먹거리들이 존재하며 건강에 관련한 여러 이슈를 생산하고 있다. 그러나 이런 최신 이슈들을 전문적으로 체계화하여 현대를 살아가는 사람들에게 건강한 식습관을 갖도록 해주는 책은 그리 많지 않다. 이원재 교수는 약학대학의 교수로서 전공 분야뿐만 아니라 세계의 문화, 역사, 종교 등에도 해박한 지식과 경험을 갖추고 있다. 이번에 학자적 사명감으로 현대인의 건강에 많은 영향을 미치고 있는 다양한 먹거리들에 관심을 가지고, 탄수화물과 당류에 대한 책을 펴낸 것을 기쁘게 생각한다.

치료의학 면에서는 상당한 성과를 거둔 것이 사실이지만, 예방과 건강증진에는 한계를 보여 최근에는 생활습관의학(Life style medicine)이 탄생해서 기존 의학의 한계를 극복하려는 시도가 이루어지고 있다.

평소 전인건강과 건강식에 관심이 많았던 의사로서 이 책을 읽어보니 전문적이면서도 재미있는 내용이 많이 담겨 있었다. 이를 통해 나 자신도 새롭게 배우는 유익한 사실이 많아 놀라게 되었고, 식습관을 건강한 패턴으로 바꿔야겠다는 결심을 하게 되었다. 따라서 진료실에 찾아온 환자분들에게도 적극적으로 이 책을 추천하고자는 마음이 들었다. 이 책이 현대인들에게 본인과 가족의 건강을 지키는 데 유익한 나침판이 되리라 기대한다.

—**서강석**(사랑샘병원 원장, 소화기내과, 의학박사)

백세시대를 사는 우리에게 건강은 정말로 중요한 화두가 되었다. 정신적 건강을 위해서는 종교를 통해 마음의 건강을 누릴 수 있으며, 육체적 건강을 위해서는 운동, 수면, 영양이란 세 가지 요소를 충족하여야 한다. 영양과 관련하여 이원재 교수가 집필한 『내 삶을 바꾸는 설탕과 탄수화물 이야기』라는 책은 의사인 내가 놀랄 정도로 방대하고 정확한 지식을 전달하고 있다. 부디 많은 이들이 이 책을 통해 육체적 건강을 누렸으면 좋겠다.

—**서용배**(구구 소아청소년과의원 원장)

약학대학 교수님이 집필한 책이라기에 어려운 용어와 딱딱한 내용이려니 생각하였다. 책을 펼쳐 들고는 아뿔싸! 탄성이 절로 나오며 몇 번이고 읽고 또 읽게 되었다. 값진 보석과도 같은 책을 발견한 기분이다. 이 책은 '국민건강 지킴이'라 자부하며 영양과 급식관리를 하는 사람이라면 필독서로 삼을만하다. 가족 건강을 책임지는 주부들이나 공부하는 학생들, 건강한 삶을 추구하는 사람이라면 소홀히 넘겨봐서는 안될 부분들이 이해하기 쉽게 상세히 수록되어 있다. 보다 많은 사람들이 식품을 올바르게 알고 선택하는데 도움이 될 이 책을 우수 권장도서로 적극 추천한다.

—**윤가비채**(광주자연과학고등학교 영양사, (사)한국숲사랑총연합회 중앙 상임여성부회장)

'아는 만큼 보인다.'라는 화두로 고등학교 기술가정 교과를 지도하면서, 피상적으로 식품첨가물이 가진 유해성을 강조하고, 액상과당이 함유된 탄산음료 등의 섭취를 줄이라고 지도하였었다. 하지만 이 책에서는 필수 영양소인 탄수화물과 관련된 쌀과 밀, 설탕, 다양한 당류에 관한 내용으로 그 원재료의 기원과 함량, 당류 성분에 대하여 체계적으로 제시한다. 이를 통해 학생 독자들이 천연적이면서 천연적이지 않은 식품의 오해와 진실을 알고, 건강에 좋고 필요한 식품을 선택하여 섭취하도록 돕는다. 학생들을 지도하는 데 귀중한 길라잡이가 될 이 책을 독자들에게도 추천한다.

—**이기형**(화순고등학교 기술과정 교사)

건강은 건강할 때 지키라는 말이 있다. 약국에서 약사로서 환자와 상담을 할 때 한번 나빠진 건강은 약으로도 되돌릴 수 없는 경우들을 보게 된다. 탄수화물은 인간에게 필요한 3대 영양소 중 하나이지만 많은 사람이 당을 과량 섭취하여 질병을 얻는 일도 있고, 과량 섭취한 당을 소비시키고자 PT(Personal training)를 등록하거나 비만 클리닉에 다니는 등 이중고를 겪곤 한다. 약이나 건강기능식품에는 많은 관심을 보이면서 매일 먹는 음식에는 관심을 가지지 않는 사람이 많은 것 같다. 이 책은 정제된 곡물과 단맛에 중독된 현대인들에게 경종을 울린다. 또한 각 항목에 대한 뒷이야기까지 흥미롭게 적혀있어 재미와 지식, 두 마리 토끼를 다 잡을 수 있다. 이 책이 독자들의 건강을 유지하는 데 많은 도움을 줄 수 있기를 바란다.

–**이사열**(합정약국 약사)

설탕과 탄수화물 등 필수 영양소에 관한 이 책을 읽으면서 '어려운 내용을 어떻게 잘 정리하였을까'라는 생각과 함께 재미와 유익함을 느낀다. 책 속에서 화학의 분석적인 날렵함이 번뜩이고 때론 딱딱해진 음식들이 우뚝 살아서 깊이 부딪힌다. 알기 쉽고 재미있게 쓰인 이 책은 연한 순처럼 생명력 있는 먹거리가 필요한 시대에 지혜를 주는 책이다. 일독을 권한다.

–**이선상**(썬디스플레이 대표, 전 한국뉴욕주립대학교 교수)

이 책은 일반인들이 알고 있는 여러 식이요법에 대한 오해와 진실을 해결할 수 있는 좋은 열쇠가 되는 책이다. 특히 설탕과 관련한 당류 및 탄수화물 그리고 다이어트 등에 대한 오해와 진실을 세분화하여 설명한 내용은 식재료를 선택하는 데 있어서 실질적인 도움이 될뿐더러 그 밖에도 많은 도움이 되리라고 생각한다. 아무쪼록 독자들이 이 책에 있는 식이에 대한 중요한 정보를 공유하여 건강한 삶을 영위하기를 바란다.

–**이해리**(상도시장약국 약사)

올바른 건강지침서를 만날 수 있다는 점에서 『내 삶을 바꾸는 설탕과 탄수화물 이야기』의 출간 소식은 매우 반가운 소식이다. 이 책은 밀가루나 설탕 등 식품에 관한 백과사전처럼 교양 건강의 폭넓은 스펙트럼을 경험할 수 있는 탁월한 책이다. 약학대학 교수인 저자의 해박한 지식을 통한 사실 확인과 헬스 사이언스에 관한 탐구는 건강 과학에 대한 현대인들의 시야를 넓혀줄 것이다. 이 책을 가까이 두고 활용하면 건강에 대한 바른 식견을 겸비하게 될 것이라 확신한다.

–**임영**(동양대학교 기초교육원 교수, 방송인)

"이 책을 식생활교육의 지침서로 추천합니다." 신자유주의 세계화로 다국적 기업들에 의해 전 인류의 먹거리가 산업화와 상업화로 이윤추구의 도구로 전락하게 되었다. 그에 따라 식품에 대한 신뢰가 무너져 우리들의 건강한 삶에 대한 불안감이 커지고 있는 요즘, '무엇을 그리고 어떻게 먹을 것인가?'에 관한 고민이 깊다. 이 책은 저자의 해박한 전문성을 바탕으로 식품의 3대 영양소 즉, 탄수화물, 지방, 단백질 중 가장 중심이 되는 당류와 탄수화물에 대하여 흥미진진하게 설명하고 있다. 또한 설탕 중독, 현미와 피틴산, 글루텐 부작용, 카라멜 색소 유해성 등 세계적인 각종 식품유해 논란에 대한 식품 선택의 조언을 아끼지 않는다. 이 책을 읽고 나면 여러분은 '생각하는 식품소비자'로서, 식품을 선택하는 데 있어 자신감을 얻어 건강한 삶에 한 걸음 더 나아간 자신을 발견할 것이다.

–**조명대**(비건채식문화연구원 원장, 전) 고등학교 교사)

이 책은 우리가 건강을 위해 섭취하는 영양소 중 가장 큰 부분을 차지하는 탄수화물에 관한 모든 질문에 전문성을 갖고 친절하게 대답해주고 있다. 전문가만이 아니라 건강에 관심이 있는 사람들이 어떤 식품을 대할 때 먼저 펼쳐 볼 수 있는 책이다. 특히 저자는 건강을 위해 '탄수화물과 설탕 등 먹는 것을 다스려야 한다'는 식치食治라는 철학을 가지고 식품의 기능과 효과 및 건강에 미치는 영향 등 광범위한 정보를 전달하고 있는데, 간결하지만 자세하고 재미있게 알려주는 건강 안내서로 매우 유익하다.

–**홍종인**(서울대학교 화학부 교수)

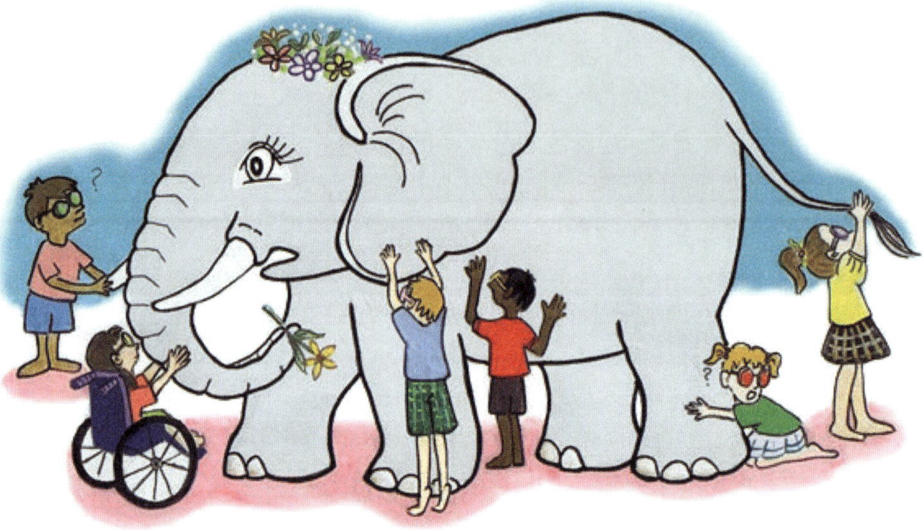

진짜 코끼리는 무엇일까?

인간은 '정보적 존재'이다.
알고 있는 정보가 자기의 인생을 좌우하게 된다.
인간은 모두 '정보적 존재'이기에
'부분과 전체' 그리고 '현상과 본질'이라는 측면에서
'나는 어떤 관점view 에서 코끼리를 보고 있는가?'는 매우 중요하다.
『내 삶을 바꾸는 설탕과 탄수화물 이야기』를 통해서
'진짜 코끼리'에 대한 새로운 시야를 발견하는
'퀀텀 점프(quantum jump)'가 있기를 기대한다.

머리말

이 책을 쓰게 된 동기는 개인적인 건강에 관한 관심에서 출발하여 자신의 건강만이 아니라, 많은 분의 건강에 도움을 주고자 하는 간절한 마음에서 시작되었다. 이 책의 전체 내용을 간략하게 정리하면 다음과 같다.

- 건강은 라이프 스타일과 직결되어 있다.
- 건강은 심은 대로 거둔다.
- 건강은 기본에 충실하여야 한다.
- 건강은 균형적인 시각이 중요하다.

건강을 위해서는 바른 자세와 바른 생활습관이 중요하다는 사실을 어렸을 때부터 듣지만, 한쪽 귀로 흘리는 경우가 많다. 어렸을 때부터 가지게 되는 생활 자세 그리고 생활습관인 라이프 스타일이 평생의 건강을, 특히 나이든 이후의 건강을 결정하게 된다는 사실을 개인적으로도 상당한 나이가 들어서야 몸으로 실감하게 되었다. 청년 시절에는 젊어서 건강의 이상징후가 거의 나타나지 않지만, 중년에 들어서면서 이제까지 수십 년간 굳어진 자세와 생활습관의 결과가 몸의 이상 현상으로 나타나게 된다.

인생의 봄이라 할 수 있는 청년 시절부터 습관처럼 뿌린 씨가, 중년을 지나는 인생의 가을이 되면서 심은 결과를 거두게 되는 이치와 같다. 젊을 때는 바쁘게 일하는 시기라 건강을 챙기는 것이 우선순위에서 밀리고, 그렇기에 알면서도 신경을 쓰지 못하기도 한다(병에 걸리는 충격요법으로 다가오지 않는다면 대부분 그렇다). 또한 건강에 관한 넘치는 정보가 오히려 혼동을 주거나, 때로 개인마다 체질과 상황이 다르기에 자신에게 적합한 정보를 올바로 적용하는 것 자체에 어려움을 겪기도 한다. 부디 독자 여러분들은 이 책을 통하여 이러한 어려움에 빠지지 않고, 건강의 맥을 잡는 새로운 눈이 뜨여지기를 바란다.

건강을 튼튼한 집을 짓는 일에 비유한다면, 바른 자세와 좋은 습관이 건강의 단단한 기초이자 기둥이 되는 하드웨어라 할 수 있다. 아무리 멋있고 화려한 것을 쌓는다고 할지라도 집의 기초가 부실하다면, 언젠가는 무너지게 될 것이다. (너무나 원론적인 이야기지만) 결국 건강에서도 기초와 관련된 바른 자세와 생활습관이 중요함을 다시 깨닫게 된다. 건강이라는 것이 하루아침에 뚝딱 자신의 몸에서 만들어지는 것이 아니기 때문이다. 바쁜 현대인들은 누구나 예외 없이 '빨리빨리'에 익숙해 있지만, 인생에서 몸의 건강은 모든 하드웨어에 있는 총체의 합合임을 발견하게 된다. 왜냐하면 사람은 '전체론적인wholistic' 존재이기 때문이다. 어느 부분 하나가 전체에 영향을 주기도 하지만, 전체론적이란 용어처럼 여러 요인의 합에 의해서 전체가 결정되기 때문이다. 또한 건실한 하드웨어 기초작업이 중요한데, 이를 위해서는 이와 관련된 올바른 정보가 매우 중요하다. 왜냐하면 인간은 본래 '정보적 존재'이기 때문이다. 일찍부터 자기 자신이 먼저 접하게 된 어떤 정보에 선점되었을 경우, 그 사람은 정보의 지배 또는 영향을 받는 경우가 대부분이다. 젊었을 때 잘못된 정보가 입력되어 기초가 부실하게 돼서, 올바른 자세와 좋은 습관을 지니지 못하는 경우도 허다하다.

그러면 어떤 정보를 다룰 것인가?
설탕과 탄수화물을 다스리라!

앞에서 언급하였듯이 건강은 라이프 스타일과 직결되는데, 먼저 생활습관에서 가장 중요한 것 중 하나는 우리가 매일 접하는 먹거리이다. 동양에서 음식 요법의 경구인 '약식동원(藥食同源, 약과 음식의 근원이 같다)'이나, 서양에서 '음식이 약이 되게 하라Let food be thy medicine'라는 지혜의 말도 같은 이야기이다. 동서양 모두에서 음식을 약의 반열에 올려놓으면서 건강을 위해서는 '먹는 것을 다스려야 한다'는 식치食治를 강조하고 있다. 그런 맥락에서 먹거리의 기초가 되면서 현대인들에게 일상적으로 접하는 설탕과 관련된 당류와 탄수화물을 이 책의 주제로 택하게 되었다. 설탕과 관련된 당류와 탄수화물에 관한 이야기는 풍요의 시대를 사는 현대인의 건강과 직결되는 문제이다. 설탕과 탄수화물에 관한 먹거리를 다스리는 식치는 미래의 백세 시대에 건강과 관련된 중요한 주제가 되리라 생각한다.

이 책에 쓰인 내용과 대부분의 정보는 실제적이고 개인적인 경험에 근거한 것이 많으며, 과학적 호기심이 반영된 부분 역시 들어가 있다. 더불어 미시적 정보나 관점보다는 통합적인 관점으로 주제를 바라보고자 노력하였다. 이 책을 쓰면서 스스로 알고 있는 정보가 많지 않다는 점을 알게 되었고, 또한 당연하다고 여겼던 사실들이 당연하지 않다는 것을 절감하게 되었다.

이 책에는 건강에 관련된 지식만이 아니라 거기서 파생된 재미있는 이야기들도 담겨져 있다. 이를 통해 독자들이 좀 더 흥미롭게 책을 읽기를 바라며, 되도록 쉽게 쓰려고 노력하였지만 전문적인 내용이 어렵게 느껴질 수도 있을 것이다. 이 부분은 건너뛰어도 좋으니 참고하기를 바란다.

끝으로, 이 책이 나오기까지는 많은 분들의 격려와 도움이 있었다. 주위의 교수님들, 여러 지인을 비롯한 동역자들, 조선대 약학대학 학생들과 졸업생들에게 감사의 말을 전한다. 또한 교수, 전문가, 약사로서 조언을 아끼지 않으시고 추천 글까지 써주신 모든 분들, 그리고 멋지고 귀한 여러 삽화를 기쁜 마음으로 그려준 양윤정 선생님에게 깊이 감사드린다. 무엇보다도 늘 함께하면서 수호천사 역할을 하는 아내와 가족들, 그리고 멀리 있으나 마음은 항상 가까이 있는 손주들에게도 한없는 고마움과 감사를 전한다. 이들의 적극적인 지지와 영감이 없었다면, 이 책이 출판되기 어려웠을 것이다. 아무쪼록 도움을 주신 모든 분들에게도, 이 책을 쓰면서 개인이 받은 이상의 선물이 안겨지기를 간절히 기대한다.

빛고을 무등산자락 연구실에서

2022년 5월

이원재 SDG

차례

2장 설탕에 대하여

설탕이란?

전통적인 당류

현대인의 당류섭취와 건강

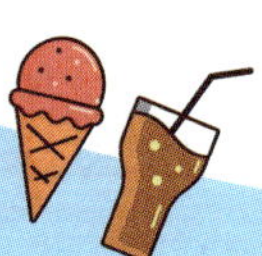

현대인들이 즐겨 사용하는 당류

수액공급과 당분

1장

탄수화물에 대하여

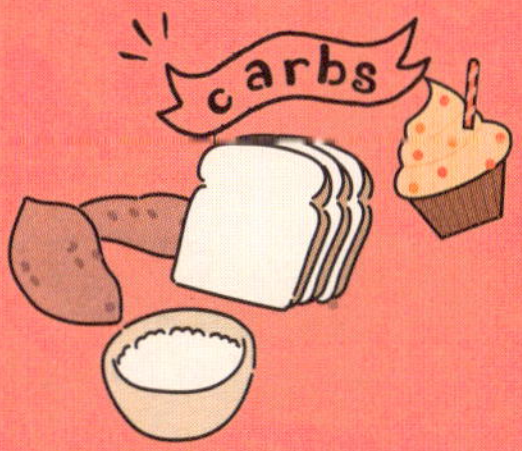

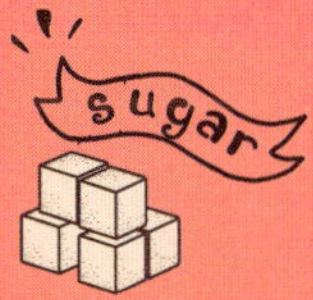

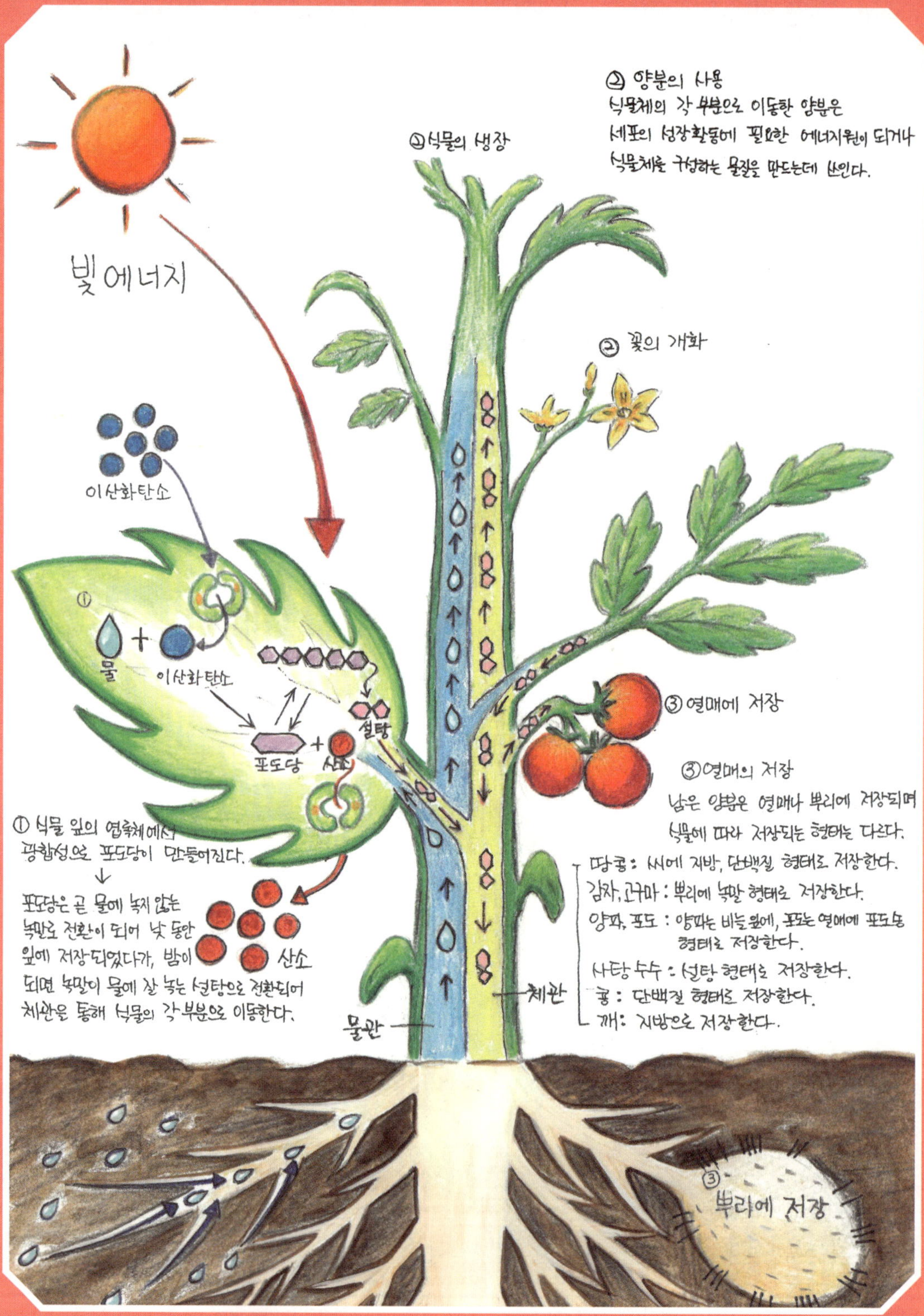

빛 에너지
이산화탄소
①
물
이산화탄소
설탕
포도당
산소
산소
① 식물 잎의 엽록체에서 광합성으로 포도당이 만들어진다.
↓
포도당은 곧 물에 녹지 않는 녹말로 전환이 되어 낮 동안 잎에 저장되었다가, 밤이 되면 녹말이 물에 잘 녹는 설탕으로 전환되어 체관을 통해 식물의 각 부분으로 이동한다.
① 식물의 생장
② 양분의 사용
식물체의 각 부분으로 이동한 양분은 세포의 성장활동에 필요한 에너지원이 되거나 식물체를 구성하는 물질을 만드는데 쓰인다.
② 꽃의 개화
③ 열매에 저장
③ 열매의 저장
남은 양분은 열매나 뿌리에 저장되며 식물에 따라 저장되는 형태는 다르다.
땅콩: 씨에 지방, 단백질 형태로 저장한다.
감자, 고구마: 뿌리에 녹말 형태로 저장한다.
양파, 포도: 양파는 비늘잎에, 포도는 열매에 포도당 형태로 저장한다.
사탕수수: 설탕 형태로 저장한다.
콩: 단백질 형태로 저장한다.
깨: 지방으로 저장한다.
체관
물관
③ 뿌리에 저장

놀라운 탄수화물과 설탕의 세계로 초대합니다

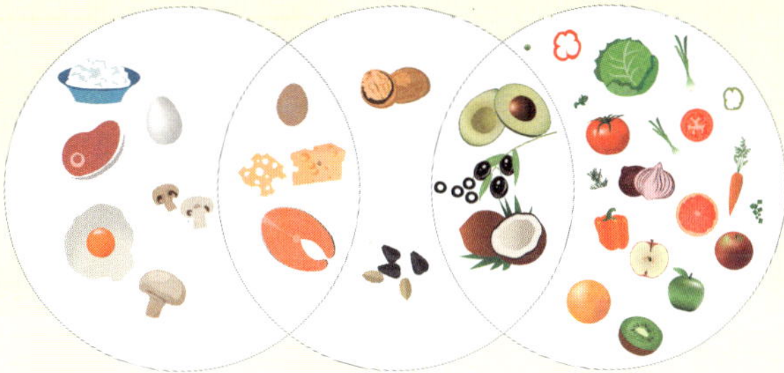

자연의 탄수화물이 우리의 의식주를 해결해주고 있다는 놀라운 사실!

인간이 살아가는 데 꼭 필요한 영양소가 있다. 그중에서 에너지를 내는 3가지 영양소가 있는데 바로 탄수화물, 지질, 단백질이다. 3가지 영양소 가운데 탄수화물은 가장 기본적인 영양소이다. 탄수화물의 세계는 실로 놀라운데, 사실 우리는 탄수화물의 세계를 벗어나서 일상생활을 할 수 없다. 먼저 우리는 매일 탄수화물을 양식으로 하는 세상 속에서 산다. 밥, 빵, 과일, 채소 등은 탄수화물이 주성분으로 되어있는 식품들이다. 식품 가운데 먹는 곡류로부터 얻는 영양소 중에서 대표적인 것은 아밀로오스이다. 이는 영양소로 섭취하는 탄수화물에서 가장 중요한 것 중 하나이다.

필수 영양소로서 에너지 생성 영양소 = 탄수화물 + 지질 + 단백질

또한 아밀로오스 화합물과 상당히 유사한 구조의 셀룰로오스 화합물이 있는데 이

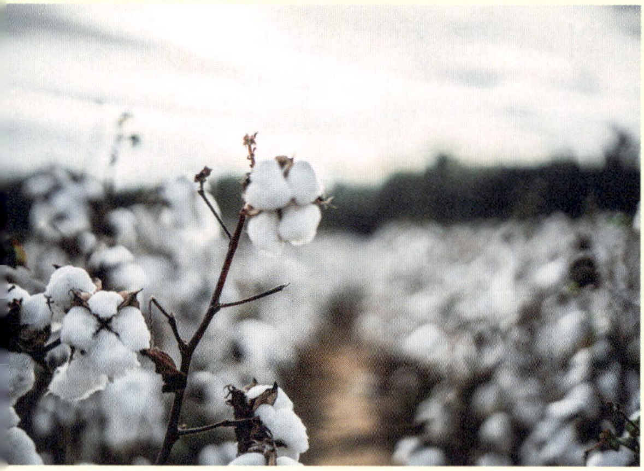

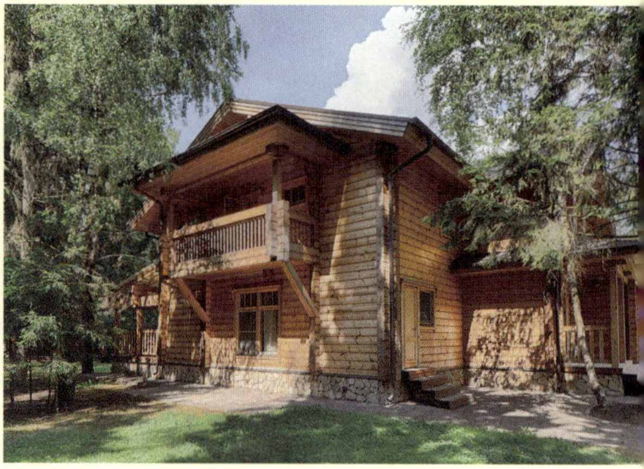

역시 탄수화물이다. 섬유질이라 불리는 셀룰로오스는 자연에서 얻을 수 있는 가장 풍부한 유기 화합물이다. 주변에 있는 나무나 풀, 채소 등 식물에 존재하는 물질이며 식물 세포벽을 구성하는 성분이다. 여름철에 입는 모시나 삼베 등 마麻 종류의 옷이나, 겨울철에 입는 목화로 된 면 종류의 옷은 모두 셀룰로오스가 주성분을 이루고 있다. 셀룰로오스가 없는 식물은 있을 수 없기에, 이 지구상에 셀룰로오스 없는 자연 세계는 존재할 수 없다.

인류는 탄수화물이라는 세계 속에서 오랫동안 의식주를 해결해오고 있었다. 대표적인 곡류의 주요 영양소로는 아밀로오스라는 탄수화물이 있고, 이것으로 인간은 먹는 문제를 해결한다. 또한 나무와 목재의 주성분인 셀룰로오스라는 탄수화물이 있기에 집과 가구를 만들 수 있으며, 목화나 면을 통해 옷을 만들 수 있었다. 따라서 탄수화물이 없다면 인간은 살아갈 수 없다. 사실 인간은 탄수화물로부터 어떤 도움과 혜택을 입는지 잘 모르고 살고 있다. 인간은 근대사회에 들어서야 석유를 원료로 의류와 주거를 위한 플라스틱을 이용하게 되었는데, 인공적 플라스틱에 비하면 탄수화물은 본래 자연적이고 천연 그 자체라고 할 수 있다. 이제 인공적인 플라스틱의 세계로부터 탄수화물의 세계에 관한 새로운 눈이 뜨여지기를 기대한다.

우리의 식탁에 필수적인 설탕

이 책에서는 먹는 문제를 해결하는 탄수화물을 주요 내용으로 다루고 있다. 탄수화물의 세계에서 가장 기본적인 화합물은 포도당(글루코스, glucose)이다. 포도당은 고분자 화합물인 아밀로오스와 셀룰로오스의 기본단위가 되는 단당류이기 때문이다. 포도당은 이산화탄소와 물이 녹색식물의 광합성 작용을 통해서 생성되는 유기 화합물인데, 그렇게 합성된 포도당은 보통 녹말(전분)이라는 다당류 탄수화물 형태로 식물체에 저장된다. 사람은 전분인 탄수화물을 음식으로 섭취하여 포도당으로 가수분해한 다음에, 이를 생명조직에서 가장 중요한 에너지원 중 하나로 사용한다. 이 책에서 다루는 주제는 탄수화물이고 그중에서 가장 중요한 주제로 설탕을 다루고 있는데, 현대인의 (또는 우리의) 일상에서 접하는 먹거리에서 설탕은 떼어놓을 수 없는 관계에 있다. 그래서 2장에서부터는 설탕과 관련한 여러 당류에 대한 유익한 정보들을 소개하였으며, 설탕뿐만 아니라 설탕과 관련된 여러 당류에 관한 내용 역시 다루었다. 이제 이 책을 통해 놀라운 탄수화물과 설탕의 세계를 만나보길 바란다.

01

탄수화물의 세계는 도대체 어떻게 생겼는지!

탄수화물의 세계에 들어가기 전, 먼저 탄수화물의 세계가 어떻게 생겼는지를 소개하고자 한다. 앞에서 언급하였던 것처럼, 탄수화물은 인간이 먹고 생활하는 의식주를 해결하는 데 매우 중요한 역할을 하고 있다. 어떤 세계를 이해하려면, 그곳의 구성요소와 기본 체계를 살펴보아야 하는데, 그렇지 않다면 그 세계를 이해하기 어렵기 때문이다. 혹시 화학에 관한 익숙하지 않은 내용이 있더라도 대략적인 분위기라도 익힌다면, 이후의 내용을 이해하는 데 상당한 도움과 유익함을 얻을 수 있으리라고 생각한다.

탄수화물이란 대체 무엇인가? 탄수화물carbohydrate, 炭水化物이란, 말 그대로 탄소carbon, C와 수화hydration, 水化가 결합한 물질이다. 탄수화물이라는 용어는 '탄소(C) 주변을 물(H_2O)로 뒤덮어 감싸고 있는 화합물'로 이해할 수 있다. 대표적인 탄수화물은 단당류, 이당류 그리고 단당류의 중합체 혹은 고분자이다. 탄수화물의 가장 작은 단위인 단당류monosaccharides, 單糖類의 분자식은 $C_n(H_2O)_n$의 형태를 이루고 있는데, 단당류에서 탄소의 개수

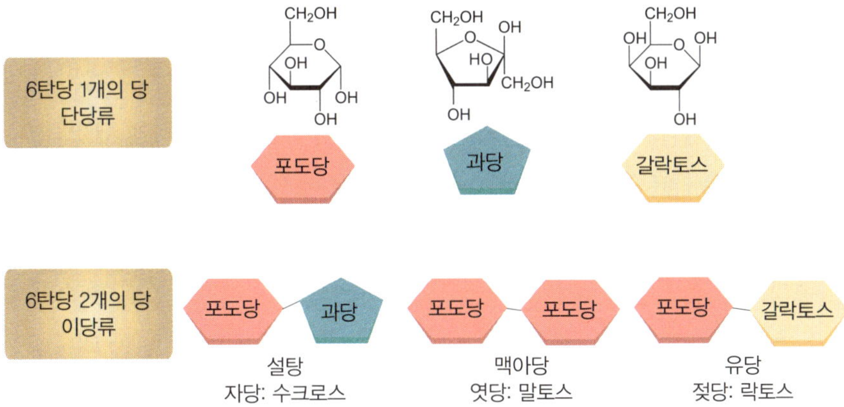

탄수화물에서 6탄당(hexose)이 1개인 단당류와 2개인 이당류의 화학 구조

는 3~7개이다. 그 가운데 대표적인 단당류로 탄소가 5개인 오탄당 펜토스pentose와 탄소가 6개인 육탄당 헥소스hexose가 있다.• 보통 우리가 음식으로 섭취하는 것은 탄소가 6개인 육탄당으로 포도당glucose, 과당fructose, 갈락토스galactose이다. 여기서 포도당은 우리 몸속에서 가장 중요한 에너지원으로 사용된다.

이당류disaccharides, 二糖類는 포도당을 기본으로 하는 이들의 조합으로 설탕자당, sucrose, 맥아당엿당, maltose, 유당젖당, lactose이 있다. 설탕은 포도당과 과당이 결합한 이당류이며, 맥아당은 포도당과 포도당이 결합한 이당류이고, 유당은 포도당과 갈락토스가 결합한 이당류이다. 과일에는 단맛을 내는 여러 종류의 천연 당류가 들어있다. 과일에 들어있는 천연 당에는 단당류인 과당만이 아니라 포도당도 있고, 이당류인 설탕(포도당-과당이 결합한)

• 오탄당 펜토스 중에서 리보스ribose와 디옥시리보스deoxyribose는 각각 RNA와 DNA의 핵산 기본 구조에서 중요한 역할을 한다.

도 들어있는데, 전체 당류 함유량과 조성이 과일별로 각기 다르다. 대표적인 예로, 과일에 들어있는 전체 당류의 함유량은 '포도 > 망고 > 바나나 > 배' 등의 순서로 되어있지만, 과일마다 당류의 조성이 다르기에 단맛 순서는 당류의 함유량 순서와 다르게 나타날 수 있다. 단맛 정도의 순서는 '과당 > 설탕 > 포도당' 순이다.

올리고당oligosaccharides, 少糖類은 단당류가 3~10개 정도 연결된 탄수화물을 말하며 이소말토 올리고당isomalto-oligosaccharide, 프락토 올리고당fructo-oligosaccharide, 대두 올리고당soy-oligosaccharide 등이 있다. 이들은 설탕을 대신할 수 있는 건강한 당류로 개발되어 수용성 식이섬유 역할을 하는 기능성 올리고당으로 불린다. 이것 외에 천연 올리고당으로 3당류 라피노스raffinose와 4당류 스타키오스stachyose가 있다.

더 나아가 올리고당보다 훨씬 많은 고분자로 다당류polysaccharides, 多糖類가 있고, 이는 전분(아밀로오스, 아밀로펙틴), 셀룰로오스, 글리코겐 등의 형태로 존재한다. 다당류의 형태에서 우리가 섭취할 수 있는 아밀로오스와 아

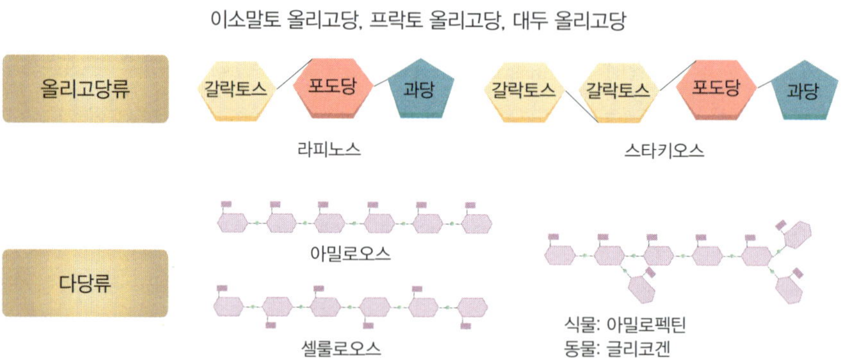

단당류를 단위체로 하는 올리고당과 다당류 탄수화물의 구조

밀로펙틴이 녹말(전분)의 구성성분이다. 음식 재료인 쌀, 보리, 옥수수 등의 곡물과 감자 고구마 등의 식물에서 녹말로 저장하고 있으며, 아밀라아제 같은 소화효소를 통해 체내에서 맥아당(엿당) 등으로 분해된다.

탄수화물의 또 다른 형태로 섬유질의 주요 구성성분인 셀룰로오스cellulose는 아밀로오스amylose와 동일하게 기본단위가 포도당이지만, 인간에게는 셀룰로오스를 분해하는 효소가 없으므로 소화되지 않고 몸 밖으로 배출된다. 그러나 소나 양과 같은 동물들은 이를 분해하는 효소를 가지고 있어 영양분으로 섭취할 수 있다.

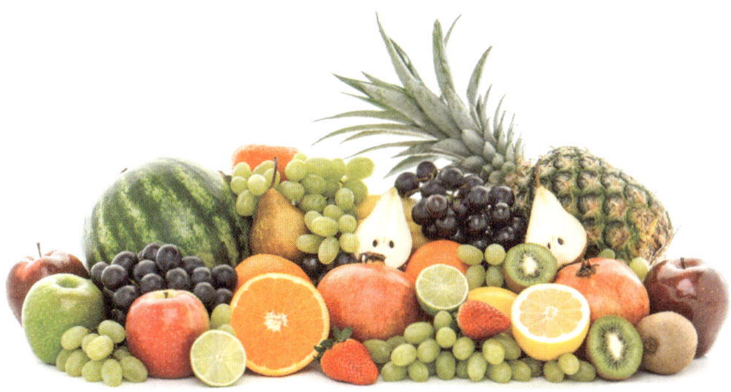

02

아밀로오스는 우리의 먹거리 탄수화물

가장 중요한 에너지 영양소 공급원 가운데 하나인 아밀로오스는 수많은 단당류 포도당 단위체들이 α(1→4) 글리코사이드 결합으로 연결된 다당류 탄수화물이다. 반면에, 셀룰로오스는 포도당 단위체들이 β(1→4) 글리코사이드 결합으로 연결된 탄수화물이다. 화학 구조적 특성으로 아밀로오스는 보통 나선helical 형태의 구조이지만, 셀룰로오스는 인접한 단위체 간의 튼튼한 수소결합으로 뻣뻣한 구조의 막대 형태의 직선linear 구조를 띠고 있다. 아밀로오스는 포도당이 중합된 수만에서 수십만에 달하는 분자량의 고분자 다당류의 형태이며, 우리가 영양소로 섭취할 수 있는 전분(녹말)과 같은 여러 음식 재료들에 포함되어 있다. 녹말로 에너지를 저장하고 있는 음식 재료로는 쌀, 보리, 옥수수 등의 곡물과 감자, 고구마 등의 구황 작물이 있다.

녹말(전분)은 식물의 저장 다당류 형태로 아밀로오스 외에 아밀로펙틴amylopectin이 있는데, 보통 이 두 가지 비율이 대략 1:4의 비율로 들어있다.•

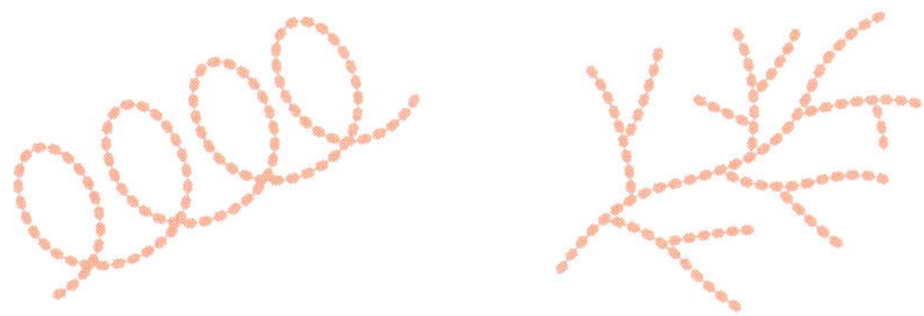

단당류 포도당을 단위체로 하는 다당류 아밀로오스(왼쪽)와 아밀로펙틴(오른쪽)
아밀로오스와 아밀로펙틴은 이웃 격인 탄수화물이다.

예를 들어, 멥쌀은 아밀로오스와 아밀로펙틴 비율이 20:80 정도이다. 그러나 찹쌀은 대부분 아밀로펙틴으로 되어 있다. 찰진 녹말일수록 아밀로펙틴의 비율이 높다. 아밀로펙틴은 포도당 단위가 α(1→4) 결합을 한 아밀로오스 화학 구조에 α(1→6) 결합으로 중간중간 가지를 친 형태로 중합된 탄수화물이다. 아밀라아제 소화효소는 아밀로오스와 아밀로펙틴의 두 종류의 녹말을 인간의 체내에서 맥아당(엿당) 등으로 분해한다.

아밀로펙틴의 경우, 소화될 수 있는 포도당 구조가 가지 끝마다 존재하므로 당화가 잘되어, 아밀로펙틴 함량이 높은 전분은 상대적으로 소화가 잘되고 단맛도 더 난다.•• 그러므로 멥쌀이나 일반 옥수수에 비해, 아밀로펙틴 함량이 대부분인 찹쌀이나 찰옥수수의 경우(아밀로오스 함량이 1% 이하)가 그렇지 않은 경우보다 더 잘 소화된다. 포도당의 당지수 100을 기준으로 할 때, 찹쌀은 86, 백미는 76의 당지수를 가진다(2012년 <한국영양학회

• 아밀로오스는 고도의 결정성 구조라서 물에 보통 잘 녹지 않지만, 아밀로펙틴은 무정형으로 물에 잘 녹기에 전분풀starch gel을 형성한다.

•• 엿기름을 이용하여 식혜를 만들 때, 멥쌀보다는 찹쌀을 사용한다. 찹쌀은 거의 100% 아밀로펙틴 성분으로 되어있어 멥쌀보다 당화가 빠르고 단맛이 더 나는 식혜를 만들 수 있다. 식혜뿐만 아니라 막걸리 등을 만들 때도 같은 이유로 찹쌀을 많이 사용한다.

지> 논문 자료). 찹쌀이 멥쌀인 백미보다 혈당치를 빨리 상승시키기 때문에 다이어트 측면에서 찹쌀을 먹는 것은 오히려 바람직하지 않다. 식물과 달리 동물의 저장 다당류로 글리코겐이 있는데, 간이나 근육조직에서 발견되며 포도당의 주요 공급원 역할을 한다. 글리코겐의 경우, 포도당 단위체가 $\alpha(1\rightarrow4)$ 결합과 $\alpha(1\rightarrow6)$ 결합으로 존재하는 아밀로펙틴과 구조가 유사하나 가지가 훨씬 더 많고 조밀하다.

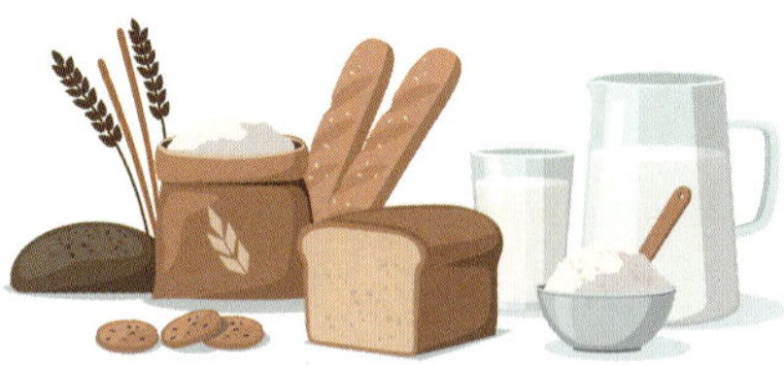

03

셀룰로오스는 아밀로오스와 비슷하면서도 다르다

셀룰로오스cellulose는 D-포도당 단위체들이 β(1→4) 글리코사이드 결합으로 연결된 탄수화물이다. 셀룰로오스는 세포cell를 구성하는 당-ose이라는 의미이며 식물 세포벽의 기본 구조성분이다. 이는 모든 식물성 물질의 30% 이상을 차지하는 물질이며, 자연에서 얻을 수 있는 가장 풍부한 유기 고분자 물질로 알려져 있다. 셀룰로오스 탄수화물은 인접한 포도당 단위체 간의 튼튼한 수소결합으로 서로 강하게 결합하고 있어서, 아밀로오스 전분 탄수화물의 분해와 비교하였을 때 셀룰로오스가 분해하려면 매우 가혹한 조건이 필요할 정도로 어렵다.•

식물은 포도당을 합성하여 일부는 셀룰로오스로 자신 조직을 만드는 데 사용하고, 일부는 녹말의 아밀로오스나 아밀로펙틴으로 저장 에너지를 보

• 아밀로오스로 된 녹말의 경우, 요리할 때처럼 물에서 60~70°C 이상으로 가열하면 아밀로오스 결정형 구조에서 당화가 잘되는 비결정형으로 바뀐다. 그러나 셀룰로오스는 물에서 비결정형이 되기 위해 250기압, 320°C의 조건이 필요하다.

관하고 있다. 셀룰로오스는 식이섬유나 섬유소라고 불리는데 채소, 과일, 곡물, 해조류, 버섯, 견과류, 종이 등에 많이 포함되어 있다. 또한 셀룰로오스는 아밀로오스와 동일하게 기본단위가 포도당이지만, 아밀로오스의 α(1→4) 글리코사이드 결합과 달리 셀룰로오스는 β(1→4) 결합으로 연결된 수만에서 수십만 분자량에 이르는 고분자 다당류이다.

아밀로오스나 아밀로펙틴을 분해시키는 효소(아밀라아제)와 달리, 사람에게는 셀룰로오스를 분해시키는 효소(셀루라제)가 없으므로 에너지원으로 소화되지 않고 불용성 식이섬유로 몸 밖으로 배출하게 된다. 그러나 소나 양 등과 같은 반추동물들은 장내에 이를 분해하는 셀루라제 효소를 가지고 있어 영양분으로 섭취할 수 있다. 만약 인간에게도 반추동물과 같이 셀루라제와 같은 소화효소를 가지고 있었다면 녹색식물 즉, 채소나 풀만 먹어도 영양분이 되는 식량으로 사용되었을 것이다.

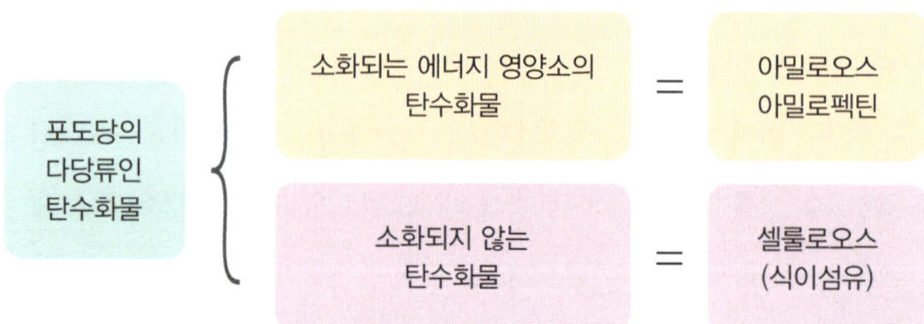

아밀로오스와 셀룰로오스가 동일한 D-포도당 단위체의 중합체로 되어 있지만, 단위체 결합에서 각각 α(1→4) 또는 β(1→4) 글리코사이드 화학적 결합형태의 차이는, 앞에서 기술한 바와 같이 구조적 특징과 소화 여부 그리고 기능의 측면에서 엄청나게 다른 결과를 가져온다. 셀룰로오스를 분해하는 효소인 셀루라제를 이용하여, 셀룰로오스로부터 단위체인 포도당 또

는 올리고당 등을 대량생산하고 에너지원으로 값싸게 이용할 수만 있다면 인류의 식량 문제, 즉 기아 문제를 해결할 수 있을 것이다. 그렇기에 과학자들은 지금도 불철주야 이에 대한 연구를 하고 있다.

한편, 채소 속에 많이 함유된 불용성 식이섬유의 셀룰로오스와 수용성 식이섬유는 변비를 예방하거나 혈당수치를 억제하고, 당뇨병 치료나 높은 콜레스테롤 감소에 유익한 기능을 하며, 포만감을 주면서 포도당 흡수를 낮추는 역할도 하기에 비만 예방에도 효과적이다. 현대인의 식단에서 식이섬유(또는 섬유소 또는 섬유질)의 충분한 섭취는 매우 중요하다.

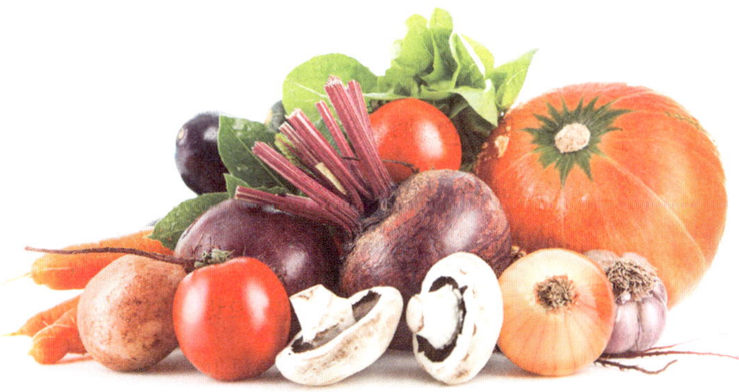

04

식이섬유는 천연 영양제 역할을 할 수 있다

식이섬유(또는 섬유소)에는 2가지 종류가 있다. 하나는 물에 녹는 수용성 식이섬유이고 다른 하나는 불용성 식이섬유로, 둘 다 대부분 식물성 식품에서 섭취된다. 수용성 섬유소는 펙틴pection이나 검gum 등으로 해조류, 버섯류, 과일 과육 등에 들어있다. 불용성 섬유소는 셀룰로오스, 헤미셀룰로오스, 리그닌 등으로 채소, 통곡류, 견과류 등의 줄기, 껍질, 씨앗 등에 풍부하게 들어있다. 식이섬유를 함유한 식품이 수용성이나 불용성 섬유 어느 한쪽만 가지고 있지 않다. 대표적인 예로, 사과껍질은 셀룰로오스 성분의 불용성 식이섬유가 주를 이루고 있고, 사과 과육에는 펙틴 성분의 수용성 식이섬유가 많이 들어있다.

셀룰로오스는 불용성 식이섬유의 대표적 성분으로 장내 미생물에 의해서 분해되지 않고 배설된다. 그래서 배변량을 높이고 배변 속도를 증가시켜 변비에 효과가 있고, 포도당 흡수를 낮추는 역할까지 한다. 하지만 불용성 식이섬유를 많이 섭취하는데도 부작용으로 변비 문제가 생기는 경우가 있는데, 바로 수분 때문이다. 불용성 식이섬유를 섭취한 후에 충분한 수분을 공급해주지 않으면 장의 수분을 빼앗아, 소화되지 않은 불용성 식이섬유들이 대장에서 뭉쳐 딱딱한 변을 형성하기 때문이다. 또한 과도한 불용성 식이섬유 섭취는 칼슘과 철분 등을 몸 밖으로 배출하여 골다공증과 빈혈 등을 가져올 수 있기에, 식이섬유와 물만 먹는 다이어트는 좋지 않다.

수용성 식이섬유는 물과 친화력이 커서 쉽게 녹거나 팽윤하여 소장에서 포도당이나 콜레스테롤 흡수를 감소시키는 역할을 한다. 이것은 대장 미생물에 의해서 발효되는데 일부는 에너지원으로 사용되기도 한다. 또한 수용성 식이섬유는 장내 유익균의 먹이가 되는 '프리바이오틱스' 효과를 보이며 인체 면역증진과 다이어트 효과도 보인다. 식물성 음식에서 프리바이오틱스가 되는 것은 수용성 식이섬유이다. 올리고당 역시 일종의 수용성 식이섬유 역할을 한다. 과거에는 식이섬유의 가치에 대해 인식하지 못하였지만, 1970년대 섬유소가 부족하게 되면 대장암, 심장병, 당뇨병 등 위험성이 높아진다는 연구결과들이 발표되면서 식이섬유는 장 건강을 위한 '천연 영양제'처럼 인식되고 있다.

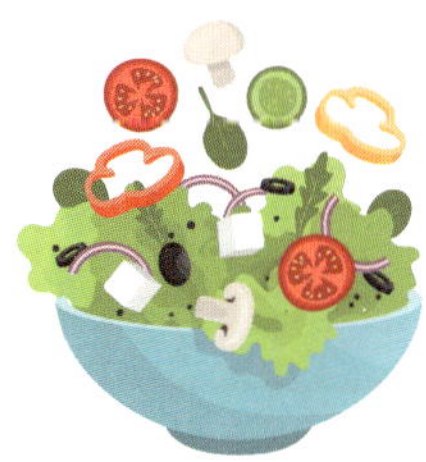

05

식곤증을 벗어나려면 식이섬유를 충분히 섭취하라!

배부르게 음식을 먹고 나면 포만감으로 인해 졸리고 일에 집중하기 어려운 식곤증을 겪곤 한다. 특히 고탄수화물 위주의 식사를 하면 이러한 식곤증 증상이 더욱 크게 나타난다. 탄수화물 섭취량이 많으면 포도당 수치가 높아지면서, 식욕을 관장하는 신경전달물질의 영향으로 피곤을 느끼며 쉽게 졸음이 오기도 한다. 당뇨병이나 비만을 앓을 때, 인슐린 저항성이 높고 혈당이 잘 내려가지 않는 사람들은 그러한 현상이 심할 수 있다. 실제 당뇨

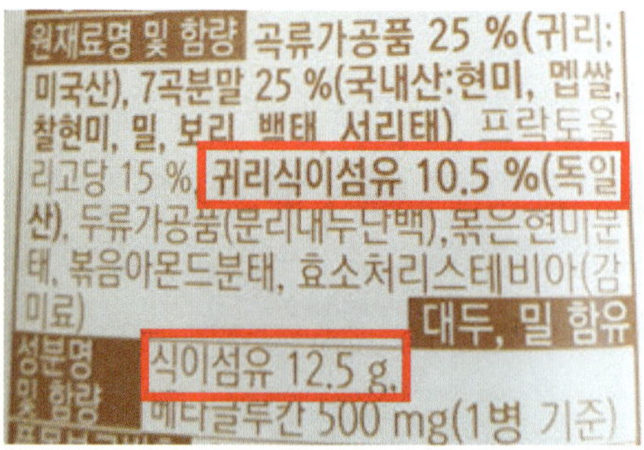

병의 초기 증상은 식곤증이나 춘곤증과 비슷한 단순한 피로감이다. 혈당수치가 높으면 피로감, 무기력함을 자주 경험하곤 한다. 이는 당뇨병 전조증상일 수도 있고 만성 피로일 수도 있다. 그렇기에 탄수화물을 적게 섭취하고 단백질 섭취를 늘리는 것으로 식후 졸음을 줄일 수 있다. 탄수화물 위주의 식사를 하며 식곤증이 나타난다면, 혈당 또한 관리되고 있지 않을 가능성이 크기에 혈당 측정을 해 보는 것이 필요하다.

과식하지 않고 적당한 식사를 하는데도 계속 잠이 쏟아진다면 식이섬유 부족이 원인일 수 있다. 식이섬유가 충분하면 혈당이 안정적으로 상승하고 유지되지만, 식이섬유가 부족하면 혈당이 급속도로 올라가고 떨어지는 혈당수치 변화(이를 '혈당 스파이크' 또는 '포도당 스파이크' 현상이라 한다)가 생기는데, 이것이 나른하고 피곤한 몸 상태를 만들기도 한다. 식곤증을 해결하기 위한 여러 방법이 있는데 최우선적인 방법은 과식하지 않는 것이다. 그리고 혈당을 쉽게 올리는 음식을 피하고 혈당을 천천히 올리는 음식 즉, 식이섬유가 충분한 음식을 섭취하여야 한다. 그래서 음식을 먹는 순서를 바꾸는 것이 당뇨병을 예방하기 위한 효과적인 방법으로 제안되곤 한다. 야채와 해초, 버섯 등과 같은 식이섬유가 풍부한 음식을 먼저 먹고 다음으로는 단백질, 마지막으로 탄수화물 음식 순서로 먹게 되면, 혈당을 천천히 올리는 식단으로 포만감을 높이게 되어 혈당이 급격하게 오르는 것을 막을 수 있다. 육식 중심의 서구 식단에서도 본격적인 식사에 앞서 샐러드를 충분히 먹는데, 이는 식곤증까지 피할 수 있는 건강한 식사방법의 일환이다.

06

필수 영양소인 탄수화물을 너무 미워하지 말라!

탄수화물, 단백질, 지질 등 3가지는 에너지를 생성하게 하는 필수 영양소인데, 그중에서 탄수화물은 가장 중요한 에너지원이다. 탄수화물은 몸속에 섭취된 3가지 필수 영양소 중에서 가장 먼저 에너지로 사용되고, 대사과정도 빨라 포도당(혈당) 결과는 빠르게 뇌에 전달된다. 만약 탄수화물 섭취가 부족해서 포도당 농도가 떨어지게 되면, 에너지를 보충하기 위해 체내에서는 두 단계의 대사과정이 일어난다. 먼저 1단계로 체내 단백질이 분해되고, 2단계로 체지방 분해가 증가한다.

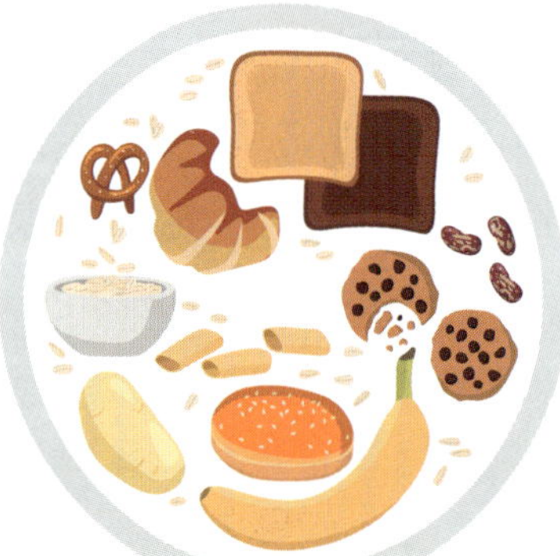

탄수화물 섭취가 부족하게 되면 1단계로, 대사물질인 포도당 보충을 위해 체내 단백질이 사용된다. 단백질이 가수분해되어 포도당을 합성하는 과정을 전문용어로 '포도당 신생합성과정

gluconeogenesis'이라 한다. 간과 신장에서 포도당 신생합성과정의 공급원은 체내 단백질이고 이를 가수분해한 아미노산이 실제로 이용되며, 이때 지방산은 이용되지 않는다. 이러한 과정이 지속되면 근육, 간, 신장, 심장 등 여러 기관의 체내 단백질이 분해되어 사용되므로 단백질 손실을 일으킨다. 장기금식이나 저열량식 식단으로 탄수화물 섭취가 부족할 경우, 단백질 손실로 급격한 체중감소와 근육감소로 몸이 쇠약해진다. 만약 탄수화물 섭취가 충분하면 이런 과정을 거칠 필요가 없으므로 근육 등 체내 단백질을 소비하지 않고 절약할 수 있다.

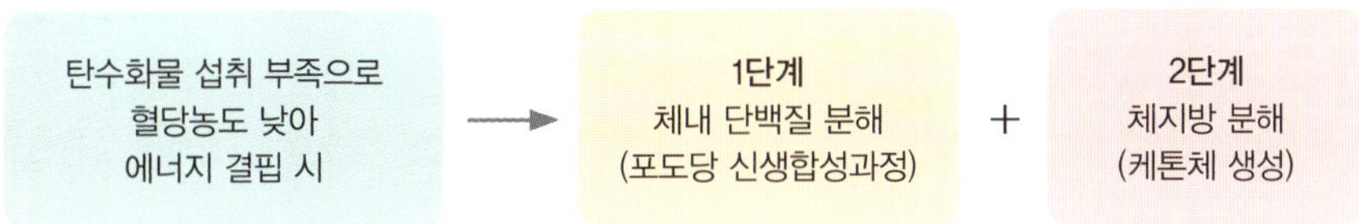

그 후 2단계로 체지방 분해가 증가하는데, 단식이나 저탄수화물 식사로 혈당이 떨어지면 인슐린 분비가 감소하고 체지방조직이 분해되어, 간에서 지방산이 대사되는 과정을 거치게 된다. 이 단계에서 지방산의 일종이라 할 수 있는 케톤체ketone body가 생성된다. 이때 기아 상태처럼 극단적인 탄수화물 공급이 되지 않으면, 비정상적으로 과잉생산된 케톤체가 혈액과 조직에 축적되어 신진대사에 불균형을 주면서 생명에 위협이 되는 심각한 케톤증ketosis 병리 현상까지 일어날 수 있다.• 특히 인슐린을 생산하지 못하는

• 케톤증은 '영양적 케톤 상태'를 말한다. 저탄수화물 식이요법으로 혈액에 포도당이 부족해서 다른 영양소인 지방이 대사되는 상태를 의미한다. 우리 몸이 지방을 소비하는 과정이기에, 적절한 케톤증은 다이어트에 도움이 된다. 다만 임신 중이거나 육체 활동이 과하게 하는 사람은 케톤증, 즉 '영양적 케톤 상태'의 식이요법을 피하는 것이 좋다.

제1형 당뇨병 환자에게 있는 케톤증 상태를 케톤산증ketoacidosis으로 다르게 부른다.•• 둘다 케톤체가 증가하는 것이지만 구분해서 부른다. 인슐린이 결핍된 사람들에게 일어나게 되는 제1형 당뇨병성 케톤산증Type 1 diabetic ketoacidosis은 생명의 위험까지 가져올 수 있다. 그렇기에 이런 제1형 당뇨병 환자들이 전문가의 의견 없이 행하는 극단의 저탄수화물의 다이어트나 금식은 매우 위험할 수 있음을 알아야 한다.

같은 이유로, 정상인도 아예 탄수화물을 먹지 않고 굶는 다이어트는 심각한 케톤증을 가져올 수 있기에 위험하다. 이렇게 위험한 케톤증이 일어나지 않으려면 하루에 적어도 50~100 g의 탄수화물이 필요하다. 한국인의 경우, 밥 한 공기가 약 65 g 탄수화물이기에 적절한 식사만 한다면 심각한 케톤증이 일어나지 않는다. 한편, 건강한 사람이 저탄수화물 다이어트를 하는 경우, 생성되는 케톤체가 포도당을 대신하는 안전한 에너지원으로 사용되어 1단계의 생체단백질 손상을 1/3 정도 줄일 수 있다. 이러한 생리적 대사를 근거로 하여, 키토제닉ketogenic diet 다이어트 또는 저탄고지(低탄수화물과 高지방) 다이어트 방법이 개발되었다. 이 부분은 다음에 좀 더 자세히 설

•• 케톤산증ketoacidosis은 케톤증ketosis과 비슷하면서도 약간 다르다. 케톤산증 자체는 부정적이지만, 케톤증은 긍정적으로 사용될 수 있다. 케톤체가 혈중에 많아지면 혈액이나 체액이 산성으로 된 상태를 케톤산증이라고 한다. 케톤산증은 선천적 제1형 당뇨병 환자에게서 자주 보이는 현상으로 췌장이 인슐린을 생산하지 못해 포도당을 에너지로 소화할 수 없는 환자들에게 나타나는 질환이다(선천적 제1형 당뇨병은 5~10% 이하이고, 후천적 경향의 제2형 당뇨병이 주를 차지한다). 그러므로 제1형 당뇨병 환자들은 아무리 탄수화물을 많이 먹는다고 해도 이를 에너지로 활용하지 못하기 때문에, 대신에 지방을 에너지로 사용하는 것이다. 그런 환자의 경우, 무제한으로 케톤체가 늘어나 산성혈증으로 의식장애가 일어나 죽음에까지 이르기도 한다. 하지만 인슐린 기능인 정상인 사람들에게는 케톤체가 증가하여도 케톤체를 안전한 에너지원으로 사용할 수 있기에, 케톤산증의 위험에 대해 심각하게 고민할 필요는 없다.

명하고자 한다.

탄수화물의 적정 섭취량은 일반적으로 하루 총열량의 약 50~60%이다. 만약 하루 2000 kcal를 섭취한다면 탄수화물 하루 권장량은 250~300 g이다(탄수화물은 1 g당 체내에서 4 kcal의 에너지를 제공한다). 국내 전문기관에서 조사한 한국인의 하루 평균 탄수화물 섭취량은 314.5 g으로 보고된 바 있다. 하지만 사람마다 필요한 열량이 다르고 대사 능력도 다르기에 탄수화물 하루 권장량도 다를 수 있다. 그렇기에 각 개인이 처한 상황에 맞도록 탄수화물 섭취량을 조절하여야 한다.

주요 에너지 영양소인 탄수화물과 지질의 서로 다른 점은 탄수화물만이 뇌에 유일한 에너지원으로 쓰인다는 점이다. 뇌는 오직 포도당만을 이용할 수 있다(주요 공급원은 탄수화물이다). 혈액 내에 포도당 농도가 떨어지면, 뇌세포로 에너지 공급이 줄어들어 뇌 기능이 떨어지게 된다. 따라서 탄수화물은 우리 몸이 활동하는 데 필요한 에너지를 공급해주는, 가장 많이 섭취하여야 할 영양소이다. 그러므로 탄수화물을 너무 미워하면 안 된다. 탄수화물 섭취는 건강을 위해서 필수적이다. 사실 탄수화물 섭취 자체는 문제가 되지 않지만, 건강에 좋지 않은 나쁜 탄수화물을 섭취하는 것이 문제이다. 결론적으로 '탄수화물을 섭취하지 말자'가 아니고 '건강하고 좋은 탄수화물을 적절히 섭취하자'이다. 하지만 풍요 가운데 있는 현대인들에게, 특히 젊은 세대일수록 나쁜 탄수화물이 더 맛있고 유혹이 강해 끊기가 힘들다는 점이 문제이다.

07

나쁜 탄수화물은 최대한 피하라

단순 탄수화물은 나쁜 탄수화물이다

에너지 영양소 공급원으로 탄수화물에는 좋은 탄수화물과 나쁜 탄수화물, 두 종류가 존재한다. 좋은 탄수화물은 복합 탄수화물로 당지수Glycemic Index, GI가 낮은 음식이고, 나쁜 탄수화물은 단순 탄수화물로 당지수가 높은 음식이다.• 당지수가 60 이하로 낮은 음식을 먹는 것이 똑똑하게 탄수화물을 섭취하는 방법이다. GI 지수가 낮은 음식은 섬유질이 많고 포만감을 올려주는 복합 탄수화물이 들어있는 음식이다. 복합 탄수화물 음식으로는 정제되지 않은 통곡물, 통밀빵, 콩, 현미, 채소, 해조류 등이 있다. 단순 탄수화물 음식은 백미, 라면, 빵, 케이크, 밀, 감자, 옥수수 등으로 당지수가 높다. 또한 단순 탄수화물의 일종인 설탕, 포도당, 사탕이나 이들이 들어있는

• 당지수란 당질을 함유한 식품을 섭취 후 당질의 흡수 속도를 반영하여 당질의 질을 비교할 수 있도록 수치화한 값이다. 포도당을 100으로 기준으로 하며, 당지수가 55 이하면 저혈당지수 식품, 70 이상이면 고혈당지수 식품으로 분류한다. GI(당지수)값은 식품 종류, 조리법, 조사기관에 따라 다르게 나타나기도 한다.

탄산음료, 과자 등의 섭취는 직접적으로 빠르게 혈당을 올린다.

우리나라에서는 밥과 함께 하는 식사가 주식이기에, 자신의 식단이 단백질에 비해 탄수화물을 많이 섭취하는 식사를 하고 있거나 빵, 과자, 케이크 등의 나쁜 탄수화물을 많이 섭취하는 것에 습관이 되었다면 탄수화물 중독을 의심하여야 한다. 탄수화물 중독은 배가 고프지 않은데 습관적으로 탄수화물 음식을 섭취하는 것을 말한다. 탄수화물을 과다섭취하게 되면, 쓰고 남은 과잉 포도당이 지방으로 바뀌면서 비만의 원인이 되고, 비만이 심해지면 대사증후군과 암까지 유발할 수 있다. 탄수화물의 포도당은 정상 세포보다 암세포의 성장 속도를 더욱 빠르게 한다. 섭취하고 남은 탄수화물은 중성지방으로 전환되기 때문에 탄수화물의 섭취량을 조절하여야 하는데, 건강하고 좋은 복합 탄수화물 섭취를 통해서 혈당치를 조절하여야 한다.

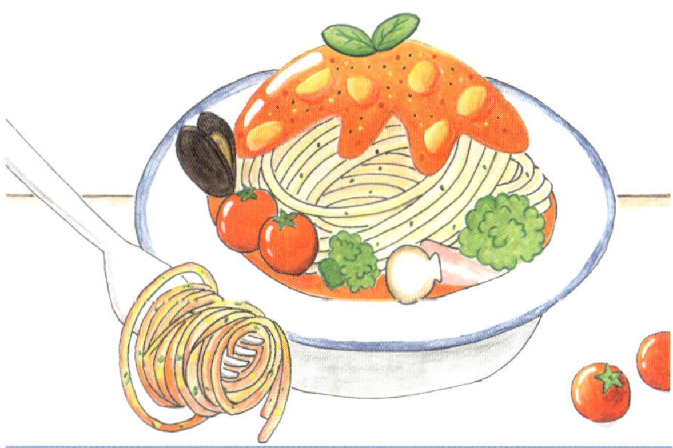

GI 값이 높은 음식은 나쁜 탄수화물이다

08

나는 과연 탄수화물 중독일까?

탄수화물 중독이란 설탕이나 단 음식은 물론 주스나 단순 전분들을 과다섭취하는데도 계속 허기를 느끼면서 스스로 조절하기 어려운 금단과 같은 증상이다. 풍요의 시대에 탄수화물 과잉의 삶에서 등장한 것들인데, 탄수화물 중독은 혈당이 급속도로 올라가고 떨어지는 '혈당(또는 포도당) 스파이크' 때문에 나타나는 증상과 관련되어 있다. 급격하게 올라간 혈당은 체내에서 균형을 유지하기 위해서 혈당이 급격히 내려오게 되어있다. 그러면 일시적으로 우리 몸은 저혈당을 경험하게 된다. 우리 몸이 저혈당이면 뇌에서 쓸 에너지가 부족하다고 판단하여 허기가 지거나 머리가 멍하고 짜증이 나기도 하며, 자주 식곤증을 경험하거나 상당한 피로감을 느끼기도 한다. 그러면 다시 혈당을 높이기 위해 단 것을 찾게 되는 악순환을 반복한다. 다음은 건강보험심사평가원에서 나온 탄수화물 중독 자가진단 체크리스트이다. 리스트에서 체크한 항목이 3개이면 탄수화물 '중독 주의'이므로, 중독되지 않도록 꾸준한 관리가 필요하다. 4~6개에 해당하면 '중독 위험'에 해당하여 식습관 개선이 필요하다. 7개 이상이면 탄수화물 중독인지 의심해 보아야 하며 전문가의 상담이 필요하다.

탄수화물 중독 자가진단 체크리스트

1. 아침에 밥보다 빵을 주로 먹는다. □
2. 오후 3~4시쯤이면 집중력이 떨어지고 배고픔을 느낀다. □
3. 밥을 먹는게 귀찮아질 때가 있다. □
4. 주위에 항상 초콜릿이나 과자 같은 간식이 있다. □
5. 방금 밥을 먹었는데도 허기가 가시지 않는다. □
6. 잠들기 전에 야식을 먹지 않으면 잠이 오지 않는다. □
7. 식이요법을 3일 이상 해본 적이 없다. □
8. 단음식을 상상만 해도 먹고 싶어진다. □
9. 배가 부르고 더부룩해도 자꾸만 먹게 된다. □
10. 음식을 방금 먹은 후에도 만족스럽지 않다. □

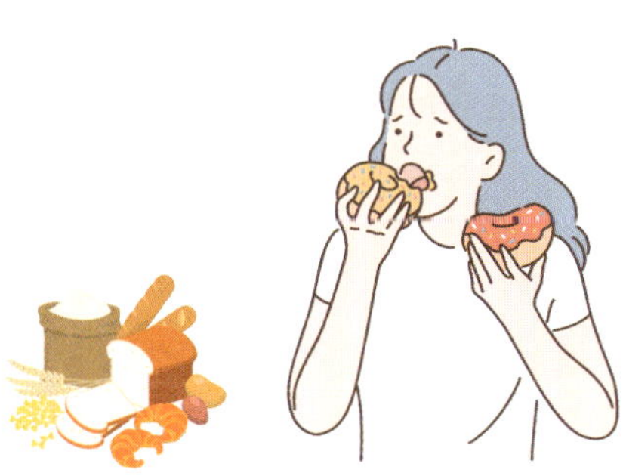

09

탄수화물 과다섭취와 중독 예방을 위한 방법

탄수화물 중독은 일상적인 생활습관과 밀접하게 연결되어 있다. 아래 방법을 따른다면 탄수과물 과다섭취를 줄일 수 있고, 나아가 탄수화물 중독에 이르지 않아 비만과 당뇨 등까지 미리 예방할 수 있다. 또한 이러한 식사습관은 설탕을 갈망하지 않게 하는 데 도움이 될 것이다.

당지수(GI)가 60 이하로 낮은 음식을 먹는다

GI 지수가 낮은 탄수화물은 복합 탄수화물로 좋은 탄수화물이고, GI 지수가 높은 탄수화물은 단순 탄수화물로 나쁜 탄수화물이다. GI 지수가 낮은 음식은 섬유질이 많고 포만감을 올려주는 음식이다. 따라서 GI가 낮은 현미나 잡곡밥, 통밀빵 등을 먹도록 한다.

식이섬유가 풍부한 채소와 과일로 공복감을 줄이고 단백질을 충분히 섭취한다

공복감이 느껴지면 포만감을 위해 혈당을 높일 고탄수화물 음식과 단 음식을 찾는 경향이 있다. 이럴 때 식이섬유가 풍부한 채소류, 해조류, 과일 그리고 단백질이 많은 우유, 달걀흰자, 두부, 견과류, 생선류와 해산물, 치즈 등을 섭취하도록 한다. 하지만 당도 높은 과일을 많이 먹을 경우, 혈당지수를 높일 수 있기에 조심하여야 한다. 건강에 좋은 지방을 섭취하는 것도 도움이 되는데, 설탕에 관한 욕구까지 줄어들 것이다.

한 번에 과식하지 않고 조금씩 자주 먹도록 한다

한꺼번에 많은 양을 먹는 습관은 탄수화물 중독에도 문제가 된다. 한 번에 먹는 양이 적으면 혈당도 높게 올라가지 않아서 인슐린 자극이 되지 않는다. 따라서 조금씩 자주 먹음으로써 탄수화물을 적절하게 섭취하여야 한다. 끼니를 거르면 혈당이 떨어지면서 배고픔도 느끼기에 폭식을 할 가능성이 크다.

충분한 수면을 취하도록 한다

수면 부족은 스트레스를 주고 코르티솔 수치를 높여 식욕을 자극하여 폭식이나 탄수화물 중독을 피하기 어려우며, 달달한 음식이나 정크푸드에 대한 욕구도 크게 높인다.

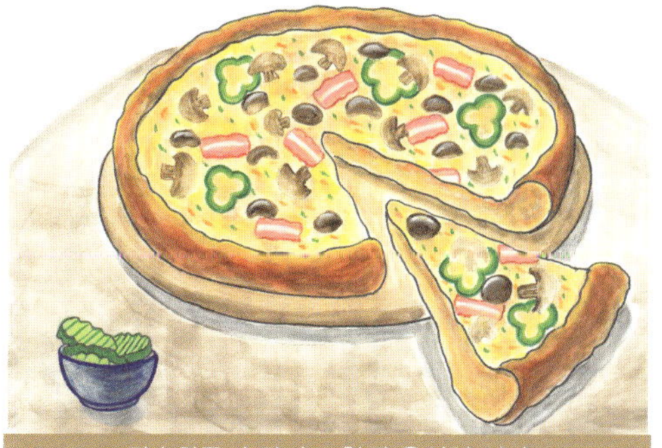

탄수화물이 많이 포함된 음식인 피자

10

키토제닉 식단 또는 저탄고지 식단

이 식단은 비만 다이어트에 효과가 있는가?

키토제닉 다이어트ketogenic diet라는 말이 화제가 되곤 한다. 다른 말로 케토시스 다이어트라고도 하는데, 이는 '영양적 케톤 상태'인 케토시스ketosis에 도달하기 위해 탄수화물의 섭취를 줄이고 지방의 섭취를 늘리는 다이어트이다. 그렇기에 저탄고지(低탄수화물과 高지방) 다이어트라고도 하며, 영어로는 LCHFLow-Carbohydrate High Fat 다이어트로 불린다. 저탄고지 다이어트에서는 주로 5%의 탄수화물, 25%의 단백질, 70%의 지방 영양소로 구성된 식단을 이룬다. 키토제닉 다이어트는 탄수화물을 적게 섭취하여 체내 혈당을 부족하게 해서, 다른 영양소인 지방이 대사되도록 만드는 식이요법을 의미한다.

인간의 몸에서 탄수화물 대사과정은 매우 빠르기에 그 결과가 즉시에 나타나지만, 지방이나 단백질은 소화도 느리고 일정하게 대사된다. 그렇기에 포만감 또한 오래 유지할 수 있다. 식이요법으로 탄수화물 대신에 지방을 주요 에너지원으로 교체하게 되면 케토시스에 이르게 되어, 몸 상태가 급격하게 변하거나 쉽게 배고픔을 느끼지 않게 된다. 이로 인하여 식탐과 식욕이 줄어들어 체중감량의 다이어트 효과를 얻을 수 있다고 한다. 최근에 이러한 키토제닉 다이어트 열풍에 따라, 일반 식품 등에도 '키토제닉', '케톤식'이란 문구를 넣어 식품을 광고하는 경우가 많다.

그러나 전문가들은 "키토제닉 식단이 일반인에게 사용되는 다이어트 효과로는 공인되지 않았다"고 말한다. 또한 "일반적으로 총 칼로리 섭취량을 감소시키기 때문에 단기간 체중감량 효과는 있을 수 있으나 지속적으로 유지하기 어려우며, 다시 일반 식단으로 정상적 칼로리를 섭취하게 되면 요요현상이 발생하여 처음 체중으로 돌아갈 가능성이 매우 높다"고 한다.

본래 환자를 치료하기 위한 식단으로 개발된 키토제닉 식단은 의료계에서 약물로 치료가 되지 않는 소아 뇌전증 등 신경계 질환 치료를 위해 사용하는, '극단적으로 탄수화물을 낮춘 식이요법'으로 소개되었다. 특이 환자를 치료하기 위해서 의사의 진단에 따라 사용되어야 할 식단이, 체중감량과 혈당 감소의 측면만 강조되어 일반인 대상의 다이어트로 사용되는 것은 적절하지 못하다고 전문가들은 입을 모은다.

고도비만 환자에게 키토제닉 식이요법을 권장할 수는 있다. 하지만 환자가 아닌 일반인들을 대상으로, 그리고 장기적인 측면에서 저탄수화물 고지방(저탄고지) 식단이 체중감량 효과가 있다고 말하기는 어렵다. 더불어 건강과 영양학적 문제를 일으킬 수도 있는데, 탄수화물을 극도로 제한하는 것이 문제가 될뿐더러 지방의 과다섭취 역시 문제라고 지적한다. 탄수화물은 신체활동과 뇌의 주요 에너지원이기 때문에 부족 시 체력과 집중력이 급속도로 떨어지게 되고, 지방의 과다섭취로 인해 혈중 중성지방과 콜레스테롤 수치가 높아질 수 있기 때문이다.

키토제닉 식이요법에 대해서 여러 다른 의견들이 있는 것이 사실이다. 그러나 전문가들은 일반인들에게 저탄고지 다이어트를 추천하지 않고, 탄수화물을 하루에 최소 100 g 이상은 먹을 것을 권고한다. 다만 현미나 통밀 등 통곡물 위주의 건강한 탄수화물을 섭취하며, 지방은 올리브 오일이나 견과류, 생선 등 건강한 오일 위주로 적절량을 섭취할 것을 권장한다.

어떤 영양학자들은 일반인에게 적용하기 어려운 키토제닉 식단을 보완한 '저탄수화물 고단백 식사'를 권하기도 한다. 그리고 이를 위해 20~30% 탄수화물, 50~60% 단백질, 20% 지방의 식단을 제안한다. 더불어 모든 전문가가 다이어트에 관해 한결같이 공통적으로 말하는 것이 있는데, 바로 접근하기 쉬운 식단과 장기적으로 행하여도 부작용이 없고, 요요현상이 없는 다이어트 방법을 택하는 것이 가장 안전하고 건강하다는 것이다.

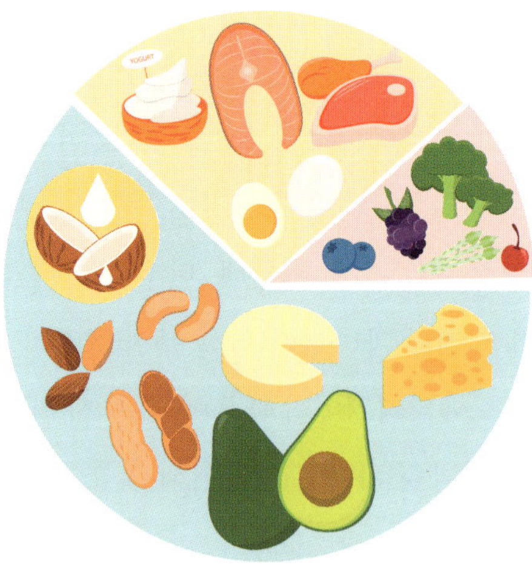

11

밥으로 먹는 쌀에 대하여

우리나라 음식에서 대표적으로 사용하는 곡물은 쌀이며, 우리나라를 비롯한 세계인구의 절반이 쌀을 주식으로 삼고 있다. 쌀은 크게 인디카 형Indica type과 자포니카 형Japonica type으로 분류할 수 있으며, 이는 인도와 일본에서 쌀이 전래된 점을 강조하여 일본 학자가 명명한 것이다. 세계적으로 가장 많이 소비되는 품종은 인디카 형이다. 인디카 형은 인도와 동남아시아 지역에서 자라는 쌀인데, 우리나라에서는 안남미安南米(안남은 베트남의 일부 지역 이름)라고 부른다. 이는 길쭉한 형태의 쌀알이고, 밥을 지으면 끈기가 덜하다는 특성이 있어 볶음밥 등을 하기에 좋다.

우리나라에서 주로 먹는 쌀의 종류는 자포니카 형인데 이는 한국, 일본, 중국, 미국 캘리포니아 등 온화한 기후에서 자라는 쌀이다. 쌀알이 짧고, 통통하며 밥을 지으면 끈기가 있고 또한 부드러운 식감을 가지고 있다. 인디카 형에서 전분은 아밀로오스 22%, 아밀로펙틴 78% 함량된 반면, 우리가 먹는 자포니카 형의 아밀로오스 함량은 약 15~17% 정도이다. 또한 아밀로

나쁜 탄수화물인 백미와 좋은 탄수화물인 현미의 영양소 비교

영양소 등	백미	현미
	단위 g/100 g	
탄수화물	78	72
단백질	6.2	7.7
지질	0.3	2.1
섬유소	0.2	2.8

비타민	단위 mg/100 g	
비타민 B1(티아민)	0.1	0.5
비타민 B2(리보플라빈)	0.08	0.2
비타민 B3(니아신)	1.5	3.6

펙틴은 83% 이상으로 인디카 형보다 더 많으므로 찰기 있는 밥을 지을 수 있다.

탄수화물인 녹말(전분)이 쌀의 약 75%를 차지하고 있으며, 단백질은 6~7% 정도가 포함되어 있다. 이렇듯 쌀의 단백질 함량은 귀리(17%), 밀(14%), 메밀(13%), 보리(12%), 옥수수(10%)에 비해 곡류 중에서 낮은 편이다. 지질의 함량역시 다른 곡류에 비해 낮은 편에 속한다(백미 0.3%, 현미 2.1%). 쌀에서 왕겨를 제거한 것이 현미이고, 현미의 미강층을 100% 깎은 것이 백미이다. 도정도가 높을수록 소화도 잘되고 맛도 좋아지지만, 도정되면서 영

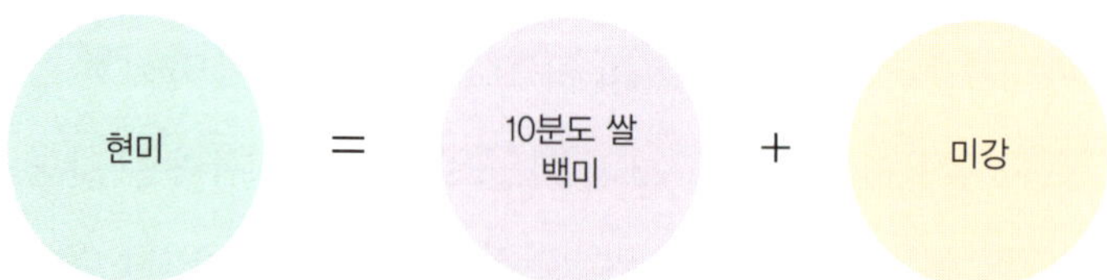

양성분이 손실되어 단백질, 지질, 비타민, 무기질 등이 적어진다. 특히 비타민 B1(티아민)의 경우, 현미는 100 g 당 대략 0.5 mg 정도 함유되어 있다. 그러나 도정하거나 밥을 짓는 도중에 수용성 성질을 가진 비타민 B1이 대부분 손실되기 때문에, 백미만 섭취할 경우 영양소가 부족할 수 있다.

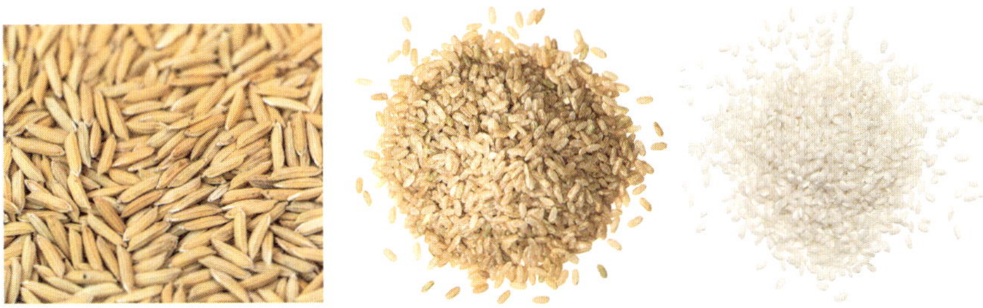

벼 그리고 현미와 백미

12

현미와 미강에 대한 이야기

벼의 구조는 다음과 같이 3개의 층으로 되어있는데, 겉에서부터 왕겨층, 쌀겨층(미강米糠층), 전분층(배유胚乳, 백미)이라고 부른다. 왕겨는 전체 벼 무게의 20%를 차지하고, 이를 벗겨내면 벼의 80%를 차지하는 거무스름한 현미玄米가 있다. 현미는 다시 두 부분으로 구분하는데, 전분층(배유라 부르는 백미)이 무게의 92%이고, 쌀눈(배아)과 미강층(호분층)이 합해서 8%를 차지하고 있다. 왕겨를 벗겨낸 현미 상태의 쌀을 도정搗精 과정을 통하여 정백미精白米라 부르는 흰쌀로 만들어 낸다. 현미의 미강층을 벗기는 정도를 쌀의 도정도 수치로 표시한다.

7분도 쌀, 10분도 쌀이라고 부르는 것은 도정도를 말하는데, 이는 현미에서 깎아낸 무게의 백분율을 말한다.* 여기서 분도分搗는 현미에 있는 미강층과 쌀눈의 깎아낸 정도를 1에서부터 10까지 구분하여 표시한다. 그래

* 정밀농업연구소 매거진; 쌀의 도정 원리에 대한 이해 https://brunch.co.kr/@ecotown/333

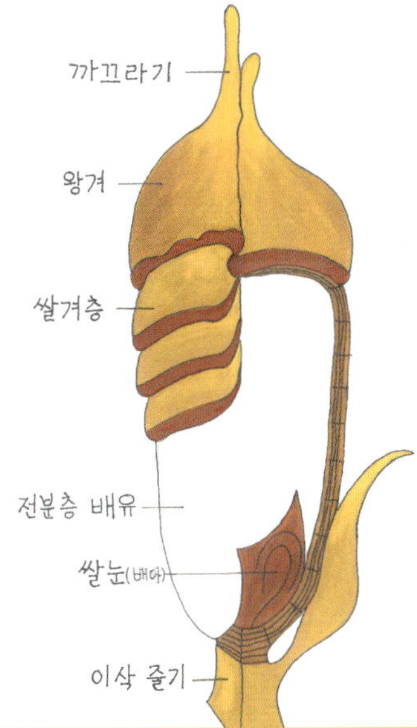

도식적인 벼의 구조

서 0분도 쌀은 도정도가 0%이고, 100%는 현미 그 자체이다. 7분도 쌀(도정도 70%)은 미강층인 겨층의 70%를 제거하여, 쌀눈과 쌀겨가 30% 정도 남아 있게 된다. 10분도 쌀(도정도 100%)은 미강층을 100% 가까이 제거한 쌀로, 처음 현미 무게에서 8% 정도가 감소하게 된다. 10분도 쌀은 도정 과정에서 미강층만 아니라 현미에 있던 쌀눈까지 거의 제거되기에 마지막 전분층인 배유胚乳(배젖)만 대부분 남게 된다. 바로 이 10분도 쌀이 우리가 주로 먹는 흰쌀이며, 백미 또는 정백미라고 부른다.

10분도 쌀이라도 도정기술상의 문제로 쌀눈과 쌀겨가 완전히 제거되지 않고 일부가 남게 되기에, 이 모두를 완전히 제거하려면 12분도 쌀(12분도米)이 되어야 한다. 순하고 깔끔한 술맛을 위해, 국내 유명 전통주의 경우

쌀의 종류에 따른 도정도, 도정률, 쌀의 상태•

쌀 종류	도정도	도정률(%)	쌀의 상태
0분도 쌀(현미)	0 (0%)	100	쌀눈과 쌀겨(호분층)이 100% 남음
5분도 쌀	0.5 (50%)	96.0	쌀눈과 쌀겨(호분층)이 50% 남음
7분도 쌀	0.7 (70%)	94.4	쌀눈과 쌀겨(호분층)이 30% 남음
10분도 쌀(백미)	1.0 (100%)	92.0	쌀눈과 쌀겨(호분층)이 거의 제거됨

20분도 쌀을 이용한다고 한다(도정률 84%). 일본에서는 고급 청주인 사케를 만들기 위해 도정률 50%에 이르는 50분도 이상의 쌀까지 이용하며 높은 도정률을 고집하는 경향이 있다. 쌀의 표면에 있는 단백질과 지질을 제거하기 위해 엄청나게 깎은 쌀을 원료로 사용하는데, 높은 쌀의 도정률이 술맛을 좌우하기도 하지만 절대적이지는 않다.

현미에서 출발하여 도정도가 커질수록 미강이 제거되고 순수한 전분층만 더욱 남게 되어 백미가 되어간다. 백미가 되어갈수록 쌀의 색이 더 투명해지며 밥맛도 부드러워지고 소화율도 좋아진다. 현미에 가까울수록 도정도가 낮아 단백질, 지질, 섬유소, 비타민 등 영양소가 많은 장점이 있지만, 밥의 색도 거뭇해지고 식감도 거칠어지는 단점이 있다. 현대인은 부드러운 백미를 선호하기에, 백미로 도정되면서 손실되는 영양성분을 보충하고자 노력하여야 한다. 현미는 100 g당 티아민(비타민 B1)을 쌀 종류에 따라 0.25~0.5 mg 정도 함유하고 있지만, 도정하거나 밥을 짓는 도중에 대부분

• 도정도는 현미의 미강층을 깎은 정도를 말하며, 미강 발생량 8%를 기준으로 도정률을 계산한다. 여기서 도정률(%) = 100% - (8% × 도정도)로 계산된다. 10분도 쌀인 정백미는 도정도가 1.0이므로 도정률이 92%이다. 유명 전통주를 만드는 데 쓰이는 20분도 쌀의 경우, 도정도를 2.0으로 계산하면 도정률이 84%라 할 수 있다.

손실되므로 백미만 섭취하면 티아민이 결핍될 수 있다. 미국 쌀 협회에서는 티아민, 니아신, 철분 및 엽산을 얇게 코팅한 영양강화 쌀을 생산하고 있다. 최근 유전자 변이를 통해 쌀에 부족한 영양성분을 보완하여 개량한 유전자변형 쌀도 나오고 있다.

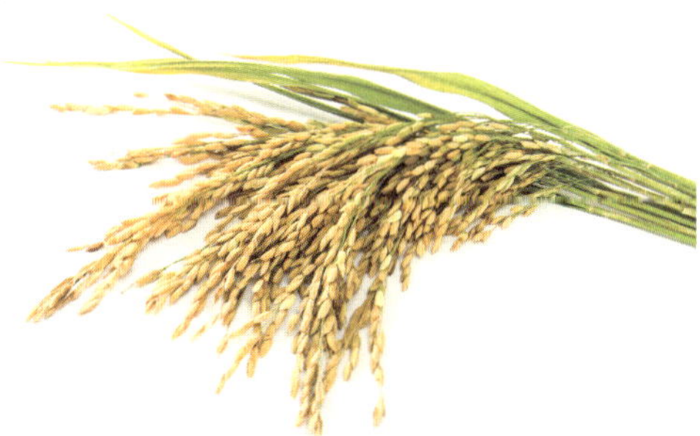

13

쌀의 미강을 이용한 영양과 미용효과

언급하였듯, 현미는 92%를 차지하는 배유와 8%를 차지하는 미강의 두 부분으로 구성되어 있다. 8%를 차지하는 쌀의 미강은 쌀눈(대략 2~3%)과 쌀겨(대략 5~6%)로 되어있는데, 현미를 도정하면 할수록 여러 영양소가 풍부한 미강이 대부분 손실된다. 쌀눈과 쌀겨가 포함된 미강은 건강보조식품 성분이나 음식 재료로 사용되기도 하고 보리차같이 볶아서 이용되기도 한다. 외국에서는 이를 헬스 보충제나 시리얼, 화장품 원료, 식품원료 등으로 사용하기도 한다.

결국 10분도 쌀인 백미에 미강을 합하면 현미가 될 것이다. 그런데 많은 현대인은 부드러운 밥맛을 위해서 백미를 선택하여 먹고, 또 한편으로 건강을 위해서 미강을 주성분으로 하는 건강보조식품을 따로 구매하여 섭취

한다. 미강을 제거한 백미를 먹고 나서, 다시 건강을 챙기기 위해 건강기능식품이라는 이름으로 미강을 비싼 값에 구매하는 모습은 아이러니한 현대인의 식생활이라 할 수 있다. 때로 현미밥을 먹는 대신에 백미밥에 미강 가루를 뿌려서 먹기도 하고, 들깨 가루처럼 찌개, 나물무침, 샐러드에 미강 가루를 넣기도 한다.

피부미용을 위해서 미강이 미용 팩이나 두피 헤어 팩 성분으로 사용되는 점은 잘 알려진 사실이다. 미강에 밀가루나 우유 등을 배합하여 여성미용 마사지 등에 사용하곤 하는데, 미강은 기미 제거나 피부노화방지, 두피와 모발 건강에 효과가 좋은 것으로 알려져 있다. 일본에서는 예로부터 여성들이 쌀겨를 이용한 물을 사용하여 얼굴과 몸을 씻었다고 전해지니, 세정작용으로 인한 미용과 영양 효과가 있었음을 경험적으로 알았다고 볼 수 있다. 일반 비누를 사용하면 피부 보습에 필요한 유분까지 씻어내어 피부를 건조하게 하고 거칠게 하지만, 쌀겨에는 지방분이 있기에 세정 시 피부가 윤이 나고 매끄러워지게 된다.

미강의 이러한 성질에 착안하여 쌀뜨물을 가지고 미용 세제나 친환경 주방세제 등으로 개발해서 국내외에서 시판하고 있다.• 또한 미강을 이용하여 '동양의 올리브유'라는 부르는 고급 기름인 현미유를 제조하기도 한다. 그렇기에 미강으로 만든 현미유를 이용한 유기농 비누제품을 개발할 수도 있다. 또한 고급 천연비누만이 아니라 미강 자체를 화장품제, 영양제, 제약

• 쌀뜨물은 쌀을 씻고 난 후 생긴 물인데, 주성분으로 녹말과 함께 비타민 B1, B2 등이 녹아있다. 쌀뜨물은 생활폐수의 상당량을 차지하고 수질오염의 주요 원인이 되는 것으로 알려져 있다. 그러나 쌀뜨물을 미생물로 발효시킨 EM(유용 미생물, Effective Micro-organism) 발효액은 주방세제나 미용 세제, 탈취제 등에 이용하고 있다.

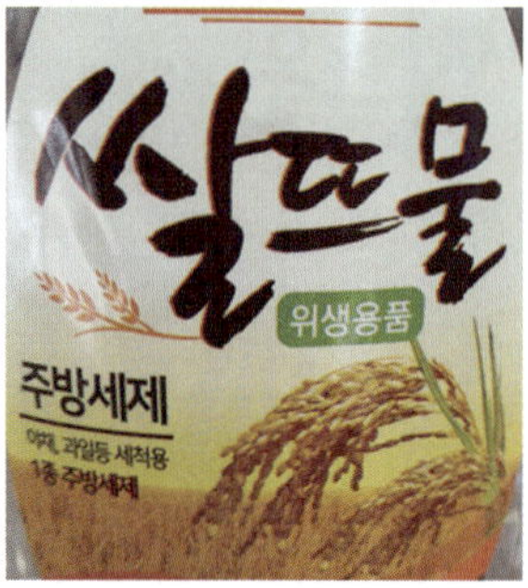

공업 용도 등 다양한 친환경 천연소재로도 이용할 수 있다. 유기농 채소를 재배하려는 경우, 화학 비료 대신에 양질의 친환경 미생물 퇴비를 만들 때도 미강을 사용한다.

14

현미에 들어있는 피틴산은 유해물질인가?

현미는 건강식 다이어트로 비만을 위한 사람들이나 당뇨 환자에게서 백미보다 유익한 것으로 알려져 있다. 현미가 백미와 비교하여 탄수화물 비중이 작고 단백질의 비중이 높기 때문이다. 현미는 식이섬유가 많아 소화가 느리고, 포만감이 좋으며 변비 예방에도 효과가 있다. 또한 백미보다 혈당 관리의 측면에서도 좋다. 혈당이 상승하는 속도를 수치화한 GIGlycemic

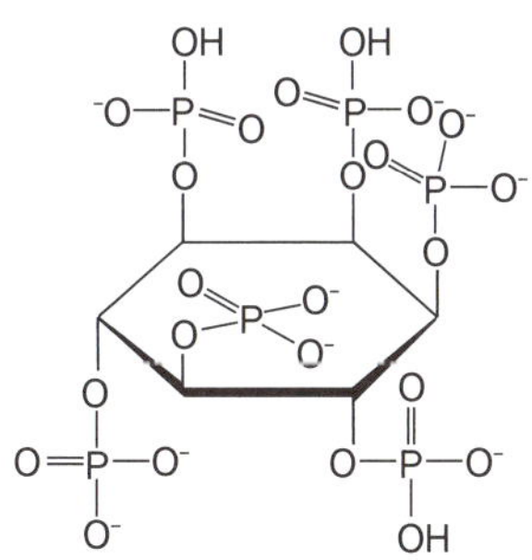

현미에 많이 들어 있는 피틴산의 화학 구조

index(당지수, 포도당을 100으로 기준)를 비교하였을 때, 백미는 76으로 고혈당 지수 식품에 해당하나 현미는 62로 중간혈당지수 식품이다.

한편, 미강을 포함하고 있는 현미는 피틴산phytic acid을 백미보다 최대 5~6배까지 많이 함유하고 있어서(30배로 보고된 결과도 있음) 피틴산을 유해물질이라 말하며 백미보다 좋지 않다고 말하는 최근 연구의 전문가들도 있다. 만약 그렇다면 도정되지 않은 통곡물은 정제된 곡물에 비해 피틴산이 더 많이 들어있어 유해하다는 의미가 된다(견과류에는 대표적으로 피틴산이 많다). 이런 내용은 알고 있던 내용과 다른 이야기이기에 사람들을 매우 당황스럽게 한다. 현미와 같은 식물 씨앗들이나 견과류 등에 함유된 피틴산은, 그 역할이 종자를 보호하며 조류 같은 포식자를 대항하고 자기 자신을 지키기 위해 가지고 있는 외피 물질 성분이다. 피틴산은 모든 식물 종자가 가지고 있는 물질로, 식물 종자 입장에서는 자기의 생명을 지키기 위한 보호 물질로 효소 저해제 역할을 하고 있다. 그렇기에 이것을 섭취하는 사람에게는 소화를 방해하는 물질이 되는 것이다. 입장에 따라서 전혀 다른 관점이 되는 이유이다. 전문적인 용어로 이를 항영양소anti-nutrient라고 한다. 이들은 미네랄 같은 중요 영양성분을 흡수하여 소화를 막는 역할을 하는데, 피틴산이 대표적인 항영양소 중 하나이다.

이 피틴산을 유해물질(?)이라 말하는 대표적인 이유는 다음과 같다. 피틴산이 체내의 유용한 미네랄인 철분이나 칼슘, 마그네슘 등을 흡착시켜 배설시켜 빈혈, 골다공증 등을 일으킬 수 있어서 유해하다고 말하는 것이다. 혹자는 '현미를 먹지 말아야 한다'라며 '독이 있는 현미'라는 표현까지 한다. 그러나 피틴산 부작용을 주장하는 연구결과는 피틴산을 과도하게 투여한 실험에서 나온 것이다. 적절하게 섭취하는 사람의 일상적인 섭취량으로는 그러한 부작용이 나타난다고 말하기 어렵다.

밀가루에는 피틴산이 백미보다 2배 정도 더 함유된 것으로 알려져 있는데, 만일 그러한 이유가 문제라면 밀가루 역시 문제가 될 것이다. 피틴산을 유해물질이라고 표현하는 것도 적절하지 않지만, 문제가 되는 경우는 그것을 과도하게 섭취하였을 때이다. 피틴산이 외국은 물론 국내에서도 항산화 기능과 방부제 기능을 위한 식품첨가물로 합법적으로 사용되고 있다는 사실이 피틴산의 긍정적 측면을 보여주고 있다(피틴산의 EU 식품첨가물 번호는 E391로 표기한다). 만약 피틴산이 유해물질이나 독성물질의 범주에 들어간다면 이렇게 국내외에서 식품첨가물로 사용되기란 힘들 것이다.

같은 물질이라도 피틴산처럼 지킬과 하이드 같은 양면성을 지니곤 한다. 이뿐만 아니라 어떤 식품이든 어떤 상황에서, 어느 정도 양을, 어떤 방법으로 섭취하였는지에 대한 여러 종합적인 면을 면밀하게 검토하여야 할 것이다. 피틴산은 몸에 유용한 미네랄도 배출해버리는 측면이 있는데, 그런 기능은 몸에 해로운 중금속도 배출시키는 긍정적 측면이 있기에 이러한 측면에서는 현미가 백미보다 건강에 유익하다. 결론적으로 우리가 일상적으로 접하는 현미 식단 정도로는 현미의 피틴산이 체내의 유용한 미네랄을 크게 배출시켜 유해성을 주는 정도는 아니기에, 피틴산에 관한 부정적인 시각은 과장된 면이 있다. 미네랄 결핍증 대상의 식단으로 그런 부분이 염려되는 특수한 상황이라면, 피틴산의 성질을 고려하여 현미식에 충분한 철분이나 칼슘, 마그네슘 등으로 구성된 식단을 제공하는 것으로 보완할 수 있다.

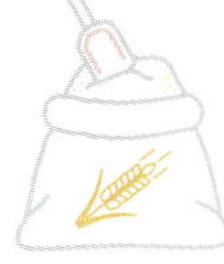

발아현미의 유용성

피틴산의 유해성 얘기보다 더 조심하여야 할 영역이 있다. 일반적으로 현미는 좋은 건강식 재료임이 분명하지만, 또 다른 측면에서 현미는 백미보다 잘 소화가 되지 않기에, 소화 능력이 약한 사람이나 노인들에게는 영양결핍까지 가져올 수도 있다. 보통 현미는 수십 번 이상 씹어야만 현미가 지닌 영양의 장점을 얻을 수 있다고 한다. 그래서 잘 씹지 않는 식사습관을 지닌 사람에게는 현미 식사가 오히려 좋지 않다고 말하기도 한다. 특히 콩팥 기능이 현저하게 떨어진 만성 신장병 환자에게 현미 식단은 고칼륨혈증 문제가 있을 수 있기에, 현미보다 차라리 백미를 권하는 전문가도 있다. 어떤 것이든지 간에 서로 다른 양면성이 있을 수 있기에, 자신의 체질과 건강상태를 고려한 식단의 균형과 조화가 필요하리라 본다.

현미와 백미 양쪽이 가지는 단점을 보완하기 위해, 현미를 싹틔운 발아發芽 현미가 대안으로 제시된다. 발아 현미는 현미의 싹을 약간 틔운 쌀이며, 백미의 식감과 현미의 영양을 조화시킨 음식 재료라고 말할 수 있다. 발아 현미의 경우, 싹이 나면서 현미에 있는 효소 저해제 역할의 피틴산이 가수분해되어 단맛을 내는 이노시톨inositol 성분으로 바뀌게 된다. 또한 발아가 진행되면서 현미의 단백질 성분도 아미노산으로 분해된다(특히 GABA 화합물 함량 증가). 소화효소도 증가하므로 발아 현미는 소화도 잘되고 찰기도 있으며 밥맛도 좋은 것으로 알려져 있다. 발아 곡류법을 모든 곡식에 적용할 수는 없지만, 발아 현미나 발아 보리의 경우 건강하고 유용한 음식 재료 중 하나로 연구되고 있다. 이와 관련해서 발아 밀이나 밀 싹, 새싹보리 등도 건강식품 재료로 이용되고 있다.

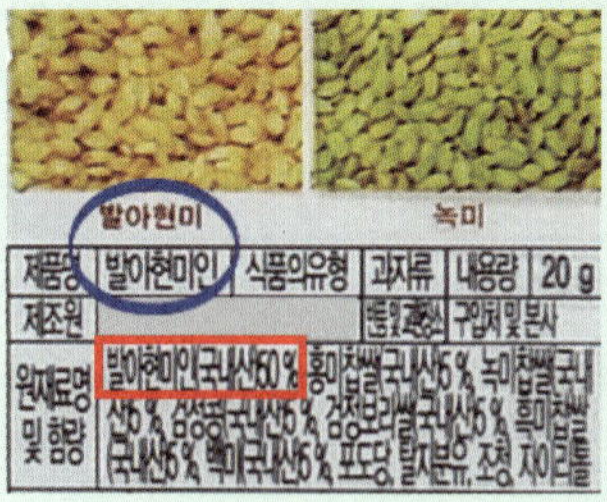

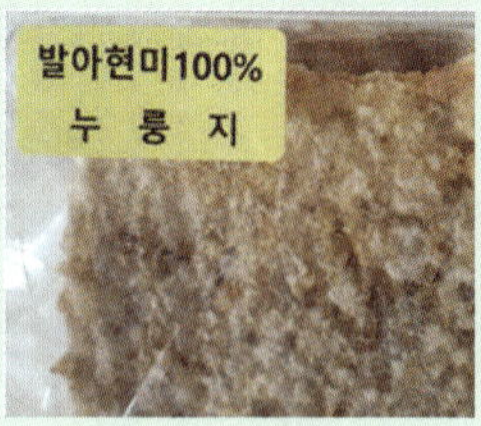

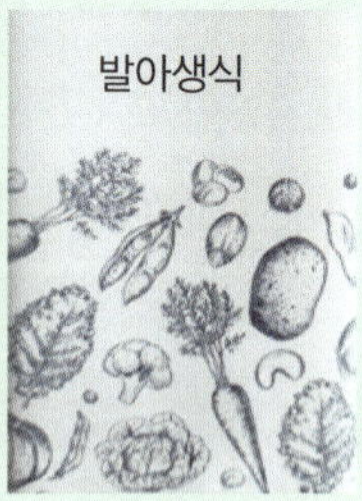

15

좋은 탄수화물 식품인지는 당지수를 보라!

당지수 또는 혈당지수glycemic index, GI란 음식 자체의 칼로리와 관계없이 어떤 탄수화물이 함유된 음식물을 섭취 후, 소화 · 흡수되는 과정에서의 혈당이 상승하는 속도를 나타낸 지수로, 포도당을 기준으로 산출한다. 당뇨병에 대한 식사요법의 기준으로 쓰는 혈당지수는 포도당을 섭취하였을 때 혈액에서 나오는 총포도당의 기준을 100으로 해서(흰 빵을 기준으로 100으로 정하기도 함), 특정 식품을 섭취하였을 때 혈액에 나오는 포도당의 양을 정하여 비교 측정하는데 이는 다이어트와 관련하여 유용한 정보이다.

식품의 혈당지수는 식품 내 식이섬유소 함량, 소화흡수속도, 총 지방 함유량 등 요인에 영향을 받는다. 섬유소를 많이 함유한 현미(62), 귀리(57), 메밀(54), 통밀(49) 등의 식품은 소화가 천천히 진행되어 혈당이 천천히 상승한다. 반면에, 당면(96), 찹쌀 (86), 백미(76), 밀가루(74) 등의 경우 소화가 빨라 혈당이 빨리 상승한다. 피해야 할 고혈당 지수 식품은 70 이상이고, 주의하여야 할 중간혈당지수 식품은 55~70이며 저혈당지수 식품은 55 이

상용 식품	당지수(GI)	당지수(GI) 정도
포도당	100(기준)	높음 (고혈당지수)
당면(고구마전분 원료)	96	
찹쌀	86	
국수, 생면	82	
피자	80	
백미	76	
호박	75	
흰 밀가루	74	
설탕	65	중간 (중간혈당지수)
감자, 감자 튀김	64	
고구마	63	
사이다, 콜라	63	
현미	62	
귀리	57	
메밀	54	낮음 (저혈당지수)
옥수수	52	
통밀	49	
콩 종류, 콩가루	37	
우유	30	
팥	14	

하이다.

결국 GI가 높은 음식을 먹으면 인슐린의 반응이 급격하게 일어나면서 포도당을 급속하게 지방세포에 저장하게 되고 허기가 지는데, 이는 비만의 원인이 된다. 반면, GI가 낮은 음식을 먹으면 이런 과정이 완만하게 일어나기에 심장병 그리고 비만치료와 예방에도 도움이 된다. 같은 식품인데도 국내외 조사기관에 따라 서로 다른 값들이 많고, 제품 종류나 조리법 등에 의해서도 GI 수치가 다르게 나타난다. 본문의 표는 한국인 상용 식품을 대상으로 조사한 국내 연구자료에서 대표적 식품으로 뽑은 GI 지수이다.•

• 한국인 상용 식품 653개의 혈당지수 GI 값을 설정한 2012년 한국영양학회지 논문을 참고하길 바란다. 송수진 외 5명, 「한국인 상용 식품의 혈당지수Glycemic Index 추정치를 활용한 한국 성인의 식사혈당지수 산출」, p80.

16

당지수보다 더 중요한 것은 당부하지수!

어떤 식품의 당지수glycemic index, GI는 활용가치가 높지만 단순한 이 수치만으로는 함정에 빠질 수 있다. 그 식품의 당부하지수glycemic load, GL를 고려하여야 한다. 당지수는 같은 양의 당질을 섭취한 후 혈당 반응을 비교한 값인 반면, 당부하지수는 1회 섭취 분량을 기준으로 혈당 반응을 비교한 값이기 때문이다. 그러기에 당지수를 기초로 1회 섭취한 분량을 고려한 당부하지수가 실제로는 더 중요하다. 식품마다 1회 분량에 함유된 당질의 함량이 다르므로 실생활에 적용할 때는 당지수가 아닌 당부하지수를 비교하여야 한다. 당지수의 경우, 해당 식품을 얼마나 먹는지를 고려하지 않고 식품 자체에만 초점을 맞춘 수치이지만, 당부하지수는 해당 식품을 한 번에 얼마나 먹는지를 고려한 실제적인 수치이다.

예를 들어, 백미(GI 86)와 늙은 호박(GI 75)과 현미(GI 55)의 경우를 들어보자. 현미의 당지수는 백미의 당지수보다 낮고, 늙은 호박의 당지수는 현미보다는 높다. 이들 3가지 당지수 순서는 다음과 같다(백미 86 > 늙은 호박

75 > 현미 55). 그런데 늙은 호박 1회 섭취량이 80 g 정도이고 거기에 포함된 탄수화물 양은 약 4 g이다. 반면에, 백미와 현미 1회 섭취 분량이 각각 150 g 정도이고, 거기에 포함된 탄수화물 양은 각각 43 g과 33 g이다. 당부하지수는 당지수에 1회 섭취한 탄수화물의 양을 곱한 뒤, 100으로 나누어 계산한다.

당부하지수 = [(당지수 × 1회 섭취한 탄수화물의 양)] / 100

식품	당지수	1회 섭취분량	1회 섭취분량당 당질양	당부하지수	당부하지수 정도
백미	86	150	43	37	높음
늙은 호박	75	80	4	3	매우 낮음
현미	55	150	33	18	중간

수식에 따라 계산하여 보면, 늙은 호박의 당부하지수는 (75 × 4)/100 = 3이다. 반면, 백미와 현미의 당부하지수는 각각 (86 × 43)/100 = 37이고 (55 × 33)/100 = 18이다. 그러므로 당부하지수 순서는 다음과 같다(백미 37 > 현미 18 >> 늙은 호박 3). 늙은 호박의 당부하지수는 백미와 현미의 것에 비해 각각 약 1/10과 1/6 정도에 해당한다. 백미의 당지수는 현미에 비해 1.5배 정도 크지만, 1회 섭취량으로 나타나는 당부하지수는 백미는 현미에 비해 2배나 더 크게 나타난다. 또한 늙은 호박의 당지수(75)가 현미(55)만큼 상당히 높더라도, 늙은 호박의 당부하지수(3)는 현미(18)보다 현저히 낮으므로 큰 문제가 되지 않는 식품이다. 혈당을 관리하여야 하는 사람의 경우, 섭취하려는 어떤 식품의 당지수보다 더 중요한 당부하지수에 기초해서 식단을 구성하여야 한다.

당지수(GI)	당부하지수(GL)	GI 또는 GL정도
70 이상	20 이상	높음
56~69	11~19	중간
55 이하	10 이하	낮음

당부하지수가 20 이상이면 높은 정도에 해당하고, 10 이하이면 낮은 정도에 해당한다. 그렇기에 백미는 당부하지수가 상당히 높고, 현미는 중간, 늙은 호박은 상당히 낮다. 당부하지수가 높은 식품을 피하고, 대신에 당부하지수가 낮은 식품으로 바꾸어 먹으면 혈당조절에 도움이 된다. 당지수가 높더라도 당부하지수가 낮은 식품은 혈당에 큰 영향을 미치지 않는다. 반대로 당지수가 낮더라도 많이 먹게 되면 당부하지수는 높아져 다이어트에 도움이 되지 않는다.

예를 들면, 다이어트할 때 탄수화물은 피하면서 과일을 식사로 대신할 때가 있다. 당지수가 낮은 과일이라도, 식사를 대신해서 많이 먹게 되면 당부하지수가 높아질 수 있다. 그러므로 당지수와 당부하지수를 고려하여 적당한 양을 섭취해서 건강을 유지하도록 하여야 한다. 사람에 따라 섭취하는 정도도 다르기에 그러한 개인적 특성이나 생활습관까지 고려해서 점검하여야 한다. 결국 식후 혈당은 당지수와 관련된 당질(탄수화물)의 종류에 신경 써야 하지만, 당부하지수와 관련되어 식사나 간식에 포함된 당질의 총량 또한 중요하다.

당지수가 높은 음식들이 비만과 당뇨 질병의 가능성도 높이고 그러한 질환을 악화시키기에, 혈당에 영향을 미치는 객관적 지표인 당지수와 당부하지수를 고려해서 건강한 식단의 식품이 섭취하여야 한다. 국내병원에서 당뇨병 환자를 위한 식단을 작성할 때 이용하는 식품별 당지수와 당부하지수는 다음 표와 같다. 이와 관련하여, 선진국의 경우 시판되고 있는 식품에 당지수가 표기된 라벨 표기 제도가 정착되어 있기에, 국내에서도 국민건강 차원에서 식품의 당지수 표기를 의무적으로 하는 제도적 개선이 필요하다.

식품별 당지수(GI)와 당부하지수(GL)•

식품	당지수	당지수 정도	1회 섭취분량	1회 섭취분량당 당질양	당부하 지수	당부하지수 정도
찹쌀밥	92	높음	150	48	44	높음
떡	91		30	25	23	
백미	86		150	43	37	
구운 감자	85		150	30	26	
콘푸레이크	81		30	26	21	
늙은 호박	75		80	4	3	낮음
수박	72		120	6	4	
아이스크림	61	중간	50	13	8	
고구마	61		150	28	17	중간
파인애플	59		120	13	7	낮음
현미	55		150	33	18	중간
호밀빵	50	낮음	30	13	6	낮음
쥐눈이콩	42		150	30	13	중간
포도	46		120	18	8	낮음
밀크 초콜릿	43		50	28	12	중간
배	38		120	11	4	낮음
사과	38		120	15	6	
우유	27		250	12	3	
대두콩	18		150	6	1	

• 대한당뇨병학회, 「당뇨병 식품교환표 활용지침 자료」, 2010

17

밀과 밀가루 이야기: 관심 있는 두 가지 이슈

밀은 쌀과 옥수수와 함께 세계의 3대 주요 곡물로, 세계인구의 30%가 밀을 주식으로 한다.* 밀은 서양에서는 주식량이고, 동양에서는 보조식량으로 쌀과 함께 세계의 2대 식량 작물이다. 밀은 탄수화물인 녹말(전분)로 70~75% 정도 이루어져 있고, 단백질은 보통 14%에 이를 정도로 단백질 함량이 곡류 중에서 상당히 높은 편이다. 밀 단백질은 글루텐이 주성분이지만, 트립토판tryptophan, 류신leucine 같은 필수 아미노산 함량이 낮은 편이고, 특히 라이신lysine 함량이 낮다. 필수 아미노산이 골고루 들어있지 않기에, 쌀을 주식으로 섭취할 때보다도 고기나 유제품 등 동물성 식품이나 콩을 통해 단백질을 더 보충해서 섭취하여야 한다. 그렇기에 밀을 주식으로 하는 서구 식단에서는 대게 육류 단백질 등을 함께 섭취하여 균형 잡힌 식단을 이루고자 한다. 이러한 약점에도 밀은 여러 비타민 B 복합체 외에 망간,

* 쌀과 함께 세계의 2대 식량 작물 중 하나인 밀은 벼 과科, 밀 속屬 식물로 분류되어 소맥小麥이라 하며, 보리의 대맥大麥과 구별하여 부른다.

철분, 인, 아연 등의 필수 무기질 영양분이 풍부하다. 우리나라 사람은 평균 하루 한 끼 밀가루 음식을 먹고 있고, 연간 밀 소비량이 33 kg로 연간 쌀 소비량의 절반을 넘긴 것으로 보고되고 있다. 그리고 젊은 세대일수록 전통적인 쌀 중심 음식보다 밀가루 음식 선호도가 높은 편이다.

우리나라에서 밀가루와 밀가루 음식에 대한 이슈는 크게 두 가지이다. 이에 관한 관심이 상당히 높은데, 하나는 수입밀에 대한 것이다. 현재 국산 밀을 이용한 국내 밀가루 자급률은 1~2% 정도에 불과하며 매년 미국, 호주, 캐나다에서 약 200만 톤의 밀을 수입한다. 그러나 밀가루를 수입하는 것이 아니라, 외국산밀을 수입하여 '국내가공 밀가루'로 제분한다. 이렇게 수입밀을 국내에서 제분하여 판매하는 밀가루의 점유율은 97% 정도로 시판되는 밀가루 대부분을 차지한다. 또 하나는 밀가루에서 만들어지는 글루텐 단백질에 대한 것이다. 최근에 글루텐과 관련된 셀리악celiac병 그리고 글루텐 민감증gluten sensitivity이 주목받고 있다. 수입밀에 관한 이야기와 밀가루 글루텐에 관련된 두 가지 내용은 다음 절에서 상세히 다루고자 한다.

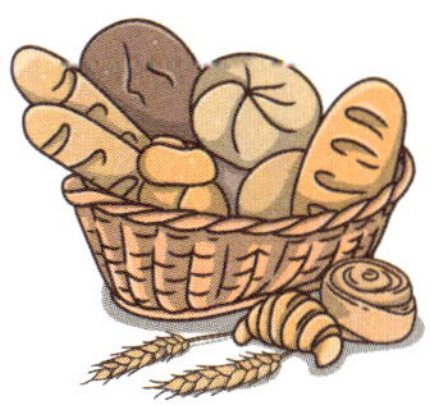

18

수입밀에 유해한 성분이 들어있는가?

주위에서 '국산밀은 안전하지만, 수입밀에는 방부제와 농약 등이 많이 들어있기에 안전하지 않다'는 이야기를 많이 한다. 또한 '시중에 판매되는 밀가루는 모두 수입산이다'라는 말을 하기도 한다. 이러한 얘기들은 올바른 정보가 아니며, 관련된 오해들은 정확하지 않은 정보에서 비롯되는 경우가 많다. 사실과 전혀 맞지 않거나 부정확한 정보가 유통되거나 또는 최신화되지 않아 오해를 산 경우도 많기에, 이 책을 통해 정확한 정보를 제공하고자 한다. 현재 국내에 유통되는 밀가루는 3종류가 있고 각각의 점유율은 다음과 같다.

첫째, '국산밀 가공 밀가루'이다. 국내에서 생산된 밀을 가공하여 생산하는데, 국내산 밀가루가 차지하는 점유율은 1~2% 정도이다.

둘째, '수입 밀가루'가 있는데, 이것은 해외에서 가공을 마친 밀가루 완제품을 수입하는 것으로 점유율은 2% 이하이다.

셋째, '수입밀 국내가공 밀가루'가 있다. 이는 미국, 호주, 캐나다의 외국밀을 수입해서 국내에서 가공한 후 판매하는 밀가루를 말하며, 점유율은 97% 정도이다.

여기서 '수입 밀가루'와 '수입밀 국내가공 밀가루'를 구별하여야 한다. 국내에서 이용하는 밀가루는 '수입 밀가루'가 아닌 대부분 '수입밀 국내가공 밀가루'이다. 외국밀을 수입할 때, 수입국을 표시하는 것은 물론 국내 제분업계에서 검역과 품질검사 그리고 농약잔류 검사를 받아야 한다. 또한 우리나라 식품의약품안전처에서도 수입하는 모든 식품에 대해 이러한 정밀검사를 하여 철저한 감독과 관리를 하고 있다. 여기서 우리나라 식약처 검사기준이 국제기준보다 상당히 엄격하다는 사실도 알 필요가 있다(국제공인기관에 의해 엄격하게 관리된 1등급 밀만 국내에 수입된다).

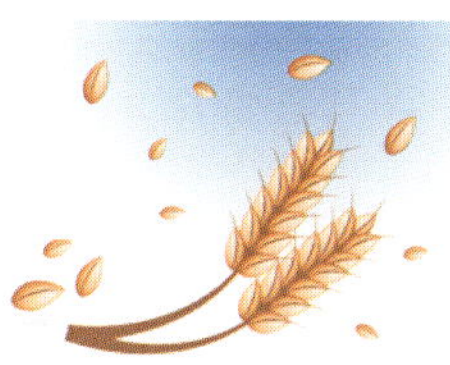

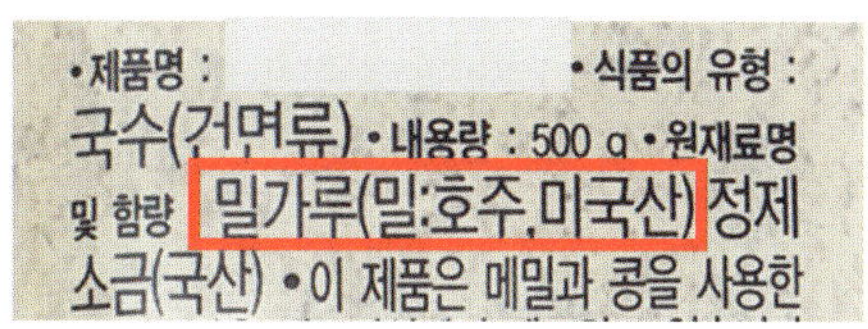

19

밀가루에 방부제,
표백제가 들어있다는 말은 오해이다

밀가루의 유통기한은 제조일자로부터 보통 1년으로 표시하고 있다. 유통기한이 1년 정도이고 유통기한이 지나도 밀가루가 썩지 않는다고 해서 밀가루에 방부제를 넣었다는 오해를 하기도 한다. 식품의 부패는 '수분활성도'와 연관이 있는데, 수분활성도는 식품 속의 수분 정도를 의미하는 것으로 식품의 저장성과 세균과 곰팡이 같은 미생물 생육과 직접적인 관계가 있다. 밀가루는 다른 것에 비해 수분함량이 매우 적은 곡물가루이어서, 곰팡이 같은 미생물이 살 수 없어 방부제 자체가 필요 없다. 서늘하고 건조한 조건에서 보관한다면 저장 기간 2~3년까지도 비교적 안전하다. 우리가 먹는 대부분 밀가루를 마치 외국에서 배편으로 수입한다고 생각하기 때문에 이런 오해가 있는 것으로 보인다. 그러나 밀 자체를 수입해서 국내에서 가공한 '수입밀 국내가공 밀가루'를 국내에서 대부분(97%) 사용하고 있고, 외국에서 제분된 밀가루 자체를 직접 수입하는 것은 2% 이하에 불과하다.

수입한 밀을 국내에서 제분하면서, 껍질과 배아를 제거하고 밀알의 하얀색 배유부만 사용하여 밀가루로 갈아 만드는 제조공정을 거친다(이렇게 만든 것은 백밀가루이며, 배유부와 밀기울 일부가 섞여 만들면 통밀가루라 부른다). 그렇게 제조된 밀가루는 공기에 노출될수록 자연 숙성이 되면서 색이 더 하얗게 변하는 특징이 있다. 또한 발전된 제분기술로 인해 밀기울(밀을 빻아 체로 쳐서 남은 찌꺼기)이 적게 포함될수록, 밀가루 입자가 더 미세할수록 빛의 반사율이 높아져 밀가루는 더욱 하얗게 된다. 과거 일부 저개발국가에서 표백 용도의 식품 첨가제를 사용하였고 국내에서도 그리하였지만, 1992년부터 국내 제분업계에서는 이를 전혀 사용하지 않고 있다. 그렇기에 밀가루가 하얀 이유와 표백제를 쓰는 것과는 아무 상관이 없는데, 과거보다 제분기술이 좋아져서 더 하얗게 되었기에 오히려 더 오해를 산 부분도 있다.

식품첨가물 공전에 따르면 밀가루에 과산화 벤조일, 과황산 암모늄 등

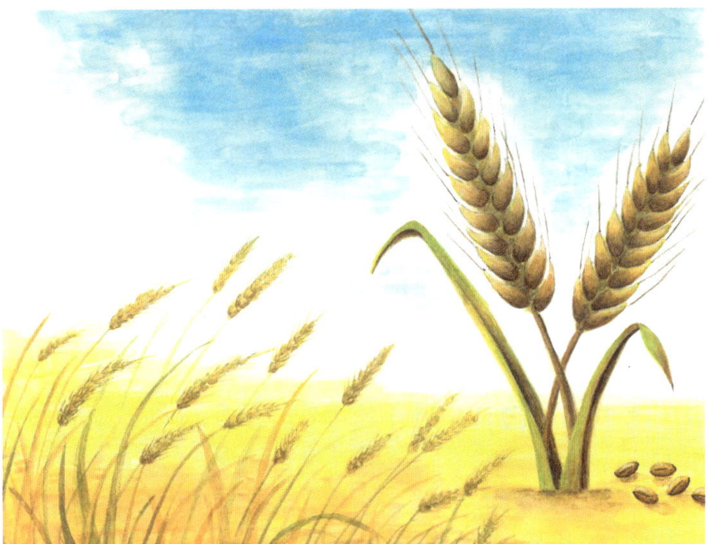

쌀과 함께 2대 식량 작물인 밀

과 같은 식품 첨가제를 사용하는 것은 합법적으로 가능하다. 특히 과산화 벤조일benzoylperoxide은 대표적인 밀가루 개량제로서 산화제, 표백제 기능과 함께 밀가루의 제빵능력을 향상할 목적으로 유용하게 사용된다(과산화 벤조일은 살균목적의 여드름 치료제 사용되는 의약품 성분으로 식품첨가물로도 사용된다). 국내에서 과산화 벤조일 첨가제는 소맥분 0.3 g/kg 이하의 기준으로 첨가할 수 있는 합법적인 함량 기준까지 정해져 있기에, 마치 국내에서 시판되는 밀가루에 이런 표백제 성분이 당연히 들어있는 것으로 오해할 수도 있다. 이것은 밀가루에 과산화 벤조일 식품 첨가제를 어느 한도 내에서(0.03% 이하) 사용할 수 있다는 의미이지, 반드시 사용하여야 한다는 뜻은 아니다. 국내에서도 30여 년 전에 자동화 시설이 아니고 사람이 직접 밀가루를 옮겨 담았던 낙후된 시절에는 합법적으로 허용된 과산화 벤조일을 사용하였다.

그러나 1992년 국내 제분업계에서 자율적으로 밀가루 개량제이면서 표백기능을 하는 과산화 벤조일을 사용하지 않기로 결의한 이후, 지금은 이런 첨가제를 전혀 사용하지 않는다. 과거 위생이 좋지 않던 국내시설에서는 이를 사용하였으나 지금은 이를 사용할 이유가 없다. 그러나 위생 수준이 상대적으로 낮은 국가에서 생산된 밀가루는 상황이 다를 수 있다. 밀가루에 과산화 벤조일 등 식품 첨가제 외에 불법 표백제를 과량 첨가하여 적발된 중국발 언론기사가 가끔 나기도 한다. 국내 밀가루 대부분을 차지하는 '수입밀 국내가공 밀가루'는 국내에서 가공하고 안전검사를 철저히 하기에 안전하지만, 2% 정도의 '수입 밀가루'는 그렇지 않을 수 있기에 소비자는 밀가루 구매 시 이를 반드시 확인해서 구매하여야 한다. 비록 국내에서 생산하는 밀의 자급률은 1~2% 정도에 불과하지만, 밀을 외국에서 수입한 후 국내 제분 회사에서 가공하여 제분한 '수입밀 국내가공 밀가루'의 안전성과 품질력은 전 세계적으로도 인정받고 있다. 수입밀을 이용하여 국내에서 제분한 '수입밀 국내가공 밀가루'를 미국, 호주, 일본 등 해외 30여 국에 밀가루 완제품으로 연평균 7만 톤을 역수출하고 있다. 이러한 사실은 '수입밀 국내가공 밀가루'가 안전하다는 또 하나의 증거가 될 수 있을 것이다.

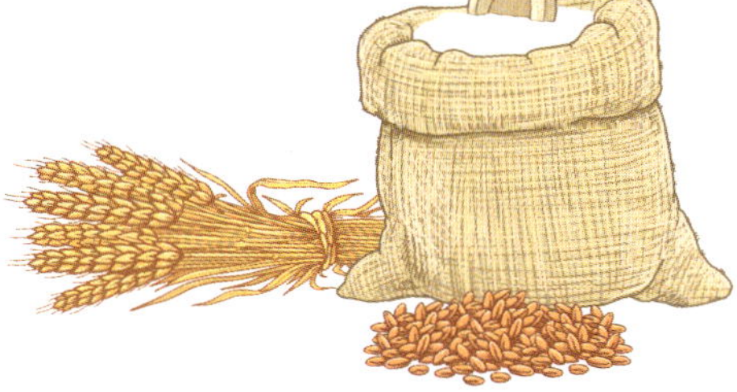

20

우리밀과 국산밀 대부분은 토종밀이 아니다

'우리밀'이라는 용어가 일상 속 먹거리에서 많이 사용되고 있다. 또한 국내에서 재배되는 국산밀이 모두 우리 밀로 생각되기도 한다. 1991년 우리밀을 살리기 위해서 농수산부 사단법인 소속의 '우리밀 살리기 운동본부'가 시작되었는데, 여기에서 상표를 등록한 고유 브랜드 '우리밀'이 있다.• 또한 '우리밀'이라는 이름의 회사도 있고 '우리밀식품'이라는 회사도 있다. 그렇기에 우리밀은 상표 등록한 고유 브랜드의 고유명사일 수도 있고, 보통명사일 수도 있다. 보통명사로 쓰이는 '우리밀'이라는 용어는 '수입밀'에 대비해서 붙여진 별칭이다. 보통명사 우리밀은 '우리 땅에서 재배한 밀'이라는 뜻이기에, 우리밀은 당연히 국산밀이다. 따라서 사용하는 '우리밀'이란 단어가 무엇을 의미하는지 살펴보아야 할 것이다. 또 하나 언급할 점은, 국산밀이 반드시 토종밀은 아니라는 사실이다. 실제 국산밀 대부분은 외국에서

• http://www.woorimil.or.kr

유입된 개량품종인 '금강밀', '조경밀', '백강밀', '백중밀', '고소밀' 등이고, 그 중에서 금강밀이 국산밀 대부분을 차지하고 있다. 국산밀 중 대표적인 토종밀로 '앉은뱅이밀'이 있는데, 이는 다음에 자세히 설명하고자 한다.

우리나라에서 재배되는 국산밀(금강밀이 90% 이상)은 우리나라 기후와 품질특성으로 인해, 글루텐 함유량이 대략 중력분인 9~12% 정도에 해당하여 제빵용으로 사용하기에 적절하지 않다.•• 그래서 국내 식품산업체에서는 우리나라에서 생산하는 국산밀보다는 글루텐 함유량이 높은 수입밀을 선호한다. 국산밀로 만든 음식을 먹었을 때 속이 편하다는 것은, 국산밀의 글루텐 함유량이 적어서 그럴 수 있다. 한편, 수입 밀가루 식품을 먹었을 때 속이 불편한 것은 높은 글루텐 함유량 때문일 수도 있지만, 밀가루 식품에 들어간 첨가물이나 여러 기름진 성분 때문일 수 있다.

수입밀에 비해 국산밀이 대체로 글루텐 함유량이 적다는 장점만이 아니라, 항산화 물질이 풍부하고 면역 기능도 좋다는 연구결과도 있다. 더욱이 국산밀은 수입밀에 비해 대부분 1년 안에 소비되므로 신선한 농산물임이 틀림없다. 다만 국산밀 가격이 수입밀에 비해 2~3배 이상 비싼 것은 아직도 해결하여야 할 문제이다.

다음에서 '우리 밀면국수'라는 이름의 제품은 원재료로 국내산 밀가루 99%를 사용하고 있다. 반면에, '우리밀라면'이란 이름의 제품은 원재료 성분으로 60%의 국산 밀가루를 사용하면서 수입 글루텐을 사용하고 있다(추

• 국내 밀 품종은 1970년 이후 40여 품종이 개발되었다. 강력분 품종으로 백강밀과 조경밀, 박력분 품종으로 고소밀과 조아밀, 중력분 품종으로 금강밀, 백중밀, 수안밀, 새금강밀 등이 개발되었다. 그러나 국산밀은 국내 생산량이 적어 자급률은 1~2%에 불과하다.

가로 넣은 수입글루텐 함량에 대한 정보는 없다). 우리밀 원재료만으로는 글루텐 함량이 낮아 쫄깃한 면을 만들기에 끈기가 충분치 않아, 수입 글루텐을 추가한 것으로 보인다. 국산밀에서 추출한 국산 글루텐을 사용할 수 있지만 그러면 훨씬 고가가 되기에 굳이 그렇게 하지 않는다.

그렇다면 다음 두 가지 경우를 가정하여 보자. 첫 번째, 60% 국산 밀가루를 사용하면서 수입 글루텐을 추가로 첨가한 밀가루 재료와 두 번째, 국산밀이 아닌 '수입밀 국내가공 밀가루' 재료를 사용하여 만든 두 개 제품을 비교한다고 가정하여 보자. 이 두 개의 밀가루 원재료를 각각 이용하여 만든 두 개의 라면 제품이 있다면, 둘 사이에 무슨 영양이나 품질 차이가 있을지 궁금해진다. 첫 번째 라면의 경우, 원재료에서 수입글루텐을 얼마나 추가로 사용하였는지 알 수 없다. 다른 재료나 식품첨가물을 사용하는 것은 두 번째 라면의 원재료와 거의 비슷할 것이다. 결국 두 개의 제품에서, 첫 번째 라면의 장점은 원재료로 국산 밀가루를 60% 사용하였다는 점이다. 수입밀이 아닌 국산밀을 사용하였기에 당연히 첫 번째 라면 제품의 가격이 비

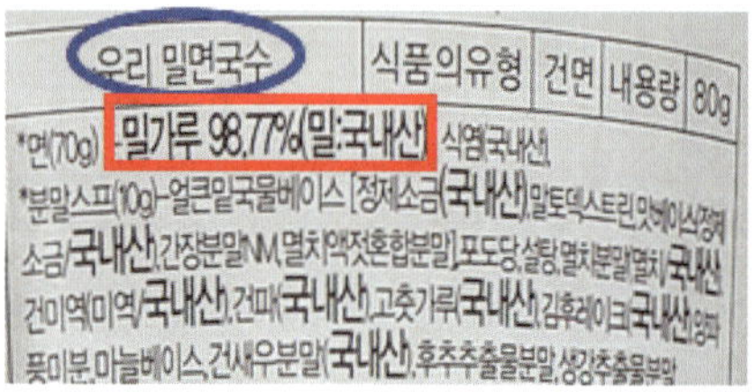

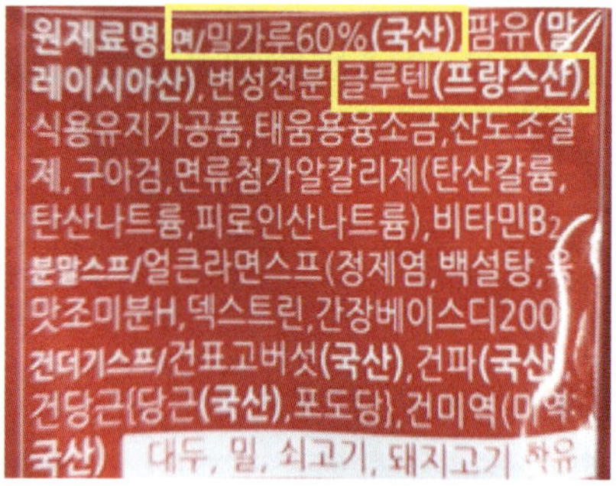

두 제품의 밀가루 원재료 표기

왼쪽 국수 제품은 국내산 밀만 원재료로 사용하고 있지만, 오른쪽 라면 제품에서는 60% 국산 밀가루에 수입 글루텐를 추가하여 원재료로 사용하고 있다.

쌀 것인데, 그 외의 다른 장점을 찾기가 쉽지 않다. 건강을 생각하는 현명한 소비자는 원재료 내용을 꼼꼼히 살피면서 제품을 선택하여야 하는데, 이를 위해 관련된 정보를 충분히 습득하도록 노력하여야 할 것이다.

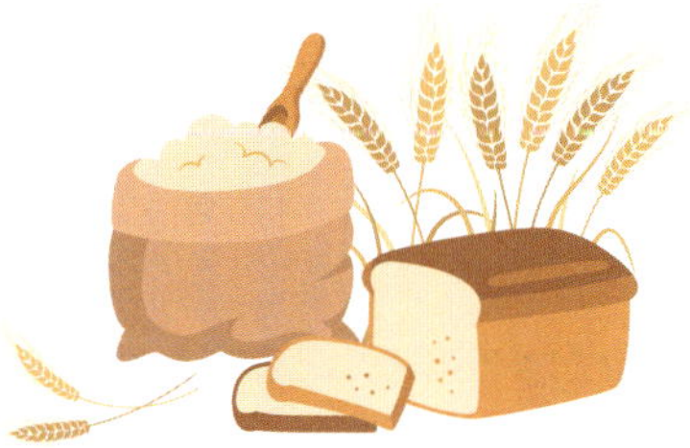

21

토종밀 '앉은뱅이밀'과 노먼 볼로그 박사의 노벨 평화상

국산밀 중 대표적인 토종밀로 '앉은뱅이밀'이 있는데,• 다른 밀에 비해 키가 작아 그렇게 부르곤 한다. 값싼 수입밀에 비해 토종밀인 앉은뱅이밀이 유통되는 비율은 아직도 매우 낮은 편이다. 1960년대에 값싼 수입밀이 들어오고, 1980년대 이후로 밀 수입자유화 정책과 정부의 국산밀 수매의 중단으로 우리나라 국산 토종밀의 존재마저 위태롭게 되었다.

우리나라에서 토종밀인 앉은뱅이밀이 사라져가고 있을 때, 우리도 모르는 사이에 앉은뱅이밀 종자 개량과 관련된 놀라운 일을 다른 나라의 농학 전문가가 진행하였다. 수확량이 많고 병충해에 강한 앉은뱅이밀을 기본으로 하여 미국의 농학자 노먼 볼로그Norman Borlaug 박사가 고 수확 밀 품종 개량을 한 것이다. 그는 토종밀인 앉은뱅이밀 품종의 유전자를 이용하여 개발한 개량 밀을 재배법과 함께 여러 나라에 소개하였다. 그리하여 밀 수

• 우리나라에서 이 토종밀 이름이 앉은뱅이밀로 알려져 있는데, 앉은뱅이밀의 영문명은 'semi-dwarf wheat'이며 때로 '키작은 밀'로 번역되기도 한다.

입국이었던 멕시코는 1963년부터 밀 수출국으로 전환되었으며, 파키스탄과 인도에서는 1965년에서 1970년 사이에 밀 생산량이 두 배로 증가하였다. 언급하였듯, 앉은뱅이밀은 수확률이 높고 병충해에 강하며, 키작은 품종으로 척박한 땅에서도 번식력이 좋아 이를 도입한 국가들은 수많은 기아 문제를 해결할 수 있었다. 그리고 그 이후 전 세계 수십억 명의 사람들이 그 혜택으로 배고픔에서 해방되는 결정적인 기회가 되었다.

고 수확 밀 품종개량을 통한 세계적인 식량 증산의 녹색혁명green revolution에 기여한 공로로 볼로그 박사는 1970년 노벨 평화상을 수상하게 되며 녹색혁명의 아버지라 불리게 된다. 식량부족으로 기아에 허덕이는 많은 생명을 살리는 볼로그 박사의 녹색혁명과 노벨상 수상이 우리나라 토종밀 앉은뱅이밀 유전자원의 품종개량과 연관되어 있다는 점은 국내에 잘 알려지지 않은 놀라운 사실이다.

일제 강점기에 일본은 한국의 농업에 관한 제반 사항을 조사하여, 이때 우리나라 모든 작물의 재래종을 가져갔다. 그리고 일본은 우리 토종 앉은뱅이밀을 이용하여 '달마', '농림10호'로 종자를 개량하였다. 그 이후에 앉은뱅이밀의 우수성을 알아본 볼로그 박사가 농림10호와 멕시코 재래종을 교잡하여 '소노라 64호' 품종으로 개량한 것이다. 현재 미국 밀의 90%가 앉은뱅이밀의 유전자를 이어받은 품종이라고 한다. 또 다른 자료에 의하면, 우리나라의 앉은뱅이밀이 16세기 임진왜란을 통해 일본으로 건너갔고, 이후 19세기에는 일본 밀의 중심이 되었다고 한다. 이것이 이탈리아를 비롯한 유럽과 소련 등 전세계로 퍼져, 결국 우리나라의 앉은뱅이밀이 오늘날 세계의 키작은 밀semi-dwarf wheat의 조상이 되었다고 설명한다.

우리도 모르는 사이에 외국 전문가들이 우리나라 토종밀을 가지고 품종

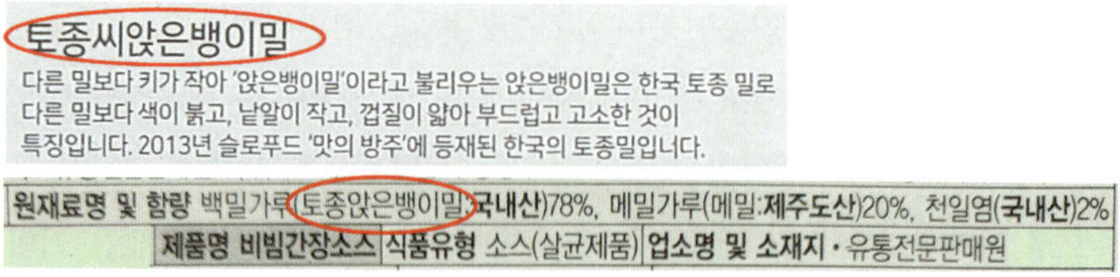

토종씨앉은뱅이밀

다른 밀보다 키가 작아 '앉은뱅이밀'이라고 불리우는 앉은뱅이밀은 한국 토종 밀로
다른 밀보다 색이 붉고, 낟알이 작고, 껍질이 얇아 부드럽고 고소한 것이
특징입니다. 2013년 슬로푸드 '맛의 방주'에 등재된 한국의 토종밀입니다.

원재료명 및 함량 백밀가루(토종앉은뱅이밀:**국내산**)78%, 메밀가루(메밀:**제주도산**)20%, 천일염(**국내산**)2%

제품명 비빔간장소스 | **식품유형** 소스(살균제품) | **업소명 및 소재지** • 유통전문판매원

앉은뱅이밀인 토종밀을 원재료로 사용하고 있는 국수 제품

개량하고 나아가 인류 기아 문제를 해결하는 큰 역할을 하였다는 사실은 많은 생각이 들게 한다. 앉은뱅이밀은 생육 기간도 짧아 이모작도 가능하고, 병충해에도 강해 유기농에도 적합하다고 한다. 또한 고소하고 특유한 향을 가지고 있으며 글루텐 양이 적다는(7~8% 정도) 장점도 있다. 앉은뱅이밀의 토종 종자와 유전자원을 가진 우리나라에서 더욱 심층적인 연구로 우리 것을 보존하면서 발전할 수 있기를 기대한다. 또한 병충해에도 강한 우리나라 토종밀인 앉은뱅이밀을 이용하여 글루텐 함량이 상당히 낮은 밀 품종을 개량해서 상용될 수 있다면, 밀을 주식으로 하는 서구 식단에 또 하나의 놀라운 역사를 이룰 수 있으리라고 생각한다. 특히 셀리악병으로 고통을 겪는 서구 사람들에게 더욱 희소식이 될 것이다!

22

밀가루와 글루텐 이야기

글루텐gluten은 라틴어의 접착제glue(아교)에서 파생된 단어로 밀, 보리, 귀리 등에 들어있는 탄성을 가지는 섬유상 수용성 단백질인 글루테닌glutenin과 점성을 가지는 공 모양의 불용성 단백질인 글리아딘gliadin이 결합하여 만들어지는 성분이다. 글루테닌은 글루탐산, 프롤린 등 여러 아미노산으로 구성된 단백질이 이황화disulfide 결합으로 연결된 다중 집합체polymeric 형태의 구조를 이루고 있다. 반면에, 글리아딘은 40% 정도의 글루탐산glutamic acid이 주요 아미노산 성분으로 되어있는 단량체monomeric 형태의 단백질 구조이다.• 밀가루에 물을 첨가하면 위의 두 종류 단백질이 결합하여 글루

• 글리아딘은 50~70% 에틸알코올 유기용매에 잘 녹지만, 글루테닌은 잘 녹지 않는다. 글루텐 단백질에서 가장 많이 발견되는 아미노산은 글루탐산이다. 150여 년 전 독일 화학자가 밀의 글루텐 단백질에서 어떤 아미노산을 분리하였는데, 그 이름을 글루텐에서 유래되어 글루탐산이라 명명하였다. 합성 조미료 MSGmonosodium glutamate를 개발한 일본 아지노모토 회사에서는 글루탐산 원료를 구하기 위하여, 초기 MSG 대량생산 방법으로 글루탐산이 많이 포함된 밀가루의 글루텐 성분을 강산으로 가수분해하여 제조하기도 하였다.

텐이 생성된다. 밀가루를 잘 반죽하여 체 위에 올려놓고, 물로 계속 녹말을 씻어내어 남게 되는 회갈색 물질이 바로 글루텐이다. 이는 물에 풀어지지 않는 점탄성 성질의 불용성 단백질 성질을 가진다. 밀가루로 빵이나 국수를 제조할 때 끈끈하게 반죽이 되게 하여 접착력과 탄력성이 생기는 것은 이 글루텐 성분 때문이다.

글루텐 (점탄성 불용성)	=	섬유상 글루테닌 (탄성의 수용성 단백질)	+	구상 글리아딘 (점성의 불용성 단백질)

밀가루의 구성성분을 보면 70~75%의 탄수화물과 함께, 다른 곡류에 비해 14% 정도에 이르는 단백질이 풍부하게 들어있는데, 이 단백질 성분의 약 80%가 글루테닌과 글리아딘으로 되어있다.• 이 두 가지 단백질 혼합물이 결합하여 만들어지는 글루텐은, 밀가루에 있는 전분 입자와 연결되어 탄력성 있는 그물 분자 구조를 형성한다. 글루텐은 이스트나 베이킹파우더에 의해 생긴 탄산가스를 품게 되는데, 빵을 만드는 과정에서 탄산가스 증가에 따라 글루텐이 팽창하는 성질을 이용하여 빵을 부풀게 한다. 빵이나 국수의 쫄깃하고 찰진 식감을 위해서는 글루텐 함유량과 활성도가 높아야

• 밀에는 다른 곡류에 비해 글루텐을 포함한 풍부한 단백질이 들어있지만, 라이신과 트립토판 등 필수 아미노산 함량은 낮다. 밀과 호밀, 보리 등은 글루텐이 들어있는 곡류이고, 모든 쌀 종류나 메밀, 옥수수, 조, 기장, 수수, 콩류 등은 글루텐이 없는 글루텐 프리gluten free 곡류이다. 귀리는 본래 글루텐 프리 곡류이지만 밀과 섞여 있기도 해서 글루텐 함유 곡류로 구분하기도 하기에, 확실한 글루텐 프리 재료인지를 확인하여야 한다. 본래 메밀도 글루텐 프리 곡류이지만, 일반 식당의 메밀국수는 끈기를 위해 밀가루를 첨가한다. 그러나 100% 메밀로 만든 글루텐 프리 메밀소바도 있다.

한다. 글루테닌과 글리아딘이 잘 혼합되면서 만들어진 글루텐을 활성화하려면, 수제방식의 밀가루 반죽에서 힘을 가하는 수타 장인들의 고된 노동의 과정이 필요하다. 밀가루에 글루텐 성분과 그 특성이 존재하지 않았다면 먹음직하게 부풀어 있는 빵과 수타 기술자의 밀가루를 치대는 놀라운 기술, 그리고 피자 반죽을 위한 수고들은 아마 없었을 것이다.

밀은 글루텐 단백질과 전분 입자의 탄력성 그물구조로 베이킹파우더에 의해 생긴 가스를 품어 잘 부푼 빵을 만들게 할 수 있는 유일한 곡물이다. 반죽을 손으로 많이 치댈수록, 밀가루 입자가 작을수록 글루텐 형성이 잘 되고, 반죽할 때 소금과 달걀을 추가하여도 글루텐 형성에 도움이 된다. 밀가루는 글루텐 함량에 따라 식빵을 만드는 데 이용되는 강력분strong flour,(글루텐 함량 13% 이상), 면류를 만드는 데 사용되는 중력분plain flour(글루텐 함량 10~13%), 케이크나 쿠키, 혹은 튀김에 사용되는 박력분weak flour(글루텐 함량 10% 이하)으로 나뉜다. 박력분 밀가루로는 국수를 만들 수 없고, 중력분 밀가루로는 빵을 만들 수 없다. 또한 제빵용으로는 강력분 밀가루를 사용하여야 하는데, 강력분은 글루텐 단백질 함량이 가장 높은 밀가루로 끈기를 가장 강하게 줄 수 있기 때문이다. 쫄깃한 식감과 편리성을 이유로 종자개량을 통해서 글루텐 함량이 증가한 밀들이 등장하여 전 세계에 유통되고 있다.

쌀에는 글루텐 성분이 없어서 끈기가 떨어지는 쌀가루를 이용하여 쌀빵을 만들려 할 때, 쌀가루에 밀 글루텐 가루를 20% 정도를 섞어서 쌀빵이나 쌀국수를 만들 수 있다.•• 콩을 재료로 하는 식물성 콩고기를 만들 때도, 점성을 더하기 위해 밀 글루텐(보통 활성 글루텐이라고 부름) 단백질을 첨가하여 만든다. 참고로 찹쌀에서 보이는 끈기나 찰진 성질은 찹쌀 구성성분인 아밀로펙틴 때문이지 글루텐 때문이 아니다. 찹쌀을 포함한 모든 종류의 쌀에는 글루텐 구성 단백질이 들어있지 않다. 찹쌀, 현미 등 모든 쌀 종류만 아니라 메밀, 옥수수, 조, 기장, 수수, 퀴노아, 아마란스, 콩은 글루텐 프리 곡물이다. 이 외에 아몬드, 아마씨, 감자, 고구마, 과일, 채소, 육류, 유제품 등들도 글루텐 프리 식품이다. 반면에, 밀과 호밀 외에 보리, 카무트는 글루텐이 들어있는 곡류이다. 이 중에서 밀 글루텐을 가장 주목하는 이유는 글루텐 들어있는 곡류 중에서 밀 소비량이 가장 많기 때문이다.

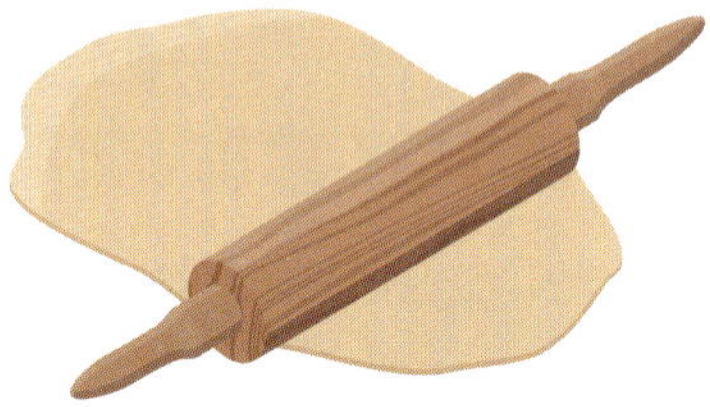

●● 100% 쌀빵을 만들 경우, 쌀빵용 쌀가루(일명 강력 쌀가루)라는 원료를 사용한다. 그런데 쌀빵용 쌀가루 원료에는 밀 글루텐(또는 활성글루텐) 가루가 섞여 있음을 볼 수 있다. 그냥 일반 쌀가루 100%로 쌀빵을 만드는 것은 일반적으로 불가능하다. 판매하고 있는 강력 쌀가루 성분에 밀 글루텐(또는 활성글루텐)을 어느 정도 넣는지 표기하지 않는 경우도 많다(대략 20~30% 첨가). '100% 쌀'로 만든 쌀가루 제품으로 표기하여 판매하지만, 그 의미가 원재료 전체가 100% 쌀가루라는 뜻은 아니기에 이것으로 혼동하면 안 된다. 반드시 원재료에 글루텐이 첨가물로 포함되어 있는지를 확인하여야 한다.

23

밀의 글루텐과 셀리악병

셀리악celiac병은 밀의 글루텐 단백질을 항원으로 인식하여 일어나는 알레르기 반응으로 장기적 자가면역질환으로 알려져 있다. 셀리악병의 대표적인 증상 중 하나는 만성 설사이다. 선천적 유전병으로 알려진 셀리악병은 글루텐 단백질에 대한 알레르기성 면역질환으로, 글루텐을 섭취할 경우 소장의 융모가 위축되고 염증이 발생하여 장내 영양분 흡수에 장애가 일어나 문제가 발생한다. 그래서 글루텐이 포함된 음식을 먹을 경우, 만성 설사 같은 염증성 장염이 생기며, 근육통, 식욕저하, 복부팽만, 피부발진, 영양결핍, 빈혈 등 증상뿐만 아니라 말초 신경병증, 인지력 장애 등의 뇌질환 증상까지 보이는데 아직은 정확한 원인과 치료법이 밝혀지지 않았다.

셀리악병은 대부분 유아기나 청소년기에 발병하며 여성이 남성보다 약간 더 흔하다. 또한 유아기에 발견하기도 하지만, 증상이 다양하여 10년 이상 증상을 겪어도 본인이 셀리악병인지 모르는 경우도 많다. 성인이 되어서 피로나 빈혈의 약한 증상으로 나타날 수도 있고 만성체질의 약한 정도로 인식할 수도 있다.

셀리악이란 단어는 그리스어로 '복부'라는 뜻인데 오래전부터 셀리악병의 증상과 관련된 정보는 있었지만, 1940년대에 들어서야 네덜란드 소아과 의사인 빌렘 딕케Willem Dicke 박사가 이 병이 밀가루와 연관되었다는 사실을 밝혀냈다. 딕케 박사는 당시 네덜란드에서 기근이 들어 밀가루와 빵이 부족할 때, 셀리악병에 걸린 아이들의 사망률이 상당히 줄었다가, 밀의 섭취가 다시 가능해지자 사망률이 예전 수치에 올라간 현상에 주목하였다. 과거에는 셀리악병과 밀가루와의 연관성을 찾지 못하였는데, 딕케 박사의 임상적 발견 이후부터 셀리악병에 관한 연구가 계속되었다.

셀리악병은 인종에 따라 상당히 다르게 나타나는데, 특히 백인에서 많이 발생하고 동양인과 흑인에게는 발병이 극히 드물다. 서구인의 30~40%는 이 병을 발생시키는 특정 유전자를 가지고 있지만, 한국 · 일본 · 중국 등 동아시아인에게서는 거의 찾아볼 수 없어, 주로 서구와 중동, 남미 지역에서 셀리악병이 많이 나타난다. 서구에서 셀리악병은 전체 인구의 1~2% 정도가 앓고 있으며, 이후에 기술할 글루텐 민감증gluten sensitivity은 5~10% 정도로 보고되어 있다. 한국인은 셀리악병과 관련된 유전자가 거의 없어서 밀가루 음식을 많이 섭취하더라도 한국인에게 셀리악병은 드문 병이다. 따라서 서구에서처럼 한국에서도 밀가루 음식 섭취률이 높아지면, 셀리악병 발생이 늘어나리란 예측은 옳지 않다.

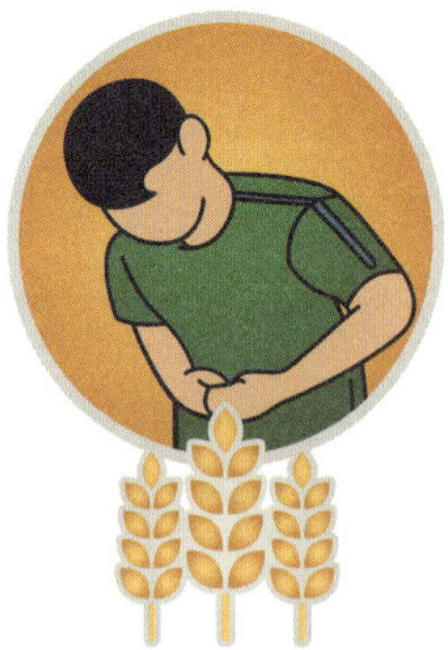

특정 유전자와 관계된 셀리악병은 치료방법이 아직 없기에 평생 글루텐을 섭취하지 않는, 글루텐 프리 식사만이 지금 상황에서의 유일한 해결책이

다. 또한 뚜렷한 증상이 없는 경우도 상당하기에, 의사의 진단 없이 글루텐 프리 식사를 하는 것을 권하지 않는다.

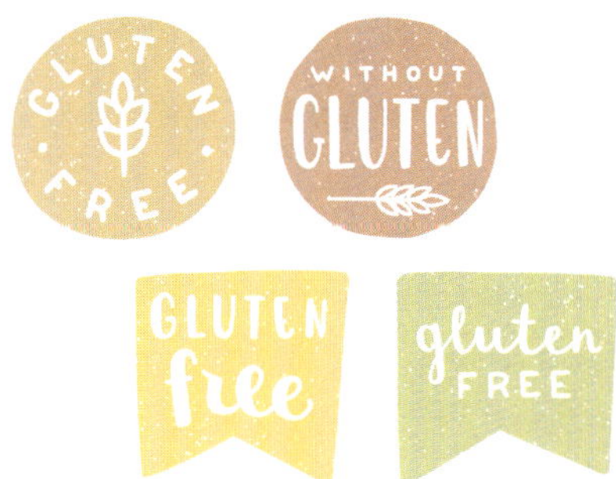

24

글루텐 민감증과 셀리악병은 다르다!

밀가루에 들어있는 글루텐 단백질 자체가 독성을 가진 성분은 아니다. 그러나 글루텐을 소화하지 못하는 사람에게 밀가루 음식은 여러 문제를 가져올 수 있다. 바로 글루텐 민감증gluten sensitivity 때문인데, 이것은 셀리악병과는 다른 병이다(글루텐 불내증gluten intolerance이라는 용어는 모호한 개념이라 사용하지 않기로 한다).• 이 병은 밀가루 알레르기가 없는 사람에게도 증상을 일으키기에, 비(非)셀리악non-celiac 글루텐 민감증이라고도 한다. 글루텐이 포함된 식품을 먹으면 장 내외에서 설사나 소화불량, 알레르기, 만성두통, 빈혈 등 증상이 나타나는 병인데, 아직까지 직접적인 원인은 밝혀지지 않았다. 증상 자체도 초기 셀리악병과 비슷하여 글루텐 민감증을 앓는 사람

• 셀리악병이나 글루텐 민감증 등 글루텐에 의해 유발되는 모든 질병을 포괄하는 용어로 '글루텐 관련 장애gluten-related disorders'를 사용한다. 국제식품관련 전문학회에서 글루텐 불내증이라는 용어는 그 내용이 구체적이지 않기에 더 이상 사용하지 않는 것으로 결정하였다.

들이 자신들의 질병이 셀리악병인지 알고 오해하기도 하지만, 글루텐 민감증이 셀리악병은 아니다.

셀리악병은 유전적인 연관성이 있지만, 글루텐 민감증은 항상 그렇지 않기에, 가족력이 없는 경우에도 발생할 수 있다고 알려져 있다. 미국 시카고대학 연구보고에 따르면, 셀리악병의 경우 사람에게 두 가지 유전자(DQ2, DQ8)가 반드시 있어야 발생한다고 알려졌다. 미국인의 35%가 두 유전자 중 하나를 가지고 있지만, 미국인의 1~4%만이 셀리악병을 앓고 있다고 한다. 셀리악병이나 글루텐 민감증을 지녔는지에 대한 여부는 글루텐 성분인 글리아딘gliadin 항체 또는 면역 관련 유전자 검사 등에 대한 정밀한 검사를 통해서 진단할 수 있다.

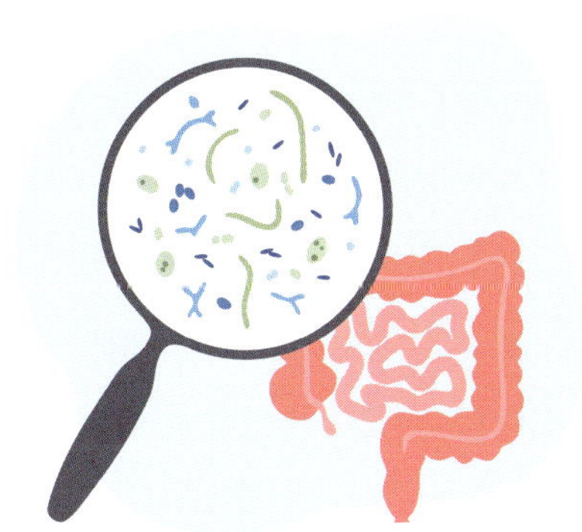

25

글루텐 프리 건강식품에 대하여

밀가루 식품의 불용성 단백질 성분인 글루텐이 셀리악병을 가져올 수 있다는 점을 부각하여, 최근 국내에서도 이를 과도하게 홍보하는 모습이 보인다. 그래서 글루텐이 함유되지 않은 글루텐 프리gluten-free 식품이 일반인에게 일종의 '건강식품'으로 주목받는 분위기이다. 실제로 밀을 주식으로 하는 서구사회에서는 '글루텐이 없는' 식품 시장이 빠르게 성장하고 있다. 미국 식품의약국FDA에서는 몇 년 전부터 글루텐 포함량이 20 ppm 미만인 제품에 '글루텐 프리' 표기를 하도록 하였기에 미국 식품 제조업체들은 이를 따르고 있다. 이에 발맞추어 국내에서도 건강과 웰빙을 추구하는 소비 트렌드와 맞물려 글루텐 프리 식품에 대해 큰 관심을 보이는 중이다.

그러나 일부 글루텐 프리 계열의 건강식품을 판매하는 국내회사에서는 '글루텐 유해성'이라는 내용으로 글루텐이 몸에 해로운 물질인 것처럼 과장하며 노이즈 마케팅을 하기도 한다. 그러나 글루텐과 관련된 셀리악 질병 자체가 동아시아에서는 희귀한 유전적 질환에 속한다는 사실이다. 글루텐이 주로 들어있는 밀로 만든 빵, 면 등의 음식을 먹고 별다른 소화 장애가 없었다면 전혀 신경 쓸 필요가 없다. 글루텐 프리 식품은 셀리악병 등의 글루텐 소화불능 환자를 위한 필수 식품이기 때문에, 글루텐에 민감한 환자들에게는 분명히 글루텐 프리 식사가 필요하다. 그러나 셀리악병이나 글루텐 과민증 등과 같은 증상이 없는 사람들의 경우에까지, 건강을 이유로 글루텐 프리 식품을 선택하게 하는 것이 단순한 상술에 불과할 수 있다.

글루텐 프리 식품을 '건강식품'이나 '다이어트 식품'으로 포장하였지만, 이들 중 어떤 제품들은 글루텐 함량만 낮추었을 뿐이며, 지방 등 성분은 오히려 더 많이 포함하고 섬유소 함량을 낮추어 비만을 초래할 가능성이 클 수 있다는 전문가의 지적도 있다. 한 식품연구소 보고서에 따르면, 글루텐 프리 식품이 일반 식품에 비해 글루텐 관련된 단백질 함유량은 2~3배 낮았지만, 지방 함유량은 2배 정도 높은 것으로 밝혀지기도 하였다. 이탈리아에서는 스파게티, 파스타, 피자 등 밀가루 음식을 미국보다 2배 이상 소비하지만, 비만율은 이탈리아가 인스턴트 식품이 많은 미국에 비해 4분의 1 정도로 보고된 바도 있다. 이탈리아 사람들이 먹는 밀가루 음식은 스파게티, 화덕에 구운 밀가루 빵이지만, 미국 사람들이 먹는 밀가루 음식은 액상과당 등 다양한 첨가물이 포함된 인스턴트 음식이 주를 이루고 있기 때문이다. 이를 '이탈리아 패러독스'라고 말한다. 밀가루 음식을 끊었더니 다이어트가 된다면서 밀가루가 비만을 가져온다고 말하지만, 밀가루 음식 자체가 살찌는 원인이 되지 않는다고 전문가들은 말한다. 밀가루 자체가 아닌, 함께 첨가되는 설탕이나 액상과당 같은 당류, 경화유 등 각종 부재료 첨가물과 밀가루 음식 조리법 그리고 일상적인 생활습관에서 비만의 원인을 찾아야 한다고 전문가들은 지적하고 있다.

글루텐 민감증 체질이 아님에도 불구하고 밀가루로 된 빵을 먹으면 더부룩한 느낌이 든다는 사람들도 많다. 이는 밀가루에 있는 글루텐 문제기보다는, 빵을 제조하면서 넣는 여러 종류의 부가적인 첨가물 문제일 가능성이 크다. 쌀은 주로 밥으로 먹으며 감자는 대개 쪄서 먹는다. 하지만 우리가 주로 먹는 밀가루 음식은 밀가루에 설탕과 버터, 경화유, 쇼트닝, 분유 등을 상당히 첨가한 빵, 케이크, 도넛, 쿠키 등의 가공된 식품이 많다. 미국 같은 경우, 앞서 언급하였던 바와 같이 가공된 형태의 식품으로 밀가루 음식을 많이 먹는다. 반면에, 중동이나 중앙아시아, 인도에서는 가공되지 않고 발효된 밀가루를 화덕에 구운 빵, 즉 난naan이 밀가루 음식의 기본이다. 밀가루나 글루텐 자체가 문제라기보다도, 한국에서 소비되는 가공된 식품의 밀가루 음식이 문제가 될 가능성이 크다.

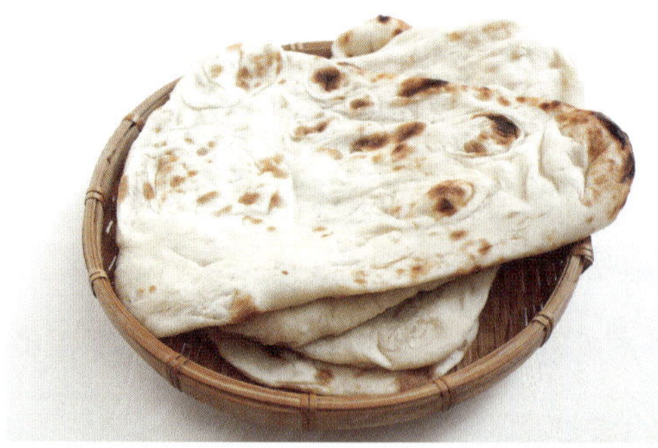

26

무첨가 식품의 열풍

건강한 먹거리를 위해서 건강한 식품, 음식 재료에 관한 관심이 급증하고 있다. 이와 관련해서 무첨가(프리 프롬Free from) 식품, 유기농이나 자연식품의 수요가 계속 증가하고 있다. 프리 프롬 식품은 알레르기나 음식 과민증을 일으킬 수 있는 성분이 들어있지 않은 식품을 말한다. 최근 식품업계에 글루텐, 락토오스(유당 또는 젖당), 유제품, 슈가, 육류, 인공색소, 알레르기 유발물질 등이 포함되지 않은 프리 프롬 식품의 열풍이 불고 있다. 채식위주 식생활이 인기를 얻고 다이어트를 하는 사람들이 늘어나면서 해당 식품들의 매출도 증가하고, 기업은 소비자가 무첨가 식품임을 쉽게 식별할 수 있는 클린라벨Clean label을 표기하기도 한다. 클린라벨을 위해서는 이에 대한 인식과 함께 글로벌 무첨가 식품인증을 취득하여야 하며, 소비자 필요를 반영하는 제품개발이 필요하다.

글루텐 프리gluten free의 경우, 미국에서는 2013년부터 FDA에서 가이드라인을 발표하여 2014년부터 시행하고 있다. 글루텐 포함량이 20 ppm 미만인 제품에 대하여 '글루텐 프리', 'no gluten', 'free of gluten', 'without gluten' 표기를 할 수 있다. 일본에서는 글루텐을 포함하지 않은 일본산 쌀가루 제품에 '논글루텐Non-gluten' 표시를 허가하는 인증 제도를 2017년부터 운영하고 있다. 미국이나 유럽에서 '글루텐 프리'의 국제규격은 글루텐 함유량 기준을 20 ppm으로 한 것에 비해, 일본에서 쌀가루 제품의 논글루텐은 1 ppm 이하로 규정하였다. 인증기관에서 쌀가루 제품을 검사하여 기준치 이하라고 판단하면 해당 제품에 논글루텐 표기를 할 수 있다. 아직 국내에서는 이와 관련된 글루텐 프리 식품에 대한 제도적 기준이 나와 있지 않다.

100% 쌀빵 제조 목적으로 시판하고 있는 강력 쌀가루에는 글루텐이 대략 20~30% 정도 포함되어 있다. 또한 국내에서 글루텐을 첨가하지 않고 글루텐 대체제를 사용하여 쌀로만 빵을 만드는 가공기술도 개발되어 있다. 글루텐 함량이 1~5% 이하인 저글루텐low gluten bakery, LGB의 쌀빵, 글루텐 프리 빵, 동물성 재료를 넣지 않는 완전 채식의 비건vegan 쌀빵 식품도 시판되고 있다.

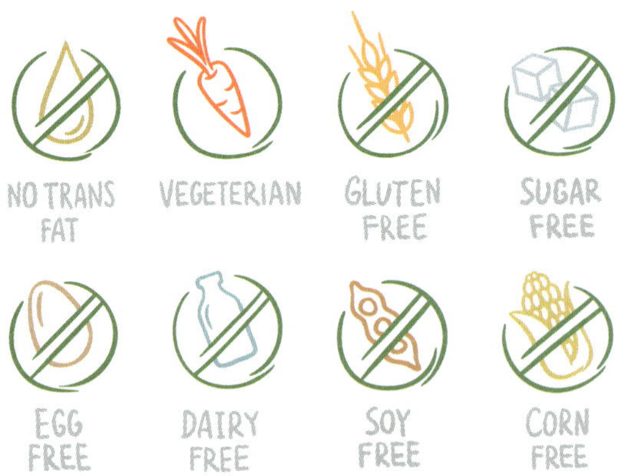

프리 프롬 식품 중 하나로, 유제품이나 달걀도 섭취하지 않는 엄격한 채식을 하는 비건vegan을 위한 유제품 프리dairy free 제품도 등장하고 있다. 미국에서 우유를 대신하여 아몬드, 퀴노아, 귀리 등을 발효시켜서 만든 아이스크림과 우유 대용 제품Free from dairy milk alternative이 건강식품 시장에서 급성장하고 있다. 유당을 제거한 락토프리lacto free 제품도 있는데, 유당 함량을 0.5% 이하로 낮춘 이 제품은 유당을 분해하는 락토스 효소가 부족한 사람들, 즉 유당불내증lactose intolerance을 가진 사람들이 유제품을 섭취하였을 때 복통과 소화불량이 발생하는 것을 방지하기 위해 등장한 식품이다.•

• 유당불내증은 유전적 요인으로 서양인에 비해 아시아인, 인디안, 아프리카 사람들에게 많은데, 락토스 효소가 부족하여 유당을 소화하는 능력이 떨어지는 것이다. 한국인의 경우, 어른의 75% 정도가 유당불내증을 가지고 있는 것으로 알려져 있다. 영유아기에는 소장내에 유당을 소화하는 락토스 효소가 풍부하기에 문제가 안되지만, 어른이 되어가면서 락토스 효소가 점차 부족하게 된다.

프리 프롬 식품 시장의 트렌드

현대인의 건강한 먹거리에 대한 깊은 관심으로 프리 프롬 식품 시장의 열풍들이 불고 있다. 하지만 이 모든 것들을 객관적이고 균형적인 관점에서 볼 필요가 있다. 다시 말해, 프리 프롬 식품이 건강에 관한 공포를 조장하여 소비자들의 지갑을 열게 하는 상술적 마케팅이 아닌지 검증이 필요하다는 말이다. 일부 특이체질에 해당하는 부작용을 모든 사람에게 적용하도록 일반적인 것으로 주장하여, 사업에 이용하고 있지 않은가도 점검하여야 한다. 국내에서 전문가임을 자처하면서 글루텐 프리 식품을 강조하다가, 더 나아가서 글루텐 유해성 얘기를 넘어, 글루텐 섭취가 마약 같은 중독성을 일으킨다는 이야기를 하는 사례도 있다. 그러면서 식품을 통해 생기는 마약 물질인 엑소르핀exorphin을 언급하기도 하는데, 사실 이는 거의 유사과학 수준이다. 글루텐을 '만병의 근원'처럼 말하는 사람도 있지만, 글루텐 단백질 자체가 독성을 가진 성분은 아니다. 물론 서구사람에게 더 많은 유전적인 셀리악병을 가져올 수 있고, 우리나라 사람들에게도 글루텐을 소화하지 못하는 글루텐 민감증을 보일 때 밀가루 음식이 문제가 되는 것은 사실이다. 그러나 그것이 과연 글루텐 때문인지도 면밀하게 살펴보아야 한다. 여기에 더 지나친 얘기를 하는 것은 과학적 사실fact이 아니다. 어떤 주장을 하더라도 객관적이고 과학적인 증거가 분명하지 않은 상업적 마케팅에 넘어가지 않는 것이 필요하다.

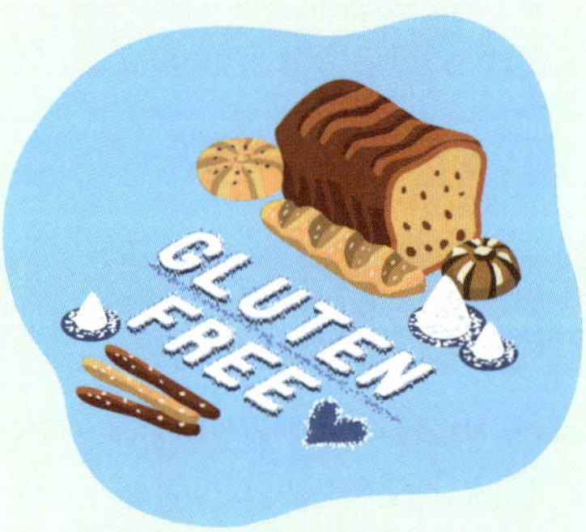

27

호화와 호화 전분에 대하여

녹말이라 부르는 전분starch은 식물체의 저장 탄수화물로 포도당으로만 수백 개 또는 수천 개 이상으로 결합한 식물성 다당류이다. 전분은 나선형 입체구조를 가진 아밀로오스amylose와 나뭇가지형 구조의 아밀로펙틴amylopectin으로 구성되어 있다. 식품에 존재하는 대부분 전분은 20% 정도의 아밀로오스와 80% 정도의 아밀로펙틴으로 이루어져 있다.• 아밀로오스와 아밀로펙틴으로 구성된 생전분을 구조적인 면에서 β-전분이라 부르는데, 단단하고 규칙적인 분자 배열의 결정구조이다.••

β-전분구조의 생전분에 물을 넣어 일정 온도 이상으로 가열하면 결정구

• 아밀로오스는 고도의 결정성 구조를 가지고 있어 물에 보통 잘 녹지 않으나, 아밀로펙틴은 무정형으로 물에 잘 녹기에 전분풀starch gel을 형성한다. 요오드 반응을 시키면 아밀로오스는 나선형 입체구조를 가지고 있어 요오드 정색반응이 나타나지만, 아밀로펙틴은 나타나지 않는다. 찹쌀, 찰옥수수, 차조 등의 찰전분은 아밀로오스는 거의 없고(<1% 미만) 아밀로펙틴으로만 구성되어 있다.

•• β-전분starch은 생전분生澱粉이라 하며 포도당 단위체monomer가 중합화된 다당류 탄수화물이며, 규칙적인 분자 배열의 결정상태를 보이고 있다.

조가 일부 파괴되면서 팽윤한다. 이를 전분이 '호화gelatinization, 糊化(젤라틴화)'된다고 말하는데 풀처럼 끈적거리는 구조로 바뀌는 것이다. 쌀에 물을 넣고 열을 가하여 밥이 되는 이것이 쌀 전분의 호화현상이다. 호화된 전분을 α-전분이라 부르는데, 이는 불규칙적인 분자배열을 가지는 무정형 상태이다.

즉, 전분의 호화는 β-전분 상태에서 α-전분 상태로 바뀌는 현상을 뜻하며 '알파화'라고도 부른다. 전분 입자의 결정구조가 깨져 호화된 α-전분을 건조하여 분말 형태의 호화전분pre-gelatinized starch을 만든다. 규칙적인 분자배열을 가진 미세한 결정성의 β-전분은 물 분자나 효소와의 친화력이 적어서 체내에서 소화되기 어려우나, 무정형 상태의 α-전분은 효소 작용을 받기 쉬우므로 소화되기 쉽다. 호화현상은 전분의 종류, pH, 수분과 온도 등에 영향을 받는다. 상업적으로 이용하는 호화전분은 생전분인 β-전분에 물을 가열하여 풀을 만든 다음, 급속히 탈수하여 건조해서 제조하며, 분말 형태의 호화전분에 물을 가하면 다시 쉽게 전분풀이 된다. 호화전분은 전분의 구조를 변화, 개선한 변성전분 또는 가공전분의 일종이다. 호화전분을 포함한 변성전분은 다양한 식품산업, 제약공업, 제지공업, 섬유공업 등 광범위한 분야에서 여러 용도 재료로 유용하게 사용되고 있다.

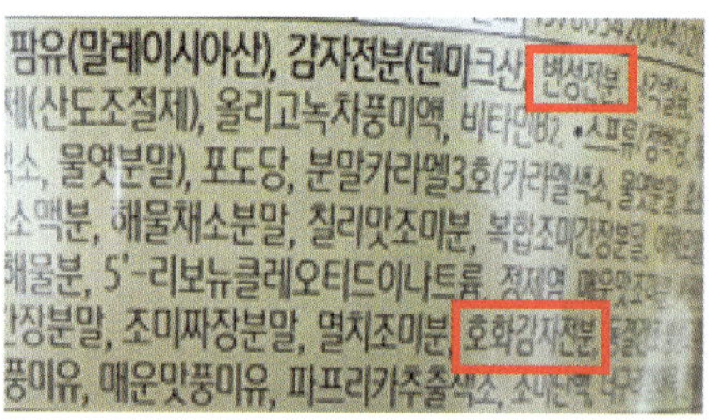

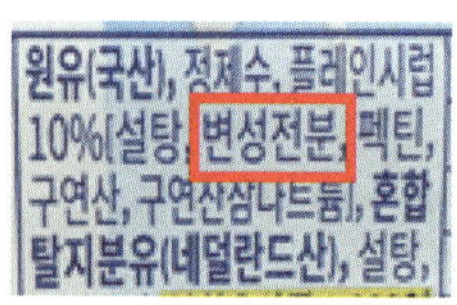

식품 원재료로 호화전분을 포함한 변성전분을 이용하는 예

28

생식과 선식 그리고 시리얼

호화전분은 미래식품의 웰빙 트렌드로 이목을 끄는 생식제품에도 사용된다. 본래 생식生食은 곡류나 야채류 등을 '열을 가하지 않은 식품'으로 섭취하는 것을 말하는데, 생식제품 원료에도 호화 전분을 일부 사용하고 있다. 완전한 생식의 경우, 소화흡수율이 떨어져서 영양소 섭취가 어려우므로 호화 전분을 최소한으로 사용한다. 생식은 곡류, 야채, 과일류, 해조류 등 원료를 생으로 씻어 말려 수분을 제거 후 저온에서 분쇄하여 제조한다. 생식원료는 영양소나 효소 파괴를 최소로 하고 자연 그대로의 맛과 풍미를 유지하기 위해 친환경 제조법인 동결건조공법을 사용

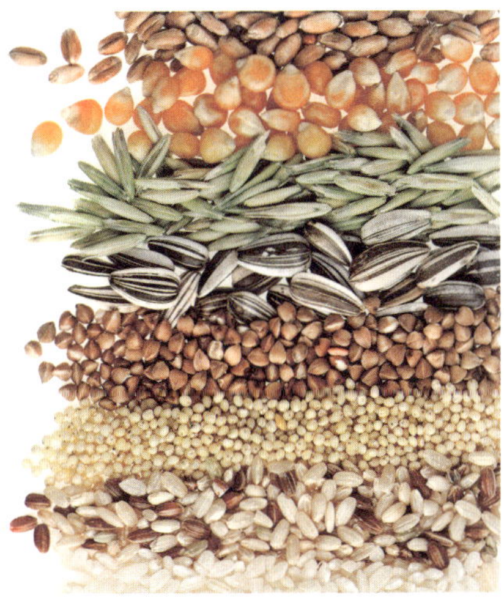

한다. 생식제품은 생식원료가 80% 이상 포함되어야 제품으로 인정되며, 건조과정에서 영양소 파괴가 되지 않도록 하고 있다.

생식과는 약간 다른 개념으로 선식禪食이 있다. 우리나라에서 전통적으로 이용하여 온 미숫가루가 대표적인 선식 식품이라 할 수 있다.• 생식과 달리, 선식은 미숫가루를 만들 때처럼 여러 곡물을 열을 가해 익힌 다음, 가루로 만든 것을 기본원료로 사용한다. 같은 재료라면 당연히 선식이 생식보다 영양소 흡수율이 높다. 선식 식품은 열을 가함으로 곡물 녹말의 규칙적인 분자배열을 깨뜨려 생식 식품보다 소화하기 쉽게 만들기 때문이다. 그러나 선식은 일종의 화식火食이고 분쇄, 건조 등 대량생산 과정에서 열풍건조방식을 사용하기에 영양소 파괴가 동반된다. 생식과 선식은 서로 장단점이 있다. 선식은 화식으로 인한 영양소 파괴라는 단점이 있지만, 생식보다 소화가 잘되는 장점이 있다. 생식은 선식보다 소화하는 데 시간이 오래 걸리며, 소화효소 분비가 적은 노인이나 위장기능이 약한 사람들의 경우 어려움을 겪기도 한다.

서양인들의 아침 식사용으로 애용되는 시리얼cereal은 우리나라의 선식과 일맥상통하는 면이 있다. 시리얼은 옥수수, 현미, 보리, 귀리 등 곡물을 굽거나 기름에 튀겨 가공하기 때문이다. 시리얼은 제품에 따라 기본적인 곡류만이 아닌 단맛을 내는 당류를 위해 건포도 같은 건과일 또는 견과류 등을 사용하기도 하고, 식품 강화제로 비타민이나 미네랄 등의 영양소를

• 미숫가루는 쪄서 말린 쌀가루나 보릿가루를 의미하는 '미시'에 '가루'가 합해서 생긴 말이다. 찹쌀이나 멥쌀 또는 콩 같은 여러 잡곡 등을 볶거나 찐 다음 곱게 갈아서 만든 가루이다. 곡물을 주식으로 하는 동양권에서는 미숫가루와 같은 음식이 흔하며 과거에는 비상식량으로 많이 사용되었고 요즈음은 식사 대용이나 영양식으로 이용된다.

다양하게 첨가하기도 한다. 시리얼을 우유에 넣어서 먹는 것이 일반적인 것처럼, 생식이나 선식도 우유나 두유 또는 생수에 타서 마시고 기호에 따라 꿀이나 과일, 견과류 등을 넣으면 건강을 위한 영양식이 된다.

현재는 우리나라도 외국의 시리얼 제품 개발과 같이, 생식제품에서 곡류만이 아닌 야채, 건과일, 견과는 물론 약초나 유산균 등까지 추가하면서 영양과 건강식품에 관한 추세를 쫓고 있다.

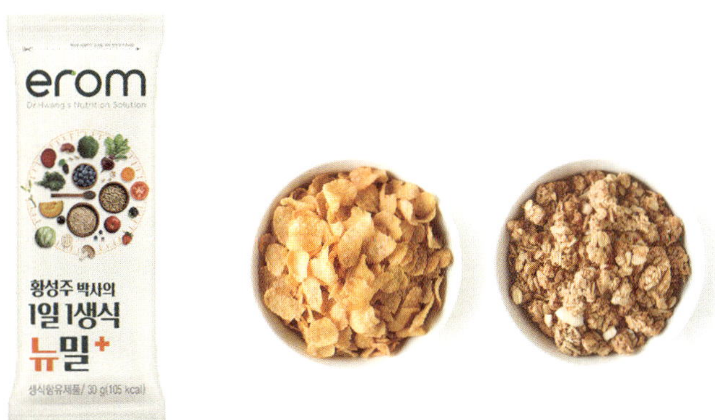

29

켈로그와 포스트 시리얼 식품회사

1830년대 유럽에서 콜레라가 창궐하기 시작하던 시절, 미국의 실베스터 그레이엄Sylvester Graham 안식교 목사는 신앙과 건강을 위해 채식주의 식단vegetarian diet 운동을 벌이면서, 채식 식단에서 섬유소의 중요성을 강조하였다. 당시 그의 동료들이 섬유소가 풍부한 통밀을 사용한 그레이엄 밀가루Graham flour 등을 개발하여 그레이엄 크래커Graham Cracker라는 통곡류 과자를 만들었는데, 이것이 시리얼의 원조가 되었다. 미국 채식주의의 아버지라 불리는 그레이엄 목사의 영향을 받아 1894년 존 켈로그John Kellogg 의사는 동생 윌 켈로그Will Kellogg와 함께 세계 최초로 옥수수로 만든 아침 식사용 켈로그 시리얼의 채식 중심 건강식품을 개발하였고, 이를 자신들의 환자에게 공급하는 켈로그 회사를 만들어 백만장자가 되었다. 곡물 위주의 식단을 대중화한 존 켈로그는 시리얼의 아버지라 불린다. 그 후 그가 운영하던 요양원 환자였던 찰스 포스트Charles Post는 건포도 등을 첨가한 콘프레이크 시리얼 제품을 개발하면서 포스트Post 브랜드 회사를 만들게 된다. 후발주

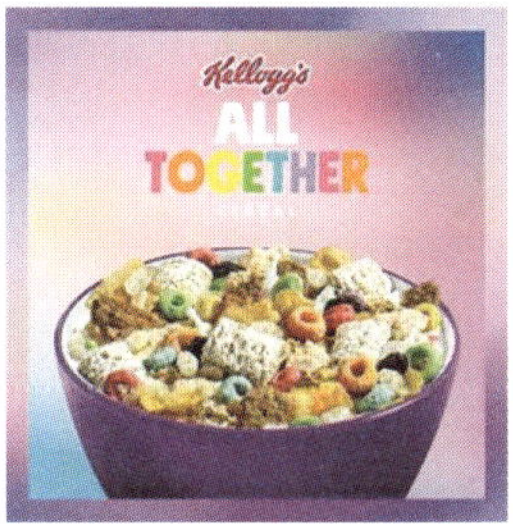

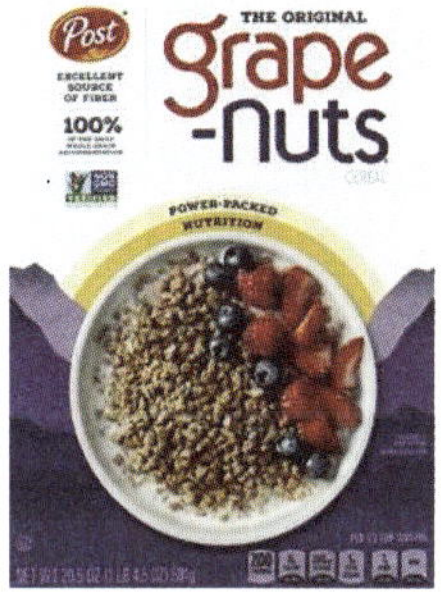

시리얼 시장의 대표적인 두 회사, 켈로그(왼쪽)와 포스트(오른쪽)

자인 포스트Post Holdings 회사는 켈로그 형제의 켈로그Kellogg's 회사와 서로 라이벌로 현재 전 세계 시리얼 시장을 양분하고 있다.

생식, 선식, 시리얼의 미래 식문화의 트렌드

바쁜 현대인들을 위한 아침 식사 간편식으로 생식, 선식, 시리얼이 미래 식문화로 주목을 받고 있다. 이같이 간편한 '식사 대용식' 시장의 흐름 가운데, 편리함과 함께 건강과 다이어트까지 겸하기를 바라고 있다. 영양과 함께 건강과 다이어트 그리고 편리성까지 추구하는 것, 이것은 두 마리 토끼를 잡으려는 것으로 생식, 선식, 시리얼 가공식품 시장에서 지향하는 트렌드이다. 갈수록 그런 소비자의 수요는 계속 증가하고 있기에, 미래 식문화를 이끌어 갈 수 있는 방향으로 특히 젊은 세대를 사로잡을 간편식 제품개발이 요청된다.

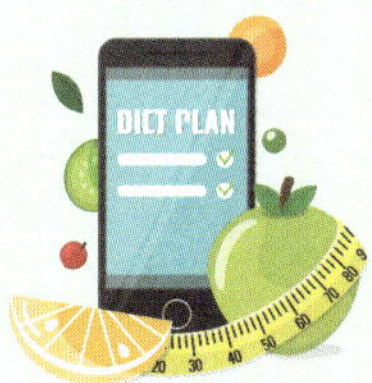

30

튀밥, 뻥튀기 그리고 팝콘

튀밥, 뻥튀기 그리고 팝콘 모두 선식 개념의 전통적인 먹거리에 해당한다. 먼저 튀밥이나 뻥튀기는 쌀이나 옥수수 등을 밀폐된 용기 안에 넣고 고온과 고압을 이용하여 튀긴 곡물 과자를 말한다. 우리나라 전통적 먹거리로 많은 사람의 입을 즐겁게 한 과자가 바로 튀밥이고 뻥튀기이다. 이들 재료로 옥수수, 쌀, 보리 등 곡물이 사용되고, 때로 소맥분인 밀가루가 사용되기도 한다. 쌀이나 옥수수 곡류를 고온 고압의 용기 속에서 튀길 때, 이들 곡류의 고분자 탄수화물인 전분 구조가 분해되어 덱스트린dextrin으로 변화된다. 덱스트린 역시 다당류에 속하나 전분보다는 분자량이 작은 저분자 탄수화물에 속한다.

적은 양의 곡류를 큰 부피로 늘려 먹기 때문에 '튀밥이나 뻥튀기는 다이어트 식품이다'라고 말하기도 한다. 튀밥이나 뻥튀기 주성분은 저분자 탄수화물로 소화가 잘되는 덱스트린이기에, 사실 나쁜 탄수화물이라 말할 수 있다. 그래서 튀밥이나 뻥튀기를 많이 먹게 되면 저분자 탄수화물 덱스트린 성분이 몸에서 포도당으로 쉽게 소화되어 혈당을 빨리 올리는 측면이 있음을 고려하여야 한다. 물론 기름에 튀긴 과자나 첨가물이 많은 간식에 비해서 건강과 관련된 면에서 나은 부분이 있다. 덱스트린 자체는 단맛이 없으므로, 곡물을 뻥튀기할 때 약간의 감미제를 가하는데 주로 사카린이 사용된다. 그렇기에 단맛이 나는 뻥튀기나 튀밥을 많이 먹을 수 있는데, 수분도 거의 없는 간식이라 많이 먹게 되면 변비를 가져올 수도 있다. 튀밥과 뻥튀기는 곡류에 열을 가하여 만든 선식 식품이라 할 수 있다. 실제 이들을 전통식품인 강정이나 시리얼 제품을 만드는 원료로 유용하게 이용하고 있다.

한편, 외국에서 들어온 팝콘pop corn은 우리나라 '옥수수 튀밥'의 일종이다. 이것은 아메리카 원주민들이 먹었던 식품으로 가장 오래된 역사를 지닌 옥수수 가공식품이다. 현대인의 간식으로도 대중적인 인기를 가진 팝콘은 옥수수 튀밥과 비슷하지만 다르게 만든다. 팝콘용 옥수수를 버터나 기름을 두른 전자레인지 또는 프라이팬에서 튀김으로 원래 부피의 30배 정도의 옥수수 팝콘을 만들 수 있다. 옥수수 품종 중에서 아무거나 사용한다고 해서 '옥수수 팝콘'이 되는 것은 아니다. 반드시 팝콘용 옥수수 용도의 특별한 품종을 사용하여야 한다. 일반 다른 품종에 비해 단단하고 작은 경립종, 즉 '폭립종'이나 '폭열종'을 사용하여야 하고(국내 자급률이 낮아 대부분 수입), 우리나라 토종 옥수수 중에서는 '쥐이빨 옥수수'를 사용하여야 한다. 이들이 아닌 다른 품종을 사용할 경우, 위와 같은 방법으로 옥수수 팝콘을 만들 수 없다. 대신에 고온과 고압을 이용한 뻥튀기를 만드는 방법으로 옥수수 튀밥인 강냉이를 만든다.• 튀밥용으로는 찰옥수수 품종을 사용하고, 반

• 강냉이라는 용어는 옥수수 자체를 말하기도 하며, 옥수수 튀밥 같이 옥수수 낟알을 튀겨 만든 과자를 의미하기도 한다.

대로 팝콘용 옥수수 품종을 가지고는 옥수수 튀밥을 만들 수 없다.

보통 영화관에서 많이 먹는 다양한 옥수수 팝콘 종류에는 카라멜 같은 당분, 버터, 치즈, 나트륨 등이 많이 함유되어 있다. 거기에 콜라 음료까지 같이 먹게 되면 상당한 높은 칼로리로 하루에 섭취할 당류의 몇 배나 된다. 따라서 영화관에서 섭취하는 팝콘은 칼로리 혹은 영양성분 측면에서 과잉과 불균형의 측면을 고려하여야 할 것이다.

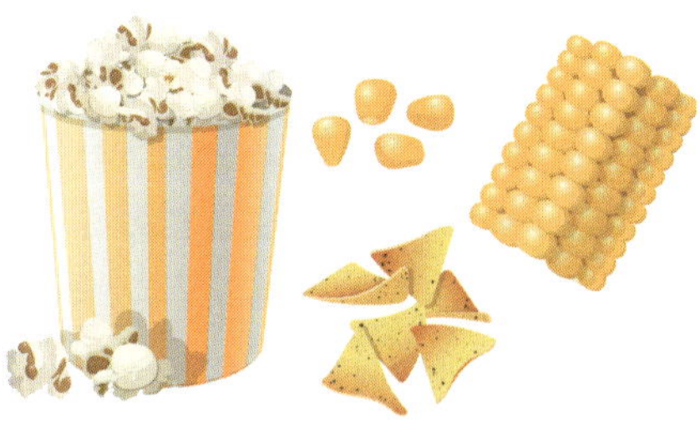

31

'신의 선물' 옥수수 그리고 옥수수수염 이야기

옥수수는 멕시코와 남아메리카 원산지에서 유래된 곡물이다. 수확량이 많고 비교적 쉬운 경작방법 때문에 중남미 지역의 주요 작물이었던 옥수수는 크리스토퍼 콜롬버스Christopher Columbus의 신대륙 발견 이후로 빠르게 유럽에 도입되었다. 그 후 아프리카로 전파되었고, 아시아에는 16세기 인도와 중국으로 전파되어, 우리나라에는 중국을 통해 들어온 것으로 알려져 있다. 옥수수는 암이삭과 수이삭이 한 그루에서 피는 단성화單性花 또는 자웅이화雌雄異花(암수 다른 꽃) 식물이다. 하나의 꽃이 아니라 수많은 꽃이 뭉쳐서 이삭 모양을 하고 있어서 이삭이라는 용어를 사용한다. 수이삭은 줄기 꼭대기에 피고 암이삭은 아래쪽 줄기 옆에서 피게 되어 서로 떨어져 있지만, 수분할 수 있도록 중매 역할을 하는 것이 바로 암이삭에 피어있는 옥수수수염이다(수염이라는 이름이 마치 수술같이 보이지만 암술에 피어었다). 옥수수수염은 암술대 역할을 하는데, 암이삭 껍질 밖으로 자라나서 수이삭의 꽃가루를 받아 수분이 이루어진다. 그래서 옥수수 알갱이와 옥수수수염의 숫자는 같다. 즉, 옥수수수염 하나에 옥수수 한 알이 맺히는 것이다. 벌이나 나비 등의 곤충 도움이 없이도 옥수수는 이처럼 자체적으로 수분할 수 있는 놀라운 구조의 식물이다.

풍매화로 알려진 옥수수는 오직 바람과 중력의 힘으로 수분하게 된다. 암술 역할의 옥수수수염은 본래 연녹색이지만 수분이 되면 점차 적갈색으로 변하게 된다. 그래서 수분하였는지를 옥수수수염의 색깔로 쉽게 구별할 수 있다. 옥수수수염이 나와서 빨리 수분이 되면 수염이 짧고, 빨리 수분하지 못하면 길어진다. 왜냐하면 수분할 때까지 옥수수수염이 계속 자라기 때문이다. 이 모든 것이 경이로운 자연의 신비이다. 옥수수수염이 짧으면 짧을수록 일찍 수분한 것이고 알이 굵으며 맛 또한 좋다. 옥수수 알갱이는 보통 400~500개인데 옥수수 세로 열의 수는 반드시 짝수이다. 왜냐하면 암술만 있는 암꽃은 보통 12, 14, 16, 18의 짝수 줄로 달려 있기 때문이다. 옥수수수염은 이뇨작용이 뛰어나고 혈압을 낮추는 효과도 있어 한약재로 널리 이용되고 있다.

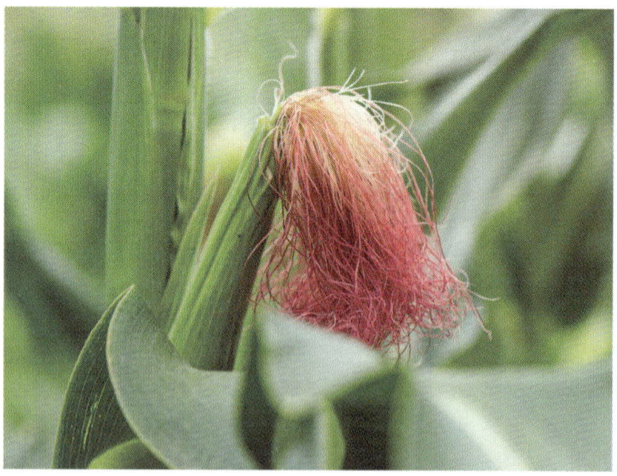

적갈색으로 변한 옥수수수염

32

옥수수, 인류의 기아 문제를 해결하는 곡물

옥수수는 세계적으로 쌀과 밀에 이어 3번째로 이용되는 곡물이지만, 전 세계적으로 가장 많이 생산되고 있는 곡물이다. 옥수수는 광합성 효율이 높은 식물이기 때문에 옥수수 한 알로 수백 배까지 수확할 수도 있다. 반면에 쌀, 밀은 30배 이상 수확이 어렵다. 그렇기에 인류의 기아 문제를 해결하는 최적의 작물로 옥수수를 손꼽는다. 국내의 옥수수 박사로 알려진 김순권 교수는 이런 사실을 알고 세계 식량문제 해결을 위해 끊임없이 노력하였을 것이다.

이산화탄소를 흡수해서 녹말을 만드는 탄소동화작용이 뛰어나, 같은 면적에 심은 쌀이나 밀보다 옥수수 생산량은 보통 50% 정도 많은 것으로 알려져 있다. 짧은 수확 기간과 함께 토질, 수질을 가리지 않고 척박한 환경에서도 잘 자라는 장점도 있다. 하지만 지력 소모가 심한 단점이 있기에, 아메리카 원주민들은 옥수수와 콩, 호박을 같은 지역에 심어 지력을 보충하는 세 자매three sisters 인디언 자연농법의 지혜를 전통적으로 사용하였다.

세계 최대의 옥수수 생산국인 미국은(2위는 중국), 그와 동시에 세계 최대 옥수수 수출국이다(2위는 아르헨티나). 우리나라는 일본, 중국에 이어 세계 3번째 옥수수 수입국이다. 미국은 오래전부터 전 세계 인구가 한 해 배불리 먹고도 남을 옥수수를 매년 생산한다. 전 세계 옥수수 40%를 생산하는 미국은 자국 내 모든 국민에게 1인당 1톤씩 나누어 주어도 남아도는 옥수수를 매년 생산하고 있다. 다른 나라에서는 중요한 식량으로 쓰이는 옥수수가 미국에서는 가축의 사료로 훨씬 더 많이 이용된다. 다른 작물보다 옥수수는 단위면적당 생산량이 많고 재배의 전 과정을 기계화하여 적은 비용으로도 대량생산이 가능하여 가축의 주요 사료로 이용되고 있다. 옥수수는 이삭과 줄기, 잎을 모두 사용할 수 있기에 사료용으로 매우 적합하다. 또한 옥수수는 전분과 옥수수 기름, 바이오 에탄올 연료 그 외에 다양한 목적으로 이용되기에 다른 곡물과 비교할 수 없이 매우 유용한 작물이다. 옥수수 전분corn starch은 옥수수에서 배아(씨눈)를 제거하고 배유 부분만 분리하여 만든다. 지질 성분이 대부분 옥수수 배아에 함유되어 있어 이를 압착하여 옥수수 기름을 만들기에, 이를 옥배유玉胚油라고 부른다[옥수수 배아(玉

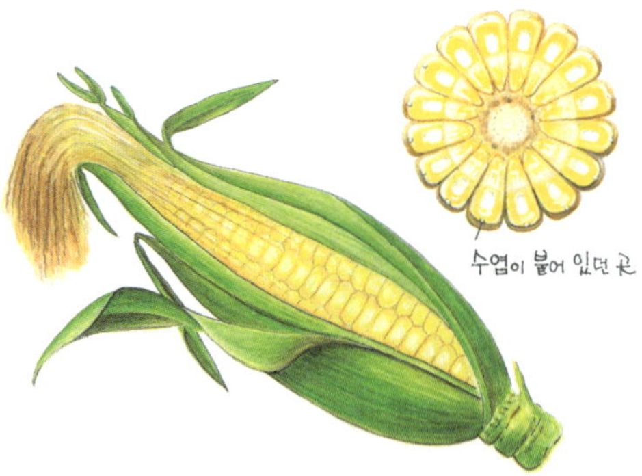

옥수수와 옥수수의 단면도

胚, 옥배)로 만든 기름이라는 의미이다].•

지평선이 보이는 광활한 땅에서 기계로 경작하여 옥수수를 대량생산하는 미국에서, 남아도는 옥수수 과잉생산 문제는 미국 농업정책에서 매우 중요한 위치를 차지하고 있다. 미국에서 생산하는 옥수수의 10%는 식품에 사용되고, 30%는 옥수수 에탄올 원료, 약 45%는 가축 사료, 15% 정도는 수출한다. 옥수수 가루 등으로 사람이 직접 소비하는 비율은 전체 소비량에서 3% 이하에 불과하다. 과잉생산된 옥수수를 처리하는 방법으로 옥수수를 이용한 바이오 에탄올 산업은 미국에서 석유의 대체에너지 개발을 위하여 시작되었다. 옥수수 외에도 다양한 농작물과 조류algae 등에서 바이오 에탄올을 생산할 수 있는데, 이는 미국산업의 중요한 프로젝트이다(혼합 가솔린에서 10% 정도의 에탄올을 사용하는데, 이런 에탄올 혼합 가솔린 연료가 미국에서 판매되는 모든 자동차 연료의 12%를 차지한다). 알코올 발효과정을 거치면서 바이오 에탄올을 증류하여 추출하는데, 옥수수 원료에 대비해서 알코올을 생산하는 효율이 낮다. 이렇게 옥수수를 이용한 바이오 에탄올 대체에너지 산업 때문에 전 세계 옥수수 가격이 인상되는 결과로 이어지기도 하며, 이로 인해 옥수수를 주식으로 하는 가난한 나라들이 식량난에 빠지는 현상이 발생하기도 한다. 그래서 '옥수수를 이용한 식량과 연료 중 무엇이 중요한가?'라는 질문은 딜레마에 빠지는 논쟁의 주제가 된다. 세계 최대의 옥수수를 생산하는 미국이기에, 세계를 움직이는 중심에 미국의 옥수수가 있다고 해도 지나친 얘기가 아니다.

• 옥수수 1톤에서 70 kg의 옥수수 배아가 나오고, 이를 압착하면 옥수수 기름 25 kg을 얻을 수 있다. 이는 처음 옥수수부터 시작해서 2.5% 수율로 옥수수 기름을 얻는 것이다. 이는 다른 식물성 기름을 얻는 것에 비하면 수율이 상당히 낮은 편이다.

감자튀김, 스테이크, 버번 위스키, 콜라와 아이스크림

이들과 관련된 곡물은?

위 식품 모두에 관련된 곡물은 옥수수이다. 옥수수는 미국의 일상적인 식품이라 할 수 있는 '감자튀김, 스테이크, 버번 위스키, 콜라와 아이스크림'을 만드는 데 필수적이다. 그 이유는 다음과 같다.

첫째, 감자튀김은 감자가 주원료이지만 옥수수 기름으로 튀긴다.

둘째, 스테이크의 재료가 되는 소고기는 옥수수 사료를 먹여서 키운다. 미국에서 생산되는 옥수수는 사람이 먹는 것보다 가축이 먹는 사료가 주를 이룬다.

셋째, 버번Bourbon 위스키는 미국에서 옥수수를 재료로 해서 만든 아메리칸 위스키이다. 과잉생산되는 옥수수를 소비하는 방법으로 미국에서 버번 위스키를 생산한다.

넷째, 콜라와 아이스크림 제조에 액상과당을 사용한다. 설탕을 대신하는 액상과당은 옥수수 전분으로부터 만든 시럽이다. 식품의 다양한 용도가 가능한 옥수수는 세계에서 가장 중요한 곡물로 손꼽힌다. 그렇기에 세계에서 옥수수를 가장 많이 생산하는 미국은, 옥수수를 기반으로 한 국가이면서 동시에 전 세계를 움직이는 옥수수 왕국이라 할 수 있다.

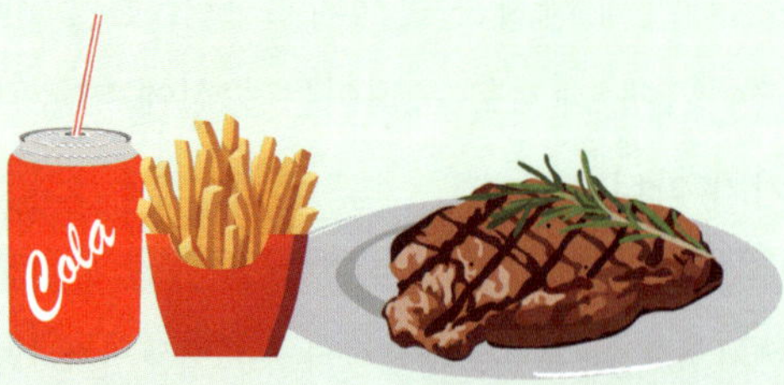

유전자 변형(GMO) 식품의 안전성 문제

세계 5개 옥수수 생산국은 미국에 이어, 중국 브라질, 멕시코, 인도네시아이다. 반면에, 세계 5개 옥수수 수출국은 미국, 아르헨티나, 브라질, 우크라이나, 프랑스이다. 우리나라는 일본, 중국에 이어 세계 3번째 옥수수 수입국이다.

최근 식약처의 유전자 변형 식품 등의 표시기준에 따르면, 식품 원재료로 수입한 GMO(유전자 변형생물, Genetically modified organism) 농산물이나 이들을 제조, 가공한 식품들의 경우 GMO 식품임을 표시하여야 한다. 그러나 한 예로 GMO 옥수수를 원재료로 사용하였을지라도 고도의 정제과정 등으로 GMO 단백질이 없어 검사불능인 당류, 유지류 등과 같은 식품에는 표시하지 않아도 된다. 그래서 식용유, 당류(당시럽, 올리고당, 과당, 포도당 등), 변성전분, 주류 등은 GMO 표시대상이 아니니다. 단지 옥수수 원산지 수입국 정도만 표기될 뿐이다. 이러한 제품들을 위해 수입된 옥수수(또는 옥수수 전분)를 원료로 사용하였을 경우, 저렴한 GMO 옥수수일 가능성이 상당히 크다. 또한 GMO 농산물이나 식품에서 3% 이하의 비의도적 혼입의 경우에도, GMO 식품임을 표시하지 않을 수 있다.

GMO 식품의 안전성 또는 위해성에 대한 문제는 지금 시대의 큰 이슈이고 이 책에서 다루는 범위를 벗어난다. GMO 식품 안전성 문제는 사실 과학적 영역에만 그치지 않고, 정치적, 그리고 상업적 영역까지도 혼재되어 있다. 그리고 이 두 개 영역 사이를 구분하는 것도 쉽지 않다. 그렇기에 이 논쟁은 앞으로도 계속될 전망이다. GMO 식물을 미국 '몬산토' 회사에서 생명공학기술을 이용하여 처음 개발하였다. 최근 미국 FDA 자료에 따르면 미국에서 재배되고 판매되는 대표적인 GMO 5대 작물은 옥수수(92%), 대두 콩(94%), 유채(카놀라)(95%), 사탕무(99.9%), 면화(94%)로, 현재 이들 작물의 대부분을 GMO가 차지하고 있다. 또한 미국, 캐나다, 중국, 아르헨티나, 브라질은 상업적 GMO 작물 생산량의 95%에 이른다. 이들 식물의 상당 부분을 수입에 의존하는 우리의 식탁이기에 GMO 식품에서 벗어날 수 없다. 우리나라에서도 GMO 식품에 대한 안전성 평가와 GMO 표기를 강화하는 추세이기에 소비자도 이에 관해 관심을 가질 필요가 있다.

33

콘밀과 옥수수 가루와 닉스타말 과정

옥수수를 미국에서 콘corn이라 부르지만, 'corn'은 '곡물, 곡류, 곡식'이란 의미로 더 널리 쓰인다. 영국식 영어권에서는 옥수수를 스페인에서 유래된 용어인 메이즈maize라 부르고, 학계에서도 옥수수를 'maize'로 표기하고 있다. 또한 우리말 '옥수수 가루'를 영어로는 'corn meal' 또는 'corn flour'로 표기하지만, 나라마다 의미가 다를 수 있음에 유의하여야 한다. 본래 콘밀corn meal은 옥수수 자체를 거칠게 갈아 만든 옥수수 가루를 뜻하며, 주로 옥수수 죽으로 쑤어 먹거나 튀김옷으로 사용된다. 국내에서는 콘밀의 수요가 적어서 구하기 쉽지 않은 재료이다. 이와 달리 옥수수 알갱이 전체를 곱게 제분한 가루를 corn flour라 부른다. 한편, 시판하는 옥수수 원료제품 중에 음식 재료로 많이 사용되는 알파 옥수수 가루가 있다. 이것은 옥수수를 볶거나 쪄서 한번 익혀 만든 것으로, 호화된 옥수수 가루를 의미한다. 알파화라고도 부르는 호화 과정을 거치면 소화가 잘되는 옥수수 내의 전분 구조로 바뀐다.

한편, 중남미 인디언들은 전통적으로 옥수수를 석회수의 알칼리 용액에 담군 후에 밀가루같이 고운 옥수수 가루(때로 corn flour로 부르기도 하지만, 'masa flour'로 부르는 것이 더 확실한 명칭이다)를 만들었다. 이 과정을 닉스타말화nixtamalization라고 부른다. 이러한 닉스타말 과정을 거친 옥수수 가루masa flour를 섭취하면, 옥수수를 통한 비타민 B3 (니아신) 영양소를 공급받을 수 있다. 그러나 닉스타말 과정을 거치지 않은 옥수수를 주식으로 섭취한 결과로 수많은 서구 사람들이 비타민 B3(니아신) 결핍으로 펠라그라 질병에 희생된 참혹한 역사가 있다. 옥수수 토르티야는 반드시 닉스타말 과정을 거친 마사 옥수수masa flour 가루를 사용한다. 참고로 옥수수 전분corn starch과 옥수수 가루(corn meal 또는 masa flour)는 전혀 다른 음식 재료이다. 옥수수 전분은 옥수수 씨눈을 제거하고 배유 부분만 분리한 다음, 제조공정을 거쳐 만든 녹말가루이기에 옥수수 가루와는 성분 자체가 다르다. 아래에 옥수수 음식 재료와 관련된 사항을 정리하였다.

- 콘밀corn meal: 옥수수 자체를 거칠게 갈아 만든 옥수수 가루로 corn flour 보다 질감이 거칠고 강한 풍미를 주면서 요리도 오래 걸린다 (콘밀 대신 그릿스grits라는 용어가 더욱 정확하다).
- 옥수수 가루masa flour: 옥수수 알갱이 전체를 밀가루처럼 곱게 제분한 것을 뜻하는데, 때로 마사 옥수수 가루를 의미하기도 한다.
- 마사 옥수수 가루masa flour: 닉스타밀 과징을 거친 옥수수 가루이며, 마사 아리나masa harina라고도 부르며 옥수수 토르티야를 만드는 데 사용한다.

- 알파 옥수수 가루: 옥수수를 볶거나 쪄서 익혀 만든 호화된 옥수수 가루이기에 다른 옥수수 가루보다 소화가 잘된다.
- 옥수수 전분: 옥수수 씨눈을 제거하고 배유 부분으로 제조한 옥수수 녹말가루이다.

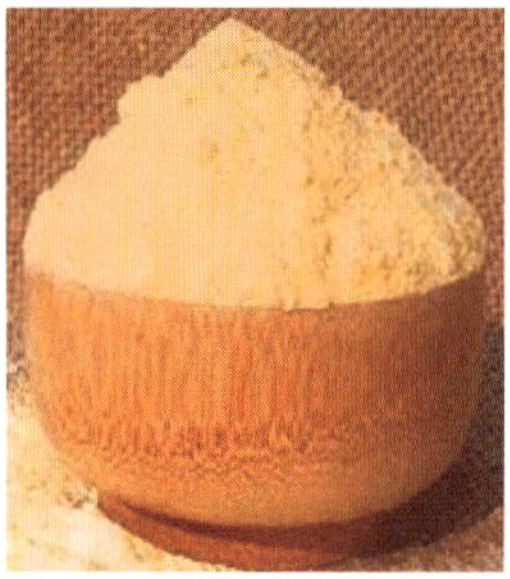

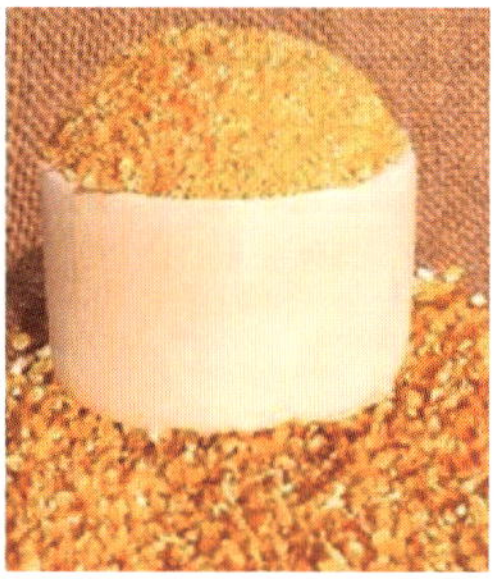

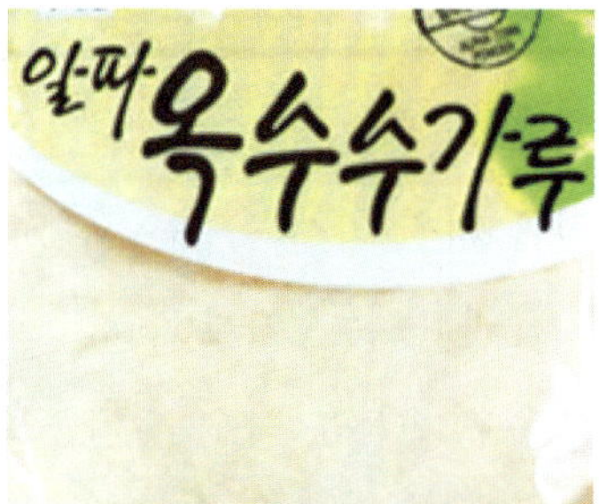

옥수수 가루(왼쪽), 'grits'라 부르는 상당히 굵게 간 콘밀 옥수수 가루(가운데), 식품 재료로 많이 사용되는 알파 옥수수 가루(오른쪽)

2장

설탕에 대하여

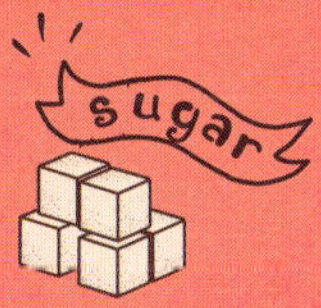

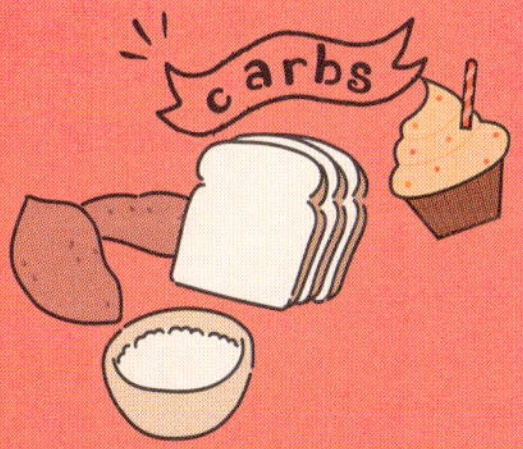

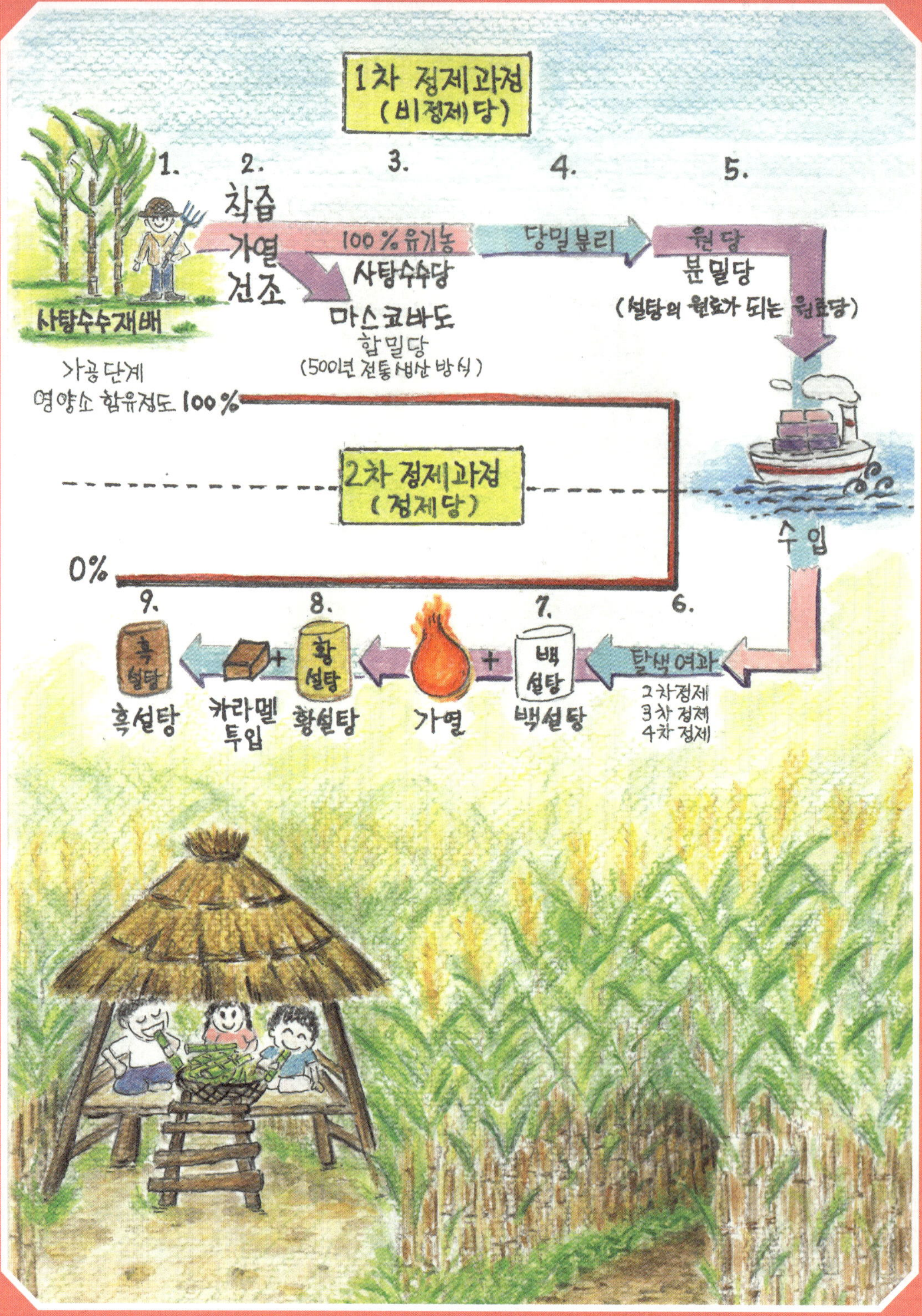

1차 정제과정
(비정제당)
1.
사탕수수재배
2.
착즙
가열
건조
3.
100% 유기농
사탕수수당
마스코바도
함밀당
(500년 전통생산 방식)
4.
당밀분리
5.
원당
분밀당
(설탕의 원료가 되는 원료당)
가공단계
영양소 함유정도 100%
2차 정제과정
(정제당)
수입
0%
6.
탈색여과
2차정제
3차 정제
4차 정제
7.
백설탕
백설탕
가열
8.
황설탕
황설탕
카라멜
투입
9.
흑설탕
흑설탕

설탕이란?

01

현재 세계적인 이슈인 비만, 성인병의 주범으로까지 지목된 설탕

이제 일상생활과 음식 재료 속에서 쉽게 만나는 설탕을 포함한 여러 당류에 대해 자세히 알아보려 한다. 먼저 설탕과 관계되어 현대인 건강의 중요한 이슈이면서 성인병의 주원인이 되는 비만에 대해 살펴보고자 한다.

비만은 현재 세계적인 이슈로 세계보건기구WHO에 따르면 1980년부터 최근까지 전 세계 비만 인구가 2배 이상 증가하여 인구의 40%를 비만 인구로 보고 있다. 국내 국민건강보험공단 2017년 자료에 따르면, 한국의 성인 비만율(체질량지수Body mass index, BMI• 25 kg/m² 이상을 비만으로 정의)이 29%로 발표되었다. 또한 5% 내외인 고도비만율(체질량지수 30~35)은 2030년이 되면 9%에 이를 것으로 전망하고 있다. 국가마다 비만의 정의가 다르나, 국내 비만학회에서는 체질량지수 25 kg/m^{2}을 비만으로 정의한다. 비만을 성인병의 주범으로 보고 있는 서구에서는 '청량음료세soda tax', '설탕세sugar tax', '비만세fat tax', '죄악세sin tax' 등의 이름으로 설탕과 액상과당 등과 같은 당류의 소비를 줄이거나 제한하기 위한 국가적인 규제까지 나오고 있다.••

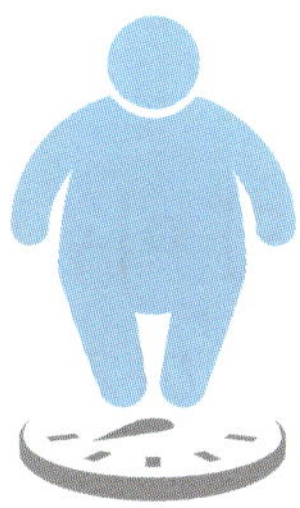

• 체질량지수: 체중(kg)을 키(m)의 제곱으로 나눈 값(kg/m^2)

•• 설탕세란 설탕이나 감미료 등 당류가 첨가된 청량음료 등의 식품에 대하여 세금을 부과하는 제도를 통칭하며, 주로 음료 제품에 부과되어 청량음료세 또는 설탕 음료세라고 부른다. WHO는 2016년 설탕의 과다섭취에 관련된 세금과 보조금 등의 재정정책을 고려할 필요가 있다고 권고하였다. 2021년 우리나라에서도 설탕(당류)이 들어간 음료에 국민건강증진부담금(건강부담금)을 부과하는 소위 설탕세 도입 법안을 국회에서 발의한 적이 있다.

02

'국가는 설탕과의 전쟁을 선포하라'는 <네이처> 논문!

2012년 세계적 학술지 <네이처Nature>에 캘리포니아 의과대학 로버트 러스틱Robert Lustig 교수는 「설탕에 대한 독소적 진실The toxic truth about sugar」이라는 제목의 도전적인 논문을 발표하였다. 그는 설탕 소비가 전염성 없는 질병과 관련되어 있으므로 알코올이나 담배처럼 건강을 해치는 품목으로 규제하는 것이 정당하다고 주장하였다. 그래서 국가에서 설탕에 대한 세금이나 구매제한을 통한 규제까지 해야 한다고 제안하였다.

그 주장에 대한 근거는 다음과 같다. 그는 2011년에 나온 UN 보고서를 언급하면서, 심장병, 당뇨병 등과 같은 만성 질병으로 매년 3,500만 명이 사망하는 통계치를 조사하여 보니, 전염병으로 인한 질병보다 비전염성 만성 질병이 더 사망률이 높았다는 놀라운 결과를 소개한다. 그러한 비전염성 만성 질병으로 인한 사망 통계치는 먹거리로 인한 비만과 대사증후군 질병 등과 관련되어 있고, 이에 대한 근본적인 이유가 '당류(설탕 그리고 특히 액상과당)가 주범'이라고 문제를 제기하였다. <네이처>에 발표한 러스틱 교수의

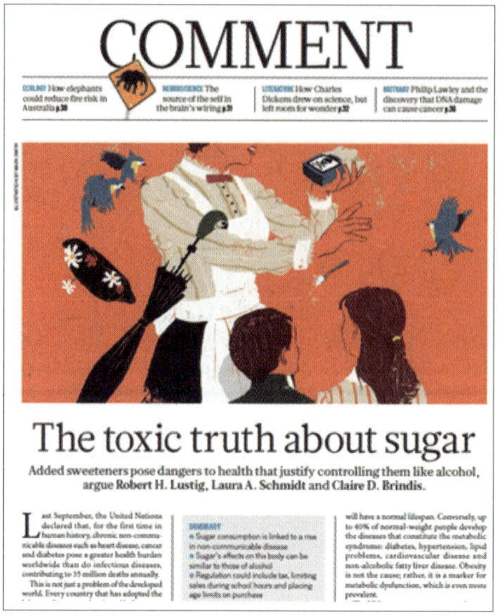
COMMENT

How elephants could reduce fire risk in Australia p.30

The source of the self in the brain's wiring p.31

How Charles Dickens drew on science, but left room for wonder p.32

Philip Lawley and the discovery that DNA damage can cause cancer p.36

The toxic truth about sugar

Added sweeteners pose dangers to health that justify controlling them like alcohol, argue Robert H. Lustig, Laura A. Schmidt and Claire D. Brindis.

Last September, the United Nations declared that, for the first time in human history, chronic non-communicable diseases such as heart disease, cancer and diabetes pose a greater health burden worldwide than do infectious diseases, contributing to 35 million deaths annually.

This is not just a problem of the developed world. Every country that has adopted the

SUMMARY
- Sugar consumption is linked to a rise in non-communicable disease
- Sugar's effects on the body can be similar to those of alcohol
- Regulation could include tax, limiting sales during school hours and placing age limits on purchase

will have a normal lifespan. Conversely, up to 40% of normal-weight people develop the diseases that constitute the metabolic syndrome: diabetes, hypertension, lipid problems, cardiovascular disease and non-alcoholic fatty liver disease. Obesity is not the cause; rather, it is a marker for metabolic dysfunction, which is even more prevalent.

2012년 〈네이처〉에 실린 「설탕에 대한 독소적 진실」이라는 제목의 논문

출처: 캘리포니아 의대의 러스틱 교수가 2012년 <네이처>에 발표한 논문
https://www.nature.com/articles/482027a

논문은 건강을 위해 국가가 나서야 한다며, '국가는 건강을 위해 설탕과의 전쟁을 선포하라'라고 주장하고 있다.

2016년부터 WHO는 설탕 과다섭취를 비만의 원인으로 보아 국가 재정 정책으로 '설탕세' 등을 부과할 것을 국가에 권고하였다.• 이와 관련하여 2002년 WHO는 하루에 당류섭취를 총열량의 10% 미만으로 제한하는 권고안을 발표하였다. 성인이 하루 2,000 kcal를 섭취한다면, 당류를 50 g(당류 1 g당 4 kcal 열량이니 200kcal 정도) 미만으로 섭취하여야 한다는 의미이다. 그런데 10여 년이 지난 2014년에는 WHO에서 하루 당류 권장 섭취량 기준을 25 g(100 kcal 정도)으로 더 낮게 낮추었다. 이는 하루 당류섭취를 하루 총

열량의 5%로 제한한 것이다. WHO 하루 권장량이 25 g이면, 이는 각설탕 약 8개 정도에 해당한다(국내 각설탕 무게는 제조회사마다 달라서 1개당 2.7~3.4 g으로, 대략 3 g 정도이다). 2015년 식약처 보고에 따르면, 우리나라 국민 1일 평균 당류섭취량은 65.3 g이기에 WHO 권고안의 2.5배가 넘어 상당한 문제라고 볼 수 있다.

WHO 하루 당류 권장량
25 g(2014년)

=

각설탕 8개
(1개당 약 3 g)

물론 이러한 당류 하루 권장량 상한선에 대한 WHO의 권고는 강력 권고strong recommendation가 아닌 조건부 권고conditional recommendation이기에 의무규정은 아니다. 그렇기에 각 나라의 사정에 맞게 대응하면 된다. 2014년 WHO의 새로운 당류 권고기준안에 대해, 국내에서도 타당하다는 주장과 실현성이 낮다는 주장이 맞서고 있다. 그러나 이런 권고안을 내리는 배경에는, WHO에서도 그만큼 설탕 같은 당류를 비만과 대사질환의 심각한 원인으로 보기 때문이다.

WHO에서 정한 당류의 섭취기준은 총당류total sugars를 뜻한다. 총당류는

• 설탕세는 설탕(또는 당류)이 과도하게 포함된 식품에 부과하는 세금으로, 주로 탄산음료에 적용된다. 설탕세 부과 국가는 노르웨이(1922), 헝가리(2011), 핀란드(2012), 프랑스(2012), 영국(2018), 아일랜드(2018). 이탈리아(2020)의 유럽 국가들을 중심으로 국민건강을 증진하기 위해 설탕세 도입이 확산되었다. 현재 유럽 7개국과 멕시코(2014), 칠레(2014), 남아공(2018)에서 시행되고 있고, 아시아에서는 최초로 2017년 태국, 2018년 필리핀, 2019년 말레이지아가 설탕세를 도입하였다. 우리나라는 아직 설탕세는 아니지만 「어린이 식생활안전관리 특별법」에 따라 학교와 어린이 기호식품 우수판매업소에서 고열량·저영양 식품인 과자류, 빙과류, 초콜릿류, 탄산음료 등의 판매를 금지하고 있다. 설탕세와 유사한 것으로 비만세가 있는데, 비만을 유발할 수 있는 고지방·고열량 식품 등에 부과하는 일종의 소비세다.

식품에 존재하는 단당류(포도당, 과당, 갈락토오스)와 이당류(설탕, 맥아당, 유당)의 함량을 모두 합한 값을 의미한다. 그중에서 설탕 함량은 여러 단당류나 이당류의 총당류 가운데 대부분을 차지한다.

총당류 = 단당류 (포도당, 과당, 갈락토오스) + 이당류 (설탕, 맥아당, 유당)

사실 설탕의 소비는 문명의 척도라는 이야기가 있다. 문명이 발달할수록, 그리고 국민소득이 높아질수록 설탕 소비량이 많아지는 경향이 있다. 그래서 서구식 생활방식과 닮아갈수록 우리나라의 설탕 소비량이 증가하는 모습을 보인다. 설탕을 포함한 당류를 섭취하는 주요 경로는 설탕 자체를 직접 섭취하는 것 외에도 탄산음료 또는 과일음료, 제과, 사탕류, 음식, 과일 등이 있다. 우리나라의 경우, 다른 나라와 달리 과일을 통해 간접적으로 당류를 섭취하게 되는 비율이 현저하게 높은 것으로 보고되고 있다. 다른 경로보다도 과일을 통한 당류섭취는 그나마 다행스러운 측면이다. 과일 속의 식이섬유 등 여러 건강에 유용한 성분과 함께 당류를 섭취하기 때문이다.

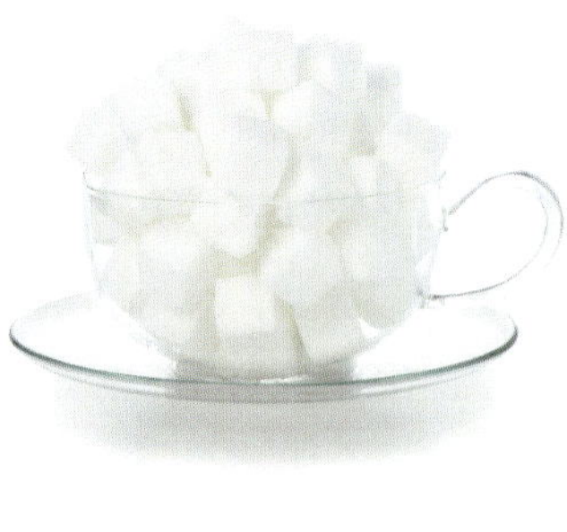

03

달콤함에 빠진 대한민국 (Sugarholic KOREA)•

몇 년 전 보고된 식품의약품안전처 자료에 따르면, 우리나라 국민 1일 평균 당류섭취량이 65.3 g으로 나타났다(남성은 69.5 g, 여성은 61.0 g으로 남성이 여성보다 높게 나타난다). 또한 청소년은 모든 세대 가운데 당류섭취량이 가장 높은데 80 g 정도를 섭취하는 것으로 나타났다. 이는 이미 2002년 WHO에서 권고한 하루 당류섭취량(당류 50 g)을 기준으로 이를 훨씬 초과한 상태이다. 특히 청소년의 당류섭취 주범은 탄산음료인데, 탄산음료를 통한 일평균 당류섭취량은 20 g으로 전체 당류섭취량의 25%를 차지한다. 대표적인 예로, 코카콜라 한 캔(355 mL)에 약 40 g 정도의 당류가 포함되어 있는데, 이를 2014년에 WHO에서 권고한 하루 당류 권장섭취량 25 g을 기준으로 할 경우, 코카콜라 한 캔을 마시면 하루 당류섭취량의 160%를 섭취하

• 식품의약품안전처 2015년 웹매거진 인터넷사이트 https://www.mfds.go.kr/webzine/201508/01.jsp

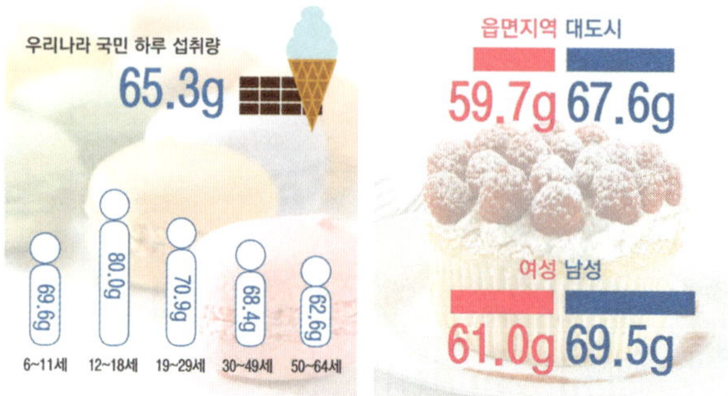
우리나라 국민 하루 섭취량
65.3g
69.6g
80.0g
70.9g
68.4g
62.6g
6~11세
12~18세
19~29세
30~49세
50~64세
읍면지역 대도시
59.7g 67.6g
여성 남성
61.0g 69.5g

2015년 식품의약품안전처 자료

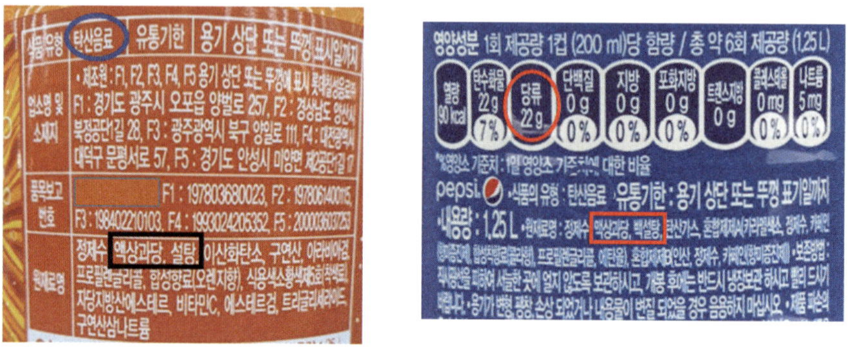

탄산음료 속에 포함된 액상과당과 설탕 등 당류 성분

는 셈이다. 청소년과 달리 30세 이상의 경우, 커피를 통한 당류섭취가 가장 높은 것으로 나타났다. 또한 대도시(67.6 g)가 읍면(59.7 g)에 비해 좀 더 당류섭취가 높은 것으로 드러났다.

미국 농무성USDA 데이터베이스의 식료와 영양소 자료를 이용하여, 식품 내에 함유된 총 당류량을 조사한 인터넷 사이트(http://www.sugarstacks.com)가 있다. 미국 내 시판되는 청량음료, 디저트, 요구르트, 과일, 채소 등 식품

종류에 따라 그 안에 포함된 총당류의 양을 살펴볼 수 있다. 당류의 양을 각설탕 개수로 시각적으로 표시하였을 뿐 아니라(미국 각설탕 하나 무게는 4 g, 국내의 경우 평균 3 g 정도), 섭취하는 칼로리까지 찾아볼 수 있다. 비록 영문이지만 유용한 자료로 찾아볼 수 있다.

흥미로운 사실은, 다른 어떤 식품 종류보다도 아이스크림에 상당한 설탕이 녹아있다는 사실이다. 이런 사실을 알고 있는 사람들은 생각보다 많지 않다. 예를 들어, 아이스크림 반 컵(대략 100 g)에는 설탕 같은 당류가 20 g 정도 들어있다. 인간의 혀는 온도가 내려가면 맛을 느끼는 미각세포가 마비되어 단맛을 잘 느끼지 못한다. 차가운 아이스크림인데도 상당한 단맛을 느낀다는 사실은 엄청난 양의 설탕(또는 당류)이 아이스크림에 들어있다는 점을 의미한다. 그러므로 인슐린 주사를 맞고 있는 당뇨병 환자들에게 상당량의 당류가 포함된 아이스크림 혹은 콜라 같은 음료 섭취는 금기이다. 이를 역으로 이용하여 저혈당 쇼크로 갑자기 의식을 잃는 경우, 콜라를 마시게 하는 것으로 이른 시간 내에 혈당을 올릴 수 있어 응급처치로 사용되기도 한다.

04

배스킨-라빈스 아이스크림과 로빈스의 『음식혁명』

육식에 대한 충격적인 진실을 파헤친 로빈스

아이스크림과 건강이라는 주제와 연관되어, 『존 로빈스의 음식혁명』(존 로빈스 저, 안의정 역, 시공사, 2011)이라는 흥미로운 책을 소개하고자 한다. '배스킨-라빈스Baskin-Robbins'는 세계 최대의 아이스크림 프랜차이즈 회사로 아버지인 어바인 라빈스Irvine Robbins와 매부인 버톤 배스킨Burton Baskin가 창립하였다. 존 로빈스John Robbins는 배스킨-라빈스 회사 창립자의 아들로 아버지 회사의 아이스크림을 어릴 때부터 달고 살았다. 그리고 10대 후반이 되어서 자신의 건강이 완전히 망가졌음을 알게 된다. 하지만 당시에는 자기 몸이 왜 그렇게 되었는지는 알지 못한다. 결국 새로운 삶을 위해 결단을 내리고, 단순한 삶을 추구할 목적으로 젊은 시절 가출하여 수년 동안 작은 섬에서 살면서 유제품과 육류 섭취를 거부한다.

그 이후 자신의 건강과 정신세계까지 회복된 이야기와 육식에 대한 충격적인 진실을 파헤친 내용을『존 로빈스의 음식혁명』을 통해 이야기하고 있다. 배스킨-라빈스의 유일한 상속자가 될 수 있었던 존 로빈스는 아버지의 모든 재산 등 권리를 포기하고, 대신에 자신의 인생 혁명으로 비영리단체인 EarthSave를 설립한다(EarthSave 홈페이지 인터넷 사이트 참조, http://www.earthsave.org). 책에서는 자서전처럼 아버지 사업의 반대편에 선 입장에서 환경운동가로 변신한 인생 이야기와 유가공협회로부터 협박 위협을 받은 내용 등을 자세히 기술하고 있다. 특히 아이스크림은 유제품, 설탕, 식품첨가물로 구성된 현대인의 매력적인 먹거리 중 하나인데, 자신은 아이스크림의 노예였으나 그것으로부터 과감히 떠나 진정한 자유를 찾았다고 고백하고 있다.

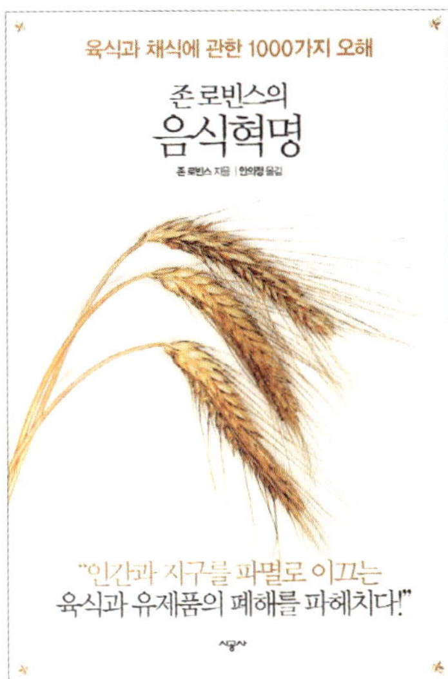

05

설탕 관련 용어: 당과 당류•

설탕雪糖을 보통 슈가sugar라고 하는데, 슈가는 당糖(그리스어로 saccharide)을 의미한다. 본래 'sugar'라는 단어는 인도의 사카라sakkara에 어원을 두고 있다. 단맛을 내고 녹는 탄수화물이라는 넓은 의미도 있지만, 좁은 의미로는 설탕을 지칭한다. 설탕은 눈雪처럼 하얀 사탕[사당(砂糖, 沙糖)은 모래 덩어리처럼 곱다고 해서 붙여진 명칭]이기에 그렇게 불린다. 화학에서 부르는 화합물 명칭은 슈크로스sucrose이며, 한자로는 자당[蔗糖, 사탕수수(蔗)로부터 만들어진 당糖이라는 의미]이라 하고, 포도당과 과당이 결합한 이당류의 탄수화물의 화학 구조를 가지고 있다.

그런데 'sugars'라고 단수가 아닌 복수형태로 쓰게 되면, 당류糖類라는 의미로, 단맛을 내는 여러 당을 뜻한다. 그러나 때때로 당류의 줄임말로 당

• 당류는 설탕을 비롯한 당 성분을 지시하는 말이다. 밥이나 빵에 포함된 복합 탄수화물을 당질糖質이라 부르기도 한다. 또한 단맛을 내는 설탕, 포도당, 과당 등을 당분糖分으로 표현하기도 한다.

이라는 단어를 사용하기도 한다. 외국책을 번역하는 경우, 책에서 사용된 sugar(당糖)와 sugars(당류糖類)라는 용어를 정확하지 않게 번역하여 독자들에게 혼선을 주기도 한다. 이에 대한 화학적 구조나 기능에 대한 이해가 충분치 않기 때문이다.

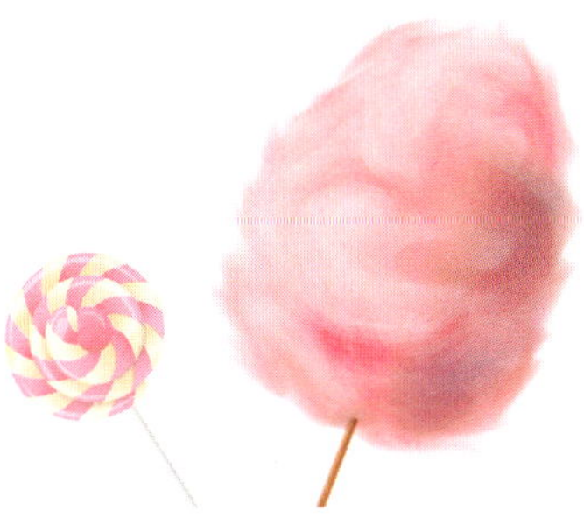

06

설탕은 탄수화물에서 가장 중요한 화합물

설탕은 역사적으로 오래전인 기원전부터 인류가 발견하여 사용해 온 천연재료로부터 나온 감미 식품이다. 주로 사탕수수sugar cane, 사탕무sugar beet에서 착즙한 천연의 당즙을 추출하여 사람들이 이용하기에 편리하도록 제품화한 자연식품이다. 열대지방에서 자라는 사탕수수는 전 세계 설탕 원료의 약 60%를 차지하고, 온대나 냉대 지방에서 자라는 사탕무는 나머지 40%를 차지한다. 설탕 성분이 사탕수수에는 10~20%, 사탕무에는 15~20% 함유되어 있다. 이들 외에 북미 지역에서 자라는 설탕단풍sugar maple이라는 나무가 있다. 설탕단풍 나무 수액의 주성분(약 2% 설탕)을 이용하여, 메이플 시럽maple syrup과 메이플 슈가maple sugar를 생산한다. 캐나다 단풍나무의 메이플 시럽은 캐나다의 대표 산물로 유명하여 단풍나무 잎이 캐나다 국기에 나올 정도이다.

설탕은 탄수화물에서 가장 중요한 화합물 중 하나이다. 탄수화물은 인체의 성장이나 에너지에 필수적인 3대 영양소 중 하나이기 때문에 설탕은 영양학적으로 매우 중요하다. 식품, 감미료, 보존제 등의 식품산업에서 중요하게 쓰이고, 화학제품 용도나 공업용으로도 유용하게 사용된다.

그 외에도 설탕은 사탕수수나 사탕무 재배지역에서 전통적인 민간요법 의약품으로 사용되기도 하였다. 눈질환 치료에도 사용되었고 오랜 옛날에 확실한 세균감염을 방지할 방법이 없었을 때, 상처 부위에 설탕을 발라 세균의 침입을 막기 위해 사용되기도 하였다. 또한 박테리아의 번식을 저해하는 효능이 있는 것으로 널리 알려져 화상, 궤양, 상처 치료에까지 사용된 기록도 있다. 설탕이 상처 소독제나 방부제, 살균제 기능을 하는 이유는 다음과 같다. 세균 주변 환경은 대부분 수분으로 이루어져 있는데, 설탕이 세균 주변을 둘러싸면 삼투압 현상으로 세균 안의 수분이 밖으로 배출되어 세균이 번식하지 못해 죽기 때문이다. 결국 설탕의 농도가 높아지면 수분이 줄어들어 미생물이 번식하지 못하여 방부제 기능을 하게 되는 것이다. 같은 원리로 꿀을 상온에 보관하여도 이처럼 잘 상하지 않게 된다. 이러한 원리로 설탕에 절여서 식품의 보존성을 높이는 것은 피클링pickling(절이기)의 한 방법이다. 여러 피클링 방법에서 설탕을 사용하여 절이는 것을 전문적 용어로 당절임(당장糖藏)이라고 한다.•

• 식품의 보존성을 높이기 위해서, 채소나 과일, 생선 등의 음식을 소금이나 식초, 설탕 등에 담가두어 절이는 방법을 사용하는데 이를 피클링이라고 한다. 설탕을 40% 이상 사용하면 당절임이다. 소금물을 5% 이상 사용하면 소금물 절임(염장鹽藏)이고, 식초 액을 사용하는 경우는 초절임이다. 과량 설탕, 소금, 식초 등을 사용하여 미생물 발육을 억제하여 식품의 저장성을 높인다. 오이 피클이 대표적인 피클링의 예로, 오이를 소금에 절인 후 식초와 설탕에 담가 만든다.

07

설탕의 여러 이름:
설당, 사당, 사탕, 자당

설탕이라는 말은 눈을 의미하는 '설雪'과 단맛을 내는 물질의 '당糖'이 결합된 단어이다. 설탕 결정이 흰 눈처럼 생겨서 설이 쓰이고 당이 '탕'으로 발음된 것으로 보인다. 우리나라에서 설탕이라고 하지만, 중국과 일본에서는 모래를 의미하는 사砂를 사용하여 '사당砂糖'이라 한다. 중국어 발음은 'shātáng(싸탕)'이라 하여 마치 사탕처럼 들린다. 일본에서는 이를 '사토우さとう, 砂糖'라 한다. 중국과 일본에서 설탕을 의미하는 단어로 사당이라는 단어 외에 '백사당白砂糖' 또는 '백당白糖'이라고 말하기도 한다. 한국에서 '사탕'이라고 하면 설탕을 졸인 캔디를 뜻한다.

학술 논문과 같은 전문적인 자료에서는, 설탕의 다른 용어로 '자당蔗糖'이라는 한자 용어를 많이 사용한다. 사탕무가 아닌 사탕수수가 원료인 설탕이라는 점을 강조하기 위하여 사탕수수蔗로부터 유래된 자당(사탕수수당)이란 용어를 고집하여 사용하기도 하지만, 일반적으로는 그러한 원재료 구분 없이 사용된다. 그래서 설탕은 일반적이고 대중적인 용어로 호칭하고 있고,

반면에 자당은 주로 전문영역에서 정제된 설탕의 의미로 사용되고 있다.

설탕이 천연물질인가?

'설탕이 천연물질인가?'라고 묻는다면 '그렇다'고 말할 수 있다. 우리가 먹는 모든 설탕 종류는 사탕수수나 사탕무에서 가공한 것이기에 천연의 자연 물질로부터 온 것이다. 그러나 만약 '설탕이 순수한 천연상태의 물질을 의미하는가?'라고 질문한다면 '아니다'라고 말해야 한다. 설탕으로 정제하는 과정에서 천연상태에 포함되어 있던 미네랄과 비타민 등 유용한 성분들이 사라지기 때문이다.

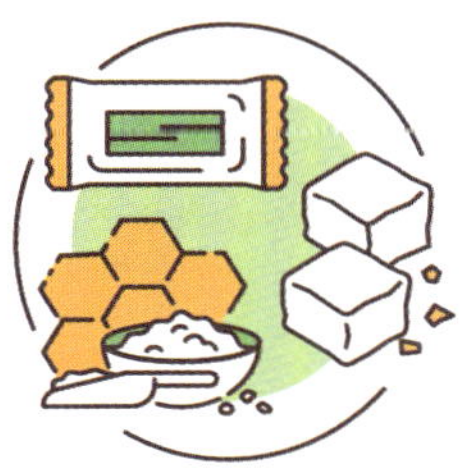

08

설탕의 화학 구조

설탕은 사탕수수나 사탕무, 설탕단풍 등의 즙이나 진액을 정제한 가루 형태의 단맛을 내는 천연성분의 감미료이다. 아래의 화학 구조에서 보여주고 있는 것처럼, 설탕은 이당류의 탄수화물carbohydrate이다. 설탕은 서로 다른 두 개(각각 동일한 6탄당 $C_6H_{12}O_6$ 구조)의 단당류인 포도당glucose, α-D-glucopyranose(그림의 왼쪽 구조)과 과당fructose, β-D-fructofuranose(그림의 오른쪽 구조)이 화학적으로 결합한 이당류의 화합물이다.

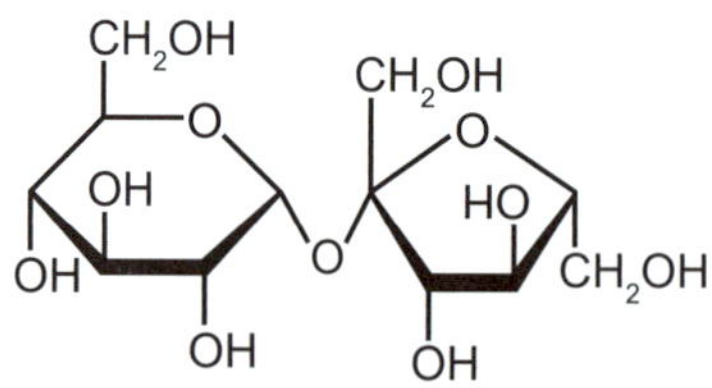

두 개의 단당류인 포도당(왼쪽)과 과당(오른쪽)이 화학적으로 결합된 이당류의 설탕 구조

09

정제당 제조를 위한 두 단계

정제당 설탕을 제조하는 과정은 크게 두 가지의 단계를 거친다. 첫 번째 단계(1차 정제과정)는 사탕수수나 사탕무에서 비정제당인 원당을 만드는 과정이고, 두 번째 단계(2차 정제과정)는 비정제당인 원당을 이용하여 정제당 설탕을 만드는 과정이다.

첫 번째 단계를 통해 원당을 만드는 과정은 분쇄와 착즙(사탕수수에서 롤러를 이용하여 즙을 채취 또는 추출), 정제(석회를 첨가하여 불순물 제거), 결정화(수액을 농축), 분리단계(원심분리기로 원당 결정과 당밀을 분리함)로 나누어진다. 첫 단계를 거쳐 얻게 되는 결정을 원당raw sugar이라 하는데, 원료당 또는 조당이라고도 한다. 이러한 원당 결정은 당밀molasses을 분리하여 제거한 것이기에 분밀당molasses free sugar이라는 표현을 쓰기도 한다(단, 사탕무에는 당밀이 없어서 당밀은 사탕수수에만 적용된다).• 원당으로 제조하는 과정에서 당밀을 분리, 제거하기에 설탕 외에 사탕수수에 포함되었던 비타민, 미네랄, 단백질 등 건강에 유익한 자연 성분들은 대부분 제거된다. 원당을 제

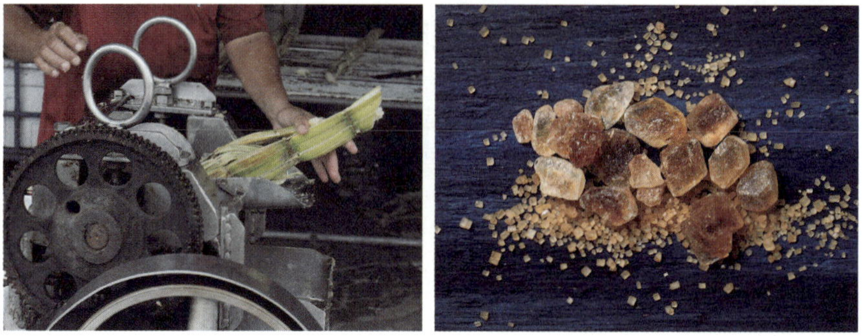

사탕수수에서 착즙하는 과정(왼쪽)과 1차 정제과정에서 나오는 비정제당인 원당(오른쪽)

조하는 데 원심분리 과정을 통해 당밀을 분리하였느냐의 여부에 따라 분밀당과 함밀당으로 분류된다. 함밀당은 당밀을 포함하고 있는 당으로 첫 번째 단계 산물인 원당이 되기 전, 당밀을 분리하기 전 단계의 당을 의미한다. 이에 반해 분밀당은 1차 제조과정에서 첫 단계를 거쳐 당밀을 대부분 제거한 당, 즉 원당을 의미한다(여기에서는 첫 번째 단계를 거친 원당을 1차 분밀당이라 표현하였다).

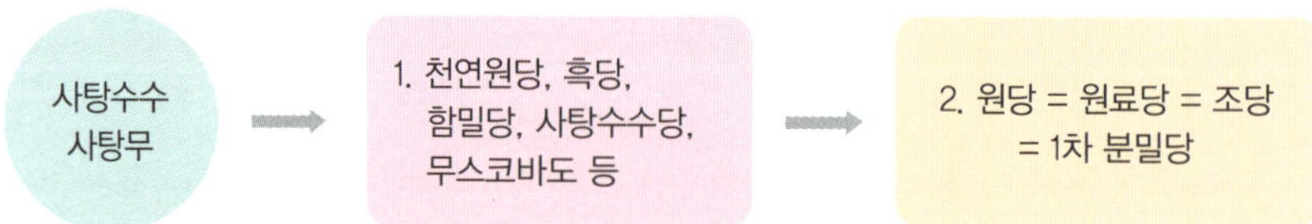

사탕수수, 사탕무에서 비정제당 제조(1차 제조과정)

- 당밀은 사탕수수에서 설탕을 분리하고 남은 검은 빛의 즙액으로 과일을 첨가하여 당밀시럽을 만들어 식품으로 이용된다. 또한 비료, 사료, 연료 등에 사용되기도 하고, 가공하여 구두약, 알코올 따위의 원료로 사용되기도 한다.

두 번째 단계는 첫 단계의 최종산물인 원당을 이용하여 백설탕과 같은 정제당을 만드는 과정이다. 이는 정제공정(활성탄을 이용하여 불순물 제거)과 결정공정(압력과 열을 이용한 설탕의 입자화)으로 되어있다. 이 과정을 거치면서 1차 분밀당으로 거무스름한 색깔인 원당은 백색의 설탕으로 변화되는 것이다. 백설탕은 최종 분밀당으로 완성된 가장 대표적인 정제당이다.

128p 그림에서 나오는 사탕수수와 설탕을 제조하는 두 단계 과정에서 1~5단계는 비정제당인 원당을 만드는 1차 정제과정이고 6~9단계는 국내에서 정제당을 만드는 2차 정제과정이다.

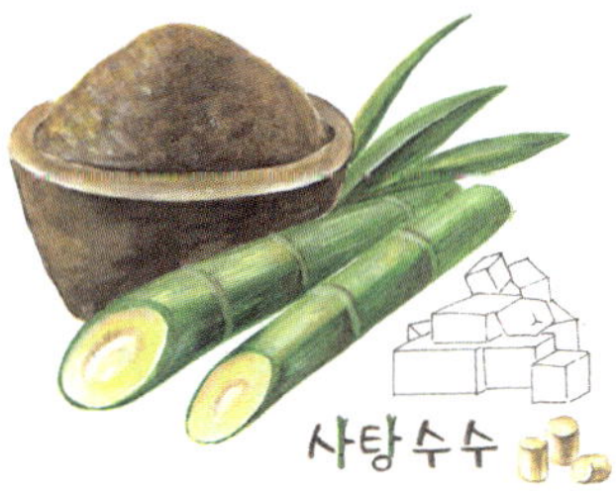

10

정제당의 종류

설탕은 크게 정제당과 비정제당으로 분류된다. 정제당에는 흔히 시판되고 있는 백설탕(정백당), 갈색설탕, 흑설탕이 있고, 설탕 제조과정 중 두 번째 단계에서 제조된다. 이에 반해, 비정제당은 원당, 함밀당, 흑당 등으로 첫 번째 과정에서 제조된다. 이러한 두 단계의 설탕 제조과정은 대한제당협회 홈페이지(http://www.sugar.or.kr)에 자세히 나와 있다.

우리나라에서는 사탕수수나 사탕무가 재배되지 않기 때문에, 국내 제당회사에서는 외국에서 첫 번째 단계를 거쳐 만들어진 비정제당인 원당을 전량 수입하여, 국내에서 두 번째 단계의 공정을 거쳐 정제당을 만든다. 정제당은 아래와 같이 3종류가 있으며 종류에 따라 색상과 당도가 다르다.

- **백설탕(정백당이라 함, white sugar):** 원당을 다시 정제하고 불순물을 제거하여 만든 백색의 설탕(설탕 성분 >99%)이다. 식품공전에는 '당액 또는 원당을 가공한 백색의 설탕'으로 정의하고 있다.

- **갈색(황)설탕(brown sugar):** 백설탕을 가열하여 일부 카라멜화caramelizing 과정으로 갈변된 것이다(설탕 성분 97%).
- **흑설탕(dark brown sugar):** 2차 과정의 마지막 단계에서 얻어지는 정제당이다. 갈색설탕의 풍미를 높이기 위해 당밀이나 흑당 또는 카라멜 색소를 첨가하여 만들기에 독특한 향과 맛이 낸다(설탕 성분 86~92%).

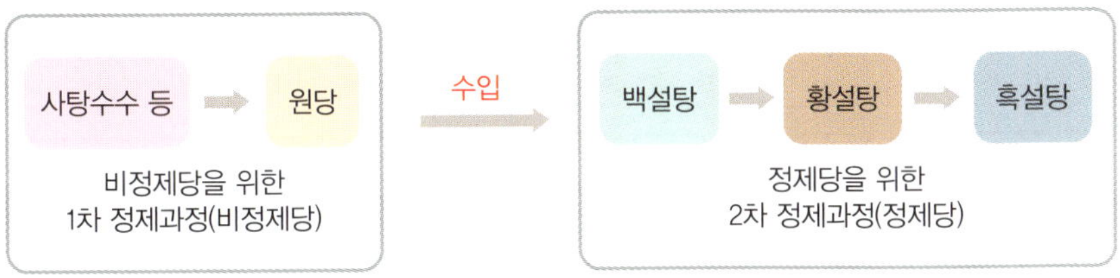

11

비정제당의 종류

비非정제당에는 천연원당, 원당, 흑당black sugar, 함밀당 등이 있다. 그런데 강조하는 점에 따라 용어를 다르게 사용하기에 서로 혼동하지 않아야 한다. 특히 국내에서 흑당 열풍이 있었기에 더욱 그러하다. 앞의 설탕 제조 과정에서 언급한 것처럼, 첫 단계를 거친 원당은 1차 분밀당으로 비정제당에 해당하고, 두 번째 단계를 거친 분밀당은 정제당에 해당한다.

첫 번째 단계를 거치면서 최종적으로 얻어지는 원당이 제조되기 전에, 사탕수수즙을 채취하여 증발시킨 모액으로부터 얻어지는 천연원당이 있다. 이러한 천연원당은 당밀을 분리하기 전이므로 그 자체에 당밀을 포함하고 있다. 그러므로 당밀을 분리한 원당보다, 천연원당은 정제되지 않은 오리지널 원당이라 말할 수 있다. 당밀을 분리하지 않은 천연원당이나 당밀을 분리한 원당 모두 비정제당에 속한다.

원당의 원료 물질이라 부를 수 있는 천연원당에는 설탕 주성분과 함께 당밀이 포함되어 있어 식이섬유, 비타민, 미네랄, 단백질 등과 같은 사탕수수 본래의 영양성분이 그대로 남아있고, 정제되지 않아 천연향과 풍미가 보존되어 있다. 시판되는 천연원당은 진공 증발기, 원심분리기를 사용하지 않고 개발도상국에서 전통적인 방법으로 소규모 공장 또는 '가내 수공업'을 통해 대부분 생산된다.

앞에서도 언급한 바와 같이, 첫 단계의 원심분리 과정을 통해 당밀molasses의 분리 여부에 따라 분밀당molasses free sugar과 함밀당sugar with molasses으로 구분할 수 있다. 천연원당이나 부분정제를 거친 원당들은 특유의 당밀 향미를 가지면서 거무스름한 색깔을 띠기에 흑당黑糖이라 불린다. 이들은 당밀을 함유하기에 함밀당에 해당된다.

첫 번째 단계를 거치면서 당밀을 분리하여 만들어진 원당 역시 거무스름한 색깔을 띠기에 흑당이라 말하는데, 천연원당이 바로 고유의 흑당이라고 말할 수 있다. 그러니까 흑당은 당밀을 함유하는 고유의 천연원당뿐 아니라, 당밀을 분리한 원당까지도 흑당의 범주에 들어간다. 흑당이란 용어는 색깔의 관점에서 정의되었겠지만, 당밀을 함유한 천연원당이 본래 의미의 흑당이며 영양적으로도 좋다.

흑당을 영어로 'black sugar'라 부르는데, 이는 일본에서 유래된 용어이다. 일본 오키나와의 흑당이 많이 알려져 있기 때문이다. 영어 표기로 인해 비정제당인 흑당을 지칭하는 black sugar가 정제당인 '흑설탕dark brown sugar'과 혼동되기도 한다. 그래서 혼동하지 않도록 비정제당인 흑당을 정확하게 지칭하려면, '사탕수수당cane sugar' 또는 '무스코바도Muscobado'(정제되지 않은 설탕이란 의미의 포르투칼어에서 유래됨)라고 불러야 한다.

건강에 유의하는 소비자일수록 백설탕 같은 정제당보다 건강에 좋은 설탕 종류로 흑당을 찾고, 또한 풍미가 있고 질 높은 흑당을 구매하기를 원한

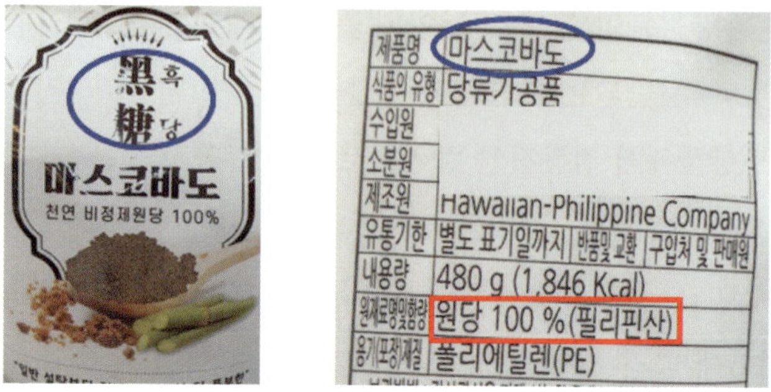

국내에서 시판되고 있는 '마스코바도(Mascobado)'란 이름의 흑당. 원재료가 필리핀산 원당 100%라 표시되어 있다.

다. 품질이 좋은 비정제당인 흑당의 경우, 대부분 그 영양성분표를 제시하고 있어서 이를 참조할 수 있다. 칼슘 같은 미네랄의 함량, 비타민과 기타 영양소는 얼마나 포함되어 있는지 꼼꼼히 확인하여 영양에 좋은 흑당 제품을 구매할 수 있다.

외국자료에서 설탕을 지칭하는 용어를 잘못 번역하여 국내에서 사용하는 경우가 종종 있는데, 이러한 용어의 사용으로 그 정의조차 혼란스럽게 되어버린 부분이 많다. 앞에서 간략히 언급하였듯, 흑설탕은 흑당과 용어상으로 비슷한 것처럼 보이지만, 전혀 다르며 직접적인 관련조차 없다. 한편, 흑당에 대한 국어사전의 정의를 보면, 흑당과 흑설탕(정제하지 않은 검은 빛깔의 사탕가루)이 같게 표기되어 있기에 더더욱 혼란을 부추긴다. 둘 다 검은 색깔을 띠는 설탕이지만 실은 전혀 다르고 제조과정 역시 완전히 다르다.

흑당은 설탕 제조의 첫 번째 단계에서 생산되는 비정제당이고, 흑설탕은 두 번째 단계에서 생산되는 정제당이다. 두 단계를 거쳐 만들어지는 흑설탕과 백설탕은 정제당으로 대규모로 제조되나, 흑당은 대부분 소규모 가내

공업으로 제조되기에 구하기 어렵고, 가격도 백설탕보다 몇 배나 더 비싸다. 국내에서는 흑당이나 원당 같은 비정제 설탕이 생산되지 않아 외국에서 전량 수입한다. 흑당은 원산지, 제조방법, 정제 정도 등에 따라 당밀 함량이 다양하며 무스코바도, '터비나도Turbinado', '데메라라Demerara' 혹은 '오키나와 흑당' 등 국가나 지역별로 다양한 이름의 흑당이 존재한다.

당밀의 포함 여부에 따라 내용을 정리하면, 원조 흑당은 당밀이 포함된 천연원당으로 '함밀당(분밀당 + 당밀)'이다. 그러나 당밀이 제거된 원당은 '원료당 = 조당 = 1차 분밀당'으로, 넓은 의미에서 흑당 영역에 포함시키기에 혼동스럽다. 그러니까 넓은 의미의 흑당은 첫 번째 설탕 제조단계에서 생산되는 것이고, 두 번째 단계를 거치지 않은 설탕이다. 이들 모두 비정제당 종류에 해당된다. 이와 달리, 흑설탕의 경우, 설탕 제조 두 번째 단계에서 생산된다. 갈색설탕에 당밀이나 흑당 또는 카라멜 색소를 첨가하여 생산한다. 이렇게 두 번째 단계에서 생산되는 정제당들은 모두 최종 분밀당으로 분류된다.

12

흑설탕 또는 갈색(황)설탕에 대한 잘못된 정의

특히 흑설탕에 대한 잘못된 설명이 상당히 많은데, 우리나라 백과사전까지도 잘못 정의되어 기술되어 있기도 하다. 외국자료에도 때때로 흑설탕을 흑당과 같다고 간주하고 이를 국내에 번역하여 알리기도 한다. 일반 인터넷 자료는 물론이고 일반 문서자료들에도 잘못 정의되어 있거나 때때로 서로 혼용하여 사용하는 경우도 많이 발견할 수 있다. 그러므로 일반인들은 더더욱 혼란스럽다. 심지어는 과학사전 중 하나인 『식품과학기술 대사전』에도 흑당을 정의하면서, 이것은 흑설탕과 같다는 오류를 범하고 있다. 또한 '갈색(황)설탕brown sugar'에 대해서도 잘못 기술되어 있는데, 과학전문자료에도 갈색(황)설탕은 '사탕수수에서 정제과정 거치지 않는 황색의 설탕이며 유기농 설탕도 이것에 해당한다'라고 개념 자체를 잘못 정의하고 있어 더욱 혼란을 야기한다. 흑당, 흑설탕, 갈색(황)설탕에 대한 올바른 개념은 이 책에서 기술한 내용을 참고하기 바란다.

국내 사전에서도 흑설탕을 마치 흑당과 같은 것으로 정의하고 있다. 사

흑당과 흑설탕을 사전에 잘못 정의된 경우가 많다

흑당 (black sugar) ≠ 흑설탕 (dark brown sugar)

아래는 표준국어대사전과 두산백과사전에 나와있는 흑당(黑糖)과 흑설탕(黑雪糖)에 대한 정의이다. 이들 모두 잘못 기술된 내용이다.

표준국어대사전 흑당(黑糖)은 흑설탕(정제하지 않은 검은 빛깔의 사탕가루)이다.

두산백과사전 흑설탕(black sugar, 黑雪糖): 사탕수수에서 제조하는 함밀당(含蜜糖)의 하나이다. 사탕수수의 즙액을 졸인 후 원심분리기로 당밀을 제거하지 않았기 때문에 분밀당(分蜜糖)에 비하여 불순물이 많고 품질이 떨어지지만, 산지에 따라 독특한 풍미를 가지고 있다.

전조차도 외국자료를 번역해서 정의한 내용을 실었기 때문에 잘못 기술되어 있다. 흑설탕은 분밀당으로 정제당에 해당하는 반면에, 흑당은 함밀당이라 비정제당에 해당한다. 영어 표기로 흑당은 black sugar이고, 흑설탕은 dark brown sugar라 해야 맞는데, 이를 혼용하여 잘못 쓰고 있다.

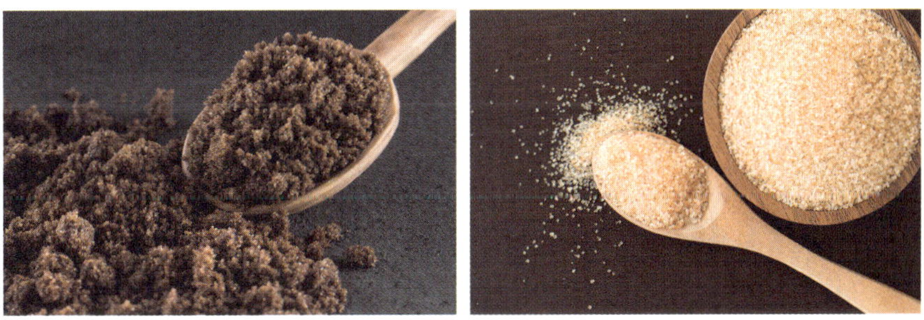

흑설탕(왼쪽)과 갈색(황)설탕(오른쪽)

13

당밀이란?

사탕수수즙을 농축해서 원심분리기를 통해 분리하여 원당을 만드는 첫 번째 단계에서, 끓여서 만든 결정(원당)과 결정이 되지 않은 용액(당밀)의 혼합물이 존재하게 된다. 이때 결정(원당)으로 되지 않은 진한 즙액이 바로 당밀이다. 이는 검은 빛의 걸쭉한 시럽 형태로, 아직도 상당한 양의 설탕이 포함되어 있다. 이러한 당밀에 석류, 포도, 오디 등 다른 과일 재료를 첨가하

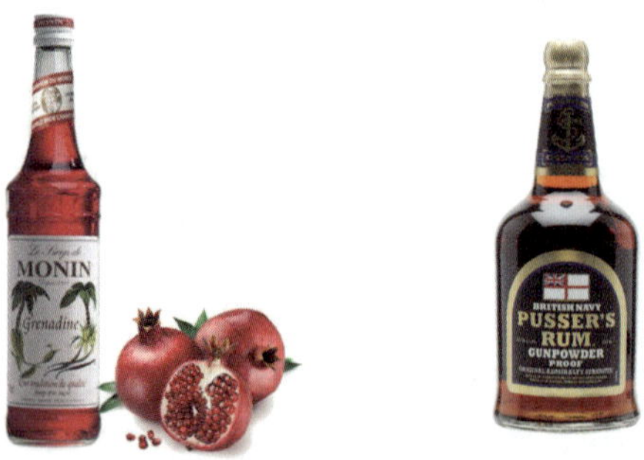

석류와 당밀을 이용하여 만든 석류 시럽인 그레나딘 시럽(왼쪽)과 당밀을 발효시켜 만든 럼주(오른쪽)

여 여러 종류 과일의 당밀 시럽을 제조하기도 한다. 대표적인 당밀 시럽으로, 칵테일 제조 시 많이 사용되는 '그레나딘 시럽Grenadine syrup'(석류 시럽)이 있다. 그레나딘은 석류를 의미하는 프랑스 말에서 유래되었는데, 석류와 당밀을 이용하여 만든 검붉은색의 무알콜성 석류시럽이다.

럼 또는 럼주란?

럼(rum)을 럼주(rum 酒)라고도 하는데 럼은 중남미 지역이 원산지이다. 사탕수수에서 설탕을 정제하고 나온 당밀이나 사탕수수즙을 발효시킨 후 증류한 술이기에 당밀주(糖蜜酒)라고도 한다. 보통 콜라와 섞어서 얼음을 넣어 마시는데, 다양한 칵테일의 기본으로 사용된다.

14

흑설탕에 대한 불편한 진실

풍미가 있는 갈색(황)설탕과 흑설탕 모두 당밀을 제거하지 않은 원당의 설탕이라 광고하곤 하는데 이는 완전히 잘못된 정보이다. 그러면서 이들은 원당이기에 건강에 좋다고 일반인들을 현혹하기까지 하는데 이는 전혀 옳지 않은 이야기이다. 이는 사전에서조차 정의가 잘못되어 있어서 유발된 현상으로 보인다. 앞에서 언급하였던 것처럼 백설탕(정백당)뿐만 아니라, 갈색(황)설탕과 흑설탕까지 이들 설탕은 모두 두 번째 단계에서 생산되는 정제당에 속한다. 갈색(황)설탕은 백설탕을 가열하여 갈변되어 제조되고, 흑설탕은 백설탕에 당밀이나 흑당 또는 카라멜 색소를 첨가하면서 제조된다. 그렇기에 흑설탕이나 황설탕이 몸에 좋은 설탕이니 많이 먹어도 된다는 생각은 하지 말아야 한다. 백설탕보다 조금 낫기는 하겠지만, 이들 역시 정제당이기에 영양학적으로 백설탕과 크게 다를 것이 없다.

상당히 많은 사람이 오해하는 내용은 아래와 같다. 원당을 정제하여 갈색(황)설탕과 흑설탕을 만들고, 이들을 다시 정제하여 최종물질인 백설탕을 만드는 것으로 알고 있다. 실상은 반대이다. 원당을 이용하여 여러 정제과정을 거쳐 백설탕을 만들고 다시 여러 제조단계를 거쳐 갈색(황)설탕과 흑설탕을 각각 생산한다. 앞에서 언급한 2단계 정제과정 순서를 보면 쉽게 알 수 있다.

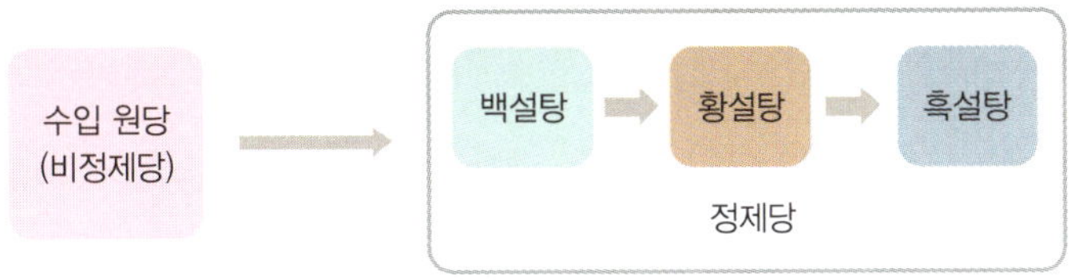

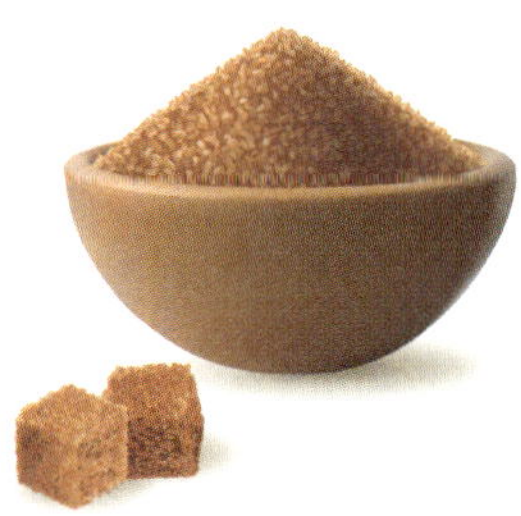

15

백설탕에 대한 오해

백설탕에 대한 여러 오해가 있다. 백설탕이 하얀 이유는 표백제를 사용하였기 때문이라고 생각하는 것이다. 설탕 내에 표백제가 들어있기 때문에 백설탕은 건강에 좋지 않다는 잘못된 이야기까지 한다. 물론 식품의 변색을 방지하는 식품첨가물로 아황산염sulfurous acid salt 등과 같은 식품 표백제를 허용치 내에서 합법적으로 식품 원재료에도 사용할 수 있다.• 그리고 합법적인 사용이 가능하기에 마치 필수로 사용하는 것으로 혼동할 수도 있다. 그러나 국내 설탕 제조회사에서 하얀 색깔의 백설탕을 생산하는 과정에서 그러한 식품첨가물 표백제를 사용하지 않는다. 실제 국내 설탕 제조

• 식품 가운데 가공 또는 저장 중에 갈색으로 변화하는 등 변색이 일어날 수 있다. 식품 표백제는 이러한 식품의 변색을 방지하기 위해 첨가하는 화합물이다. 아황산류(아황산무수물, 아황산나트륨, 티오황산나트륨 등) 그리고 아염소산류(하이포아염소산나트륨 등)와 같은 환원제를 사용한다. 식품에 따라 사용기준이 제한되어 있다. 아황산류 표백제를 사용할 경우, 이산화황(SO_2)을 기준으로 하는 잔존량을 검사하고 규제한다.

회사에서는 수입한 원당의 철저한 세척과정, 활성탄(숯)을 이용하는 탈색-정제공정을 거쳐서 갈색을 띠는 원당으로부터 백설탕을 제조한다.

한편, 설탕은 오래 보관해도 썩지 않기에 방부제 같은 화학보존제가 들어있다는 의심을 하기도 한다. 설탕처럼 당 농도가 높으면 삼투압으로 인해 유해 미생물이 자랄 수가 없어서 부패하지 않는다. 그러나 설탕을 물에 녹여 희석하거나 다른 식품에 넣으면 부패세균 등 미생물이 자라기 쉬운 환경이 된다. 설탕은 보관온도가 높지 않고 습기가 없는 장소에 보관하는 것이 좋다. 오래 보관한 설탕의 경우, 옅은 갈색이나 노란색으로 변색할 수 있지만 먹어도 건강상의 문제는 없다. 보관온도가 높으면 변색속도가 빨라지는데, 설탕 원료 속에 남아있는 극소량의 아미노산이 설탕과 서서히 반응하여 변색하기 때문이다.

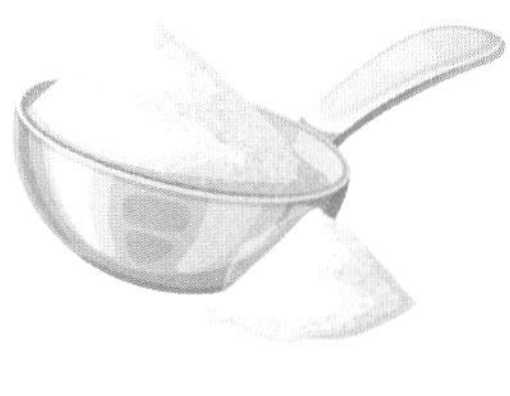

16

풍미를 위한 요리에 사용되는 갈색(황)설탕과 흑설탕

백설탕과 갈색(황)설탕의 원재료명은 '원당 100%'로 표기되고, 흑설탕은 '원당과 흑당(또는 당밀)' 또는 '원당과 카라멜'로 표기되어 있다. 시판되고 있는 백설탕, 갈색(황)설탕, 흑설탕의 3가지 종류의 성분과 함량을 비교하여 볼 때, 당도는 '백설탕 > 황설탕 > 흑설탕' 순이고 풍미와 식감 외에 큰 차이는 없으며 색과 향이 필요한 요리에 따라 알맞게 사용된다.

그래서 순도가 높고 향이 없어 깔끔한 단맛을 내는 백설탕은 가장 부드럽고 담백한 단맛을 낸다. 백설탕은 요리는 물론이고 커피나 홍차 등 식품의 본래의 맛을 내는 데 사용된다. 갈색(황)설탕은 식감을 살리기 위해 제과, 제빵, 요리용이나 과실청을 만들 때 사용된다. 흑당이나 카라멜 색소를 첨가하여 만들어지는 흑설탕은 당도가 다른 2개에 비해 가장 낮고 무기질이 포함되어 특유의 풍미가 있다. 그래서 흑설탕은 독특한 감칠맛을 내거나 색을 진하게 하는 요리(호두파이, 약식, 수정과, 약과 등) 또는 육류나 생선을 요리할 때 냄새를 없애려는 목적으로 사용한다.

17

원재료명에 원당이라 쓰인 설탕 제품

시판되는 백설탕이나 갈색(황)설탕에 대한 원재료명으로 '원당 100%'로 같게 표기되어 있다. 원재료물질이 '원당 100%'라는 의미로 표기한 것이다. 그러나 '이와 같은 성분표시가 무엇을 의미하는지?'를 소비자는 알기가 쉽지 않다. '원당 100%' 원재료명 표기는 100% 순원당을 가지고 정제해서 백설탕과 갈색(황)설탕을 만들었다는 의미이다. 본래 당밀을 제거하여 제조되는 원당은 1차 분밀당이고 비정제당이며 거무스름하거나 갈색 색깔을 가지고 있다. 원당은 비정제당인 반면에, 백설탕과 갈색(황)설탕은 정제당이다.

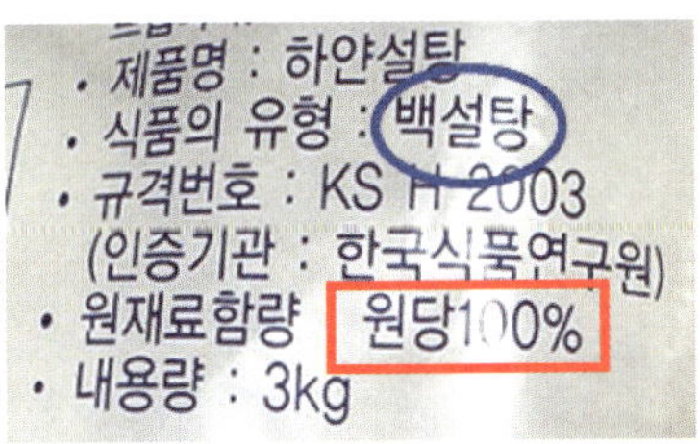

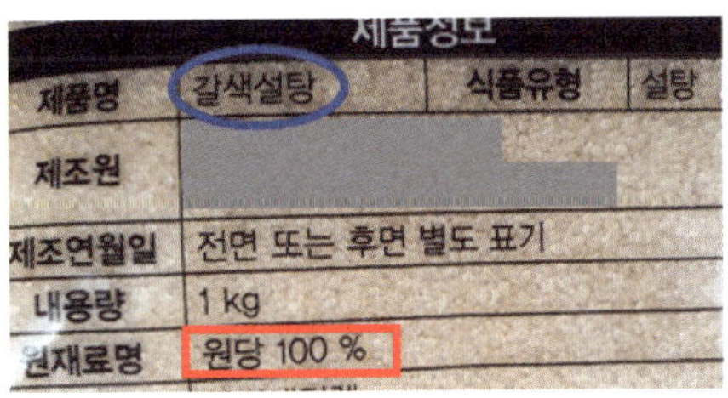

백설탕과 갈색설탕 제품에서의 원재료 표기

갈색(황)설탕은 정제당인 백설탕을 가열하여 갈변시켜 제조된다.

또한 시판되는 흑설탕의 원재료명은 제품에 따라 '원당과 흑당' 또는 '원당과 카라멜'과 같이 표기되어 있다. 마치 비정제당인 원당에 흑당 또는 카라멜을 첨가하여 제조되는 것처럼 들릴 수 있다. 그러나 실제로 흑설탕은 정제당인 백설탕에 흑당 또는 카라멜을 적절히 가하여 제조된다. 흑당으로 시판되고 있는 마스코바도 흑당의 경우도 원재료명은 '원당 100%'로 표기되어 있다. 결국 흑당, 백설탕, 갈색설탕, 흑설탕까지 모두 원재료명에 '원당 100%' 또는 '원당'으로 표기되어 있기에, 이것에 대한 전문적인 지식을 가지고 있지 않은 소비자는 이것만으로 무엇을 의미하는지 상당히 어렵다.

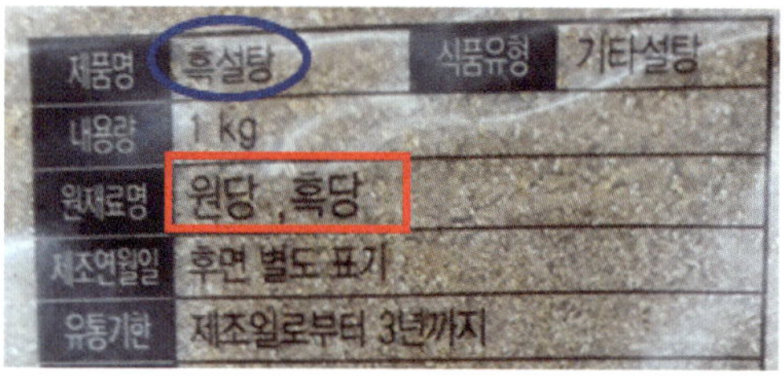
제품명
흑설탕
식품유형
기타설탕
내용량
1 kg
원재료명
원당 ,흑당
제조연월일
후면 별도 표기
유통기한
제조일로부터 3년까지

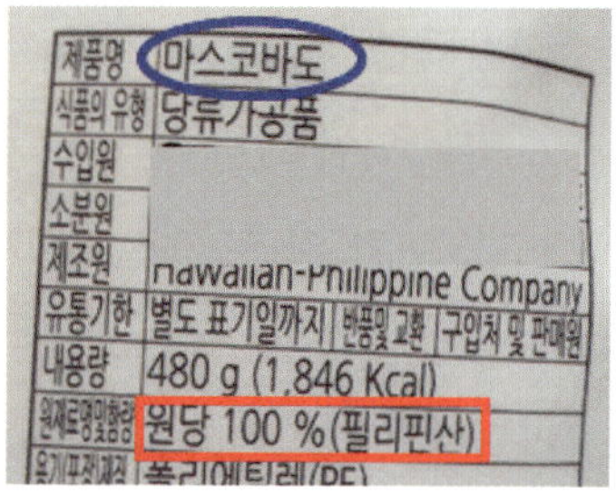
제품명
마스코바도
식품의 유형
당류가공품
수입원
소분원
제조원
nawaiian-Philippine Company
유통기한
별도 표기일까지
내용량
480 g (1,846 Kcal)
원당 100 %(필리핀산)

흑설탕과 마스코바도 흑당 제품에서의 원재료 표기

18

설탕이 건강에 미치는 영향에 대하여

과거 수십 년 동안 당류섭취가 건강에 미치는 영향에 대해서 많은 관심을 가지고 수많은 연구를 진행되었다. 설탕의 과잉섭취가 심장병, 당뇨병, 비만 등 대사증후군 질병은 물론 ADHD(주의력결핍 과잉행동장애) 등의 문제까지 일으키는 것으로 알려져 있다. 그렇기에 개인이 섭취하는 하루 당류 총량과 첨가당에 대한 상한섭취량을 설정하는 것에 동의하곤 한다.

그러나 어떤 전문가 그룹에서는 설탕 같은 당류가 이러한 대사증후군 질병들의 독립적인 변수의 위험요인은 아니기에 그런 결론에 동의하기 어렵다고 주장한다. 예를 들어, 비만의 경우 매우 복합적인 문제로 인한 총합체이기에, 단순하게 어떤 식품의 성분이 문제라던지 또는 당류가 많이 함유된 식사 자체가 비만 발생의 원인이라고 결론짓기는 충분치 않다고 말한다. 하지만 설탕 등 당류의 과다섭취가 비만과 함께 위와 같은 질병 발생의 개연성을 매우 높이는 것은 분명하다.

그러나 설탕 같은 당류로 인한 부정적인 측면을 강조한 나머지, 설탕 자체를 백해무익하다거나 건강을 해치는 것, 혹은 혐오하여야 할 식품으로 말하는 것이 적절한지는 생각해 볼 일이다. 설탕 자체를 죄악으로까지 표현하여 '죄악세sin tax'를 제정하여야 한다는 국가까지 있는데, 설탕 입장에서는 억울(?)하다고 할 수 있다. 현대의 식생활에서 우리가 알게 모르게 먹게 되는 설탕의 과다섭취가 문제가 되는 것이지, 설탕 그 자체가 나쁘거나 유해 성분이 포함되어 있기에 문제 되는 것은 아닐 것이다.

결론적으로 설탕이 문제가 아니고 설탕을 이용하는 인간의 식생활 행동 양식이 문제라 할 수 있다. 최근 연구에 의하면, 설탕이 코카인과 같은 마약이 주는 정도의 만족감과 갈망을 제공하기에 상당한 중독성을 가지고 있다는 동물실험 결과도 있다. 이런 특성으로 인해 복잡하고 바쁜 삶을 사는 현대인들은 설탕 등의 당류가 풍부한 식품섭취를 쉽게 통제하기 어려운 면이 있다.

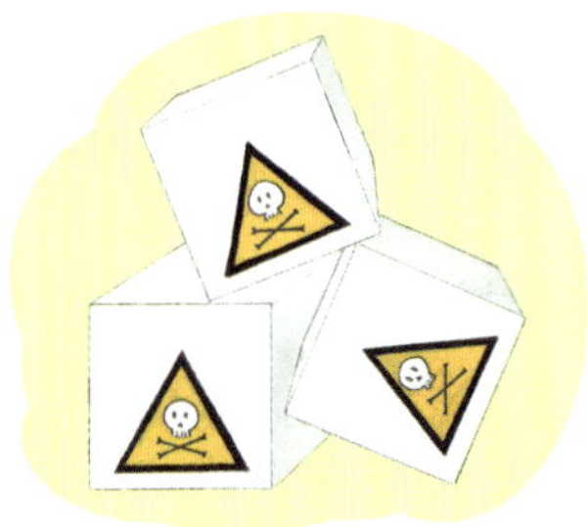

반면에, 설탕이 질환을 가져와 건강에 문제를 분명하게 미치는 경우는 바로 충치이다. 이들의 직접적인 인과관계는 명확하다고 말할 수 있다. 당류의 대표적인 화합물인 설탕이 치아에 머무르게 되면, 입안에 있는 충치 유발 뮤탄스S. mutans 박테리아에 의해 설탕이 분해되면서 산이 생성되어 충치가 생기게 된다.• 또한 이 박테리아는 당류를 사용해서 플라그를 만들어 낸다. 카라멜, 엿 등과 같이 당 성분이 많으면서 끈적끈적한 식품을 충치 유

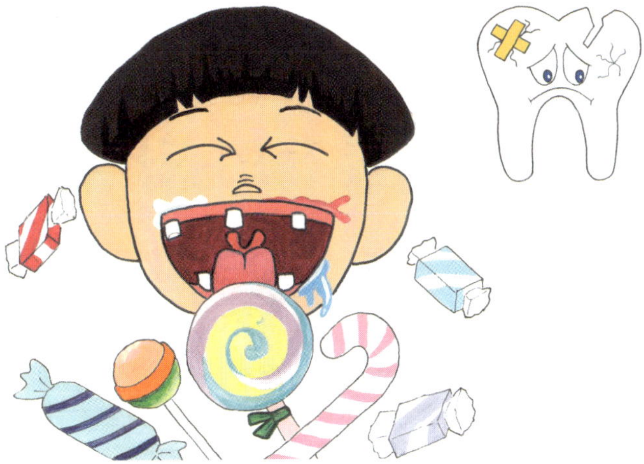

발성 물질이라고 하는데, 이들이 치아에 붙어서 충치의 위험성을 매우 높인다. 박테리아가 설탕으로부터 산을 생성하여 치아를 부식시키려면 시간이 걸리는데 끈적끈적한 식품들이 치아에서 계속 당류를 공급하기 때문이다. 그런 측면에서 충치 문제를 일으키지 않는 당류 개발은 현대사회에서 또 하나의 큰 연구주제라 말할 수 있다. 단맛을 내면서도 충치를 가져오지 않는 자일리톨이 현대인에게 인기를 끄는 이유이기도 하다.

- 식사 후 하루 세 번씩 열심히 치약을 사용하여 양치질을 해도 충치가 생기는 경우가 상당히 많다. 사람의 입안은 따뜻하면서 습도도 높아 박테리아가 살기에 매우 좋은 조건으로 700여종의 세균이 살고 있다. 그중에서 충치를 일으키는 뮤탄스 박테리아가 칫솔질을 여러 번 하였을지라도 치아 사이에 제거되지 않고 남아있는 음식 찌꺼기로부터 순식간에 번식할 수 있기 때문이다. 충치 유발 뮤탄스 박테리아는 외부에서 들어와 자리 잡는 세균이기에 치아가 없는 영아에게는 발견되지 않는다. 3살 이전에 부모의 타액이나 식기 혹은 숟가락 등을 같이 사용하여서 전염되기에 이 시기를 조심하면 충치가 발생할 확률이 매우 줄어든다.

전통적인 당류

19

꿀을 대신하는 전통적 당류인 조청

우리나라에는 곡식을 원료로 한 전통적인 당류인 조청grain syrup, 造淸이 있다. 조청은 인공적인 꿀이라는 뜻으로 전분 성분의 곡류를 엿기름[맥아malt, '발아시킨 보리'라는 의미의 맥아麥芽는 보리(麥)에 싹(芽)을 틔워 건조시킨 것으로 아밀라아제 효소가 들어있다]에 포함된 효소로 분해하여 전통적인 방법으로 제조한다. 조청은 만드는 과정에서 별다른 정제과정을 거치지 않기 때문에 비정제당의 일종이며, 주성분인 이당류 맥아당(엿당)maltose 외에 약간의 섬유질과 같은 것들도 포함되어 갈색빛을 띠게 된다. 현미나 쌀, 옥수수 등 원재료에 따라 여러 종류의 조청이 있다. 조청을 만드는 재료

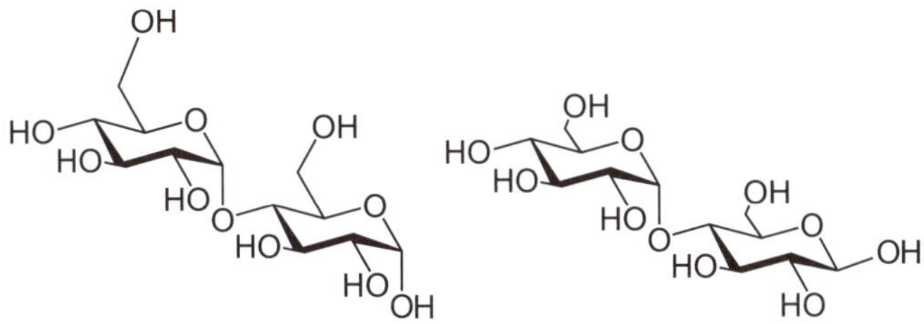

조청의 주성분인 맥아당의 두 가지 형태의 화학 구조.
알파-말토스(왼쪽)와 베타 말토스(오른쪽)•

와 방법은 식혜나 엿을 만들 때와 같다. 이 세 가지 식품의 차이는 조리시간에 따른 수분함량의 차이이다. 즉, 식혜를 농축시켜 조청을 만들고, 조청을 더욱 졸여서 엿을 만든다.

조청과 물엿을 비교하면, 서로 비슷하나 분명한 차이가 있다. 가장 큰 차이로 조청은 보통 전통적 소규모 방법으로 제조되는 거무스름한 비정제당인 반면에, 물엿은 공업적 방법으로 대규모로 제조되는 무색투명한 정제당이다. 조청은 일반적으로 여러 곡류를 사용하여 단맛에 구수한 풍미 등 갖가지 감칠맛이 섞여 있는 비정제당의 전통적인 식품이다. 반면, 물엿은 전분(주로 옥수수)을 사용하여 공업적인 정제과정을 거쳐 풍미보다는 단맛 위주의 정제당 식품에 속한다. 일반적으로 물엿은 조청과 달리 무색인 경우가 많고 점성을 줄여 어떤 요리에도 편리하게 사용하도록 만든다. 물엿은 찬물에 넣어 저어주면 물과 섞이지만, 조청은 찬물에 넣고 저으면 엉겨 붙는다.

• 맥아당은 2분자의 포도당이 연결된 이당류이다. 엿기름에 들어있는 β-아밀라아제에 의해 녹말에서 맥아당으로 분해된다. 맥아당의 당도는 설탕이 지닌 단맛의 30% 정도이다.

20

맥아당이 주성분인 물엿

과거에는 전통적으로 음식에 단맛과 윤기를 내기 위해서 주로 조청과 꿀을 사용하였다. 그리고 조청과 꿀의 단점을 보완하기 위해 개발하게 된 당류가 바로 물엿이다. 조청은 색깔을 띠고 점성이 커서 실용적인 측면에서 사용하기 불편하였고, 꿀은 독특하게 강한 향과 함께 비싸다는 단점이 있었다. 물엿은 주로 전분을 원료(보통 옥수수)로 사용하기 때문에 전분 시럽 혹은 콘 시럽으로 불린다.

녹말을 효소 또는 산으로 가수분해, 즉 당화糖化하는 방법에 따라 2가지 종류의 물엿으로 나뉜다. 먼저 효소를 이용하여 전분을 분해한 효소 물엿이 있고, 염산과 황산으로 전분을 분해한 산당화酸糖化 물엿이 있다. 물엿은 주성분인 맥아당을 포함하여 포도당, 저분자 수용성 탄수화물인 덱스트린dextrin 등의 여러 종류의 당류로 구성되어 있다.

전분 시럽, 콘 시럽이라는 이름 대신에, 전분을 분해하기 위해 맥아 효소 β-amylase(베타 아밀라아제)를 이용하여 만든 물엿을 고맥아당 물엿high maltose

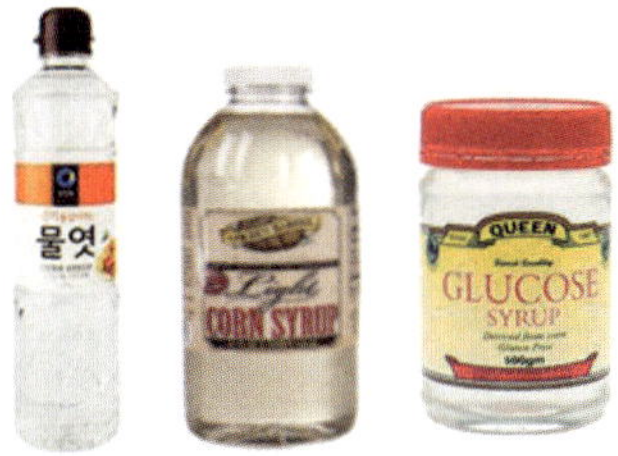

맥아당이 주성분인 한국의 물엿(왼쪽)과 외국의 콘 시럽(가운데), 포도당이 주성분인 포도당 시럽(오른쪽)도 있다.

syrup이라고도 표기하기도 한다. 주성분은 당연히 이름 그대로 맥아당이다. 반면에, 미국에서는 포도당이 주성분으로 되어있는 물엿도 이용하는데, 이 경우 콘 시럽 대신 포도당 시럽glucose syrup이라는 용어를 사용한다.

일반적으로 맥아당 물엿의 경우, 전분을 원료로 맥아 효소를 사용하여 제조하는데, 주요 당류를 제외한 모든 불순물을 정제과정에서 인공적으로 걸러내어 최종적으로 무색의 투명하고 향기 없는 맥아당을 주성분으로 하는 정제당 형식의 공장제품처럼 생산된다. 물엿은 보통 무색이지만, 정제과정을 간단히 해서 갈색의 색깔을 띤 물엿도 시판되고 있다. 물엿은 가수분해하는 정도에 따라 설탕의 50~70% 정도의 단맛을 낸다.

콘 시럽인 물엿과 액상과당의 비교

물엿은 전분 시럽이라고도 부르며, 가장 가격이 저렴한 옥수수 전분을 원료로 사용하기 때문에 콘 시럽이라 부른다. 이 용어들은 원료의 관점에서 부르는 말이다. 한편, 전분을 분해해서 만들어 맥아당이 주성분으로 포함되기에 맥아당 시럽maltose syrup이라 부르기도 한다. 때로는 고맥아당 물엿이라고도 한다. 이런 용어들은 시럽의 주성분의 관점에서 부르는 용어이다. 그러니까 전분 시럽, 콘 시럽, 맥아당 시럽, 고맥아당 물엿 모두 공업적으로 생산하는 물엿의 특성을 나타낸 각기 다른 명칭들이다.

또한 콘 시럽의 종류에는, 고과당 옥수수 시럽도 있다. 콘 시럽이라 하는 옥수수 시럽의 물엿과 고과당 옥수수 시럽이라 하는 액상과당은 주성분이 다르다. 콘 시럽의 물엿은 맥아당이 주성분이다. 반면에, 액상과당은 같은 원료인 옥수수 전분을 효소 처리하여 포도당으로 분해하고, 그 포도당의 절반 정도를 과당으로 이성질화로 변환시켜 포도당과 과당이 함께 존재하는 혼합물 시럽이다. 액상과당을 함유한 성분의 관점에서 볼 때, 과당-포도당 시럽이라고 명명하여야 정확한 의미를 담는 것이 된다. 미국에서는 액상과당을 전통적으로 사용하여 온 명칭인 고과당 옥수수 시럽을 사용한다(주로 사용되는 액상과당 HFCS 55는 과당 55%와 포도당 42% 성분이다). 하지만 유럽에서는 포도당 함량이 과당보다 높은 액상과당 시럽이 주로 사용되기에 포도당-과당 시럽이라고 부른다.

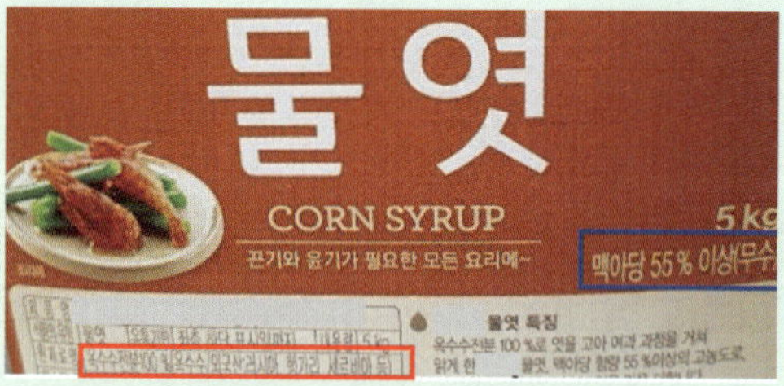

수입산 옥수수 전분을 원료로 만든 맥아당 주성분의 물엿

콘 시럽인 물엿과 조청의 비교

효소를 사용하여 만드는 물엿 중 하나인 맥아당 물엿은 주요 성분의 측면에서 엿기름을 사용한 조청과 성분 측면에서 매우 비슷하다. 그러나 물엿은 정제과정을 거친다는 점에서 비정제당인 조청과 다르게 정제당으로 분류된다. 만약 옥수수를 원료로 하고 맥아효소(아밀라아제)를 사용하여 만든 옥수수 고맥아당 물엿을 제조한다면 이는 비정제당 형태의 옥수수 조청이라고 말할 수 있다. 과거에는 물엿 제조를 위해 옥수수 자체를 원료로 사용하였기에, 정제당 형태의 물엿을 조청과 같다고 간주하기도 하였다. 그러나 지금은 옥수수 자체보다도 옥수수 전분을 원료로 사용하는 것이 보통이다.•

정제당인 물엿을 위해 옥수수 전분을, 비정제당인 조청을 위해서 옥수수 자체를 사용한다. 이들 모두 원재료로 유전자 변형 GMO 수입 옥수수를 사용할 가능성이 크다. 아래와 같이, 우리나라 물엿 제품에 대한 원재료명 표기에서 GMO 옥수수인가에 대한 정보는 알 수 없다. 단지 옥수수 원산지 수입국 정도만 표기될 뿐이다. 수입된 옥수수(또는 옥수수 전분)를 원료로 사용하였을 경우, 가격이 저렴한 GMO 옥수수일 가능성이 상당히 크다고 본다.

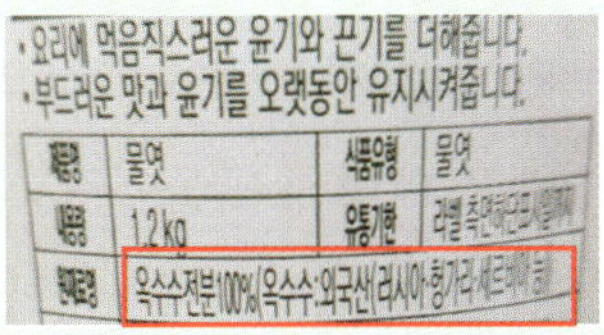

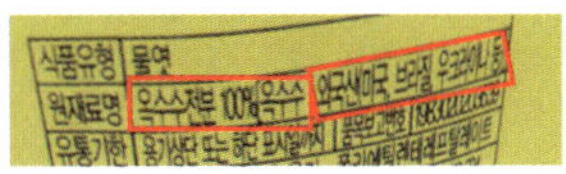

시판되고 있는 물엿 원재료인 옥수수 전분과 이에 대한 옥수수 원산지 표기(러시아, 미국, 브라질 등 국가명 표기)

• 옥수수 전분은 옥수수에서 씨눈을 제거하고 배유 부분만 분리하여 만든다. 그러나 옥수수 가루corn flour는 옥수수 알갱이 전체를 곱게 제분한 가루를 뜻하기도 하고, 때로 닉스타말nixtamal 과정을 거친 마사 옥수수 가루(masa flour 또는 masa harina)를 의미하기도 한다. 나라마다 의미가 다를 수 있기에 어떤 것인지 잘 구분하여야 한다.

21

식혜와 조청과 엿은 같은 뿌리인 가족!

약간 된 밥인 고두밥 등에 엿기름을 우려낸 물을 넣어 삭히면서 따뜻한 곳에 오래 두면 밥알이 동동 뜬 식혜食醯가 만들어진다.• 다당류인 탄수화물의 고두밥에 엿기름 속에 들어있는 아밀라아제 효소에 의해 당화라는 가수분해 과정을 거쳐 대부분 이당류인 엿당으로 분해되어 단맛을 낸다. 밥을 오래 씹으면 침 속의 아밀라아제에 의해 쌀의 녹말이 엿당으로 분해되어 단맛이 나는 것과 같은 원리이다. 실제로 이렇게 만들어진 식혜는 당도가 높지 않기에 설탕을 추가로 넣어 단맛을 내게 한다. 가정에서 만드는 식혜도 그러하지만, 시판되는 식혜 제품의 경우는 더욱 당도를 높이기 위해

• 식혜를 만들 때는 고두밥을 이용한다. 고두밥은 쌀이 물에 닿지 않도록 시루 등에 넣은 뒤 증기에 쪄낸 밥을 말한다. 식혜를 만들 때 고두밥을 쓰는 이유는 고두밥이 보통 밥보다 당화가 잘되기 때문이다. 쌀을 물에 담가 지은 보통 밥은 고두밥보다 수분함량이 많아 서로 강하게 뭉쳐있어, 엿기름의 아밀라아제 효소가 작용하기 어렵다. 또한 식혜를 만들기 위해 고두밥을 지을 때, 멥쌀보다는 찹쌀을 주로 이용한다. 100% 아밀로펙틴으로 되어있는 찹쌀은, 멥쌀보다 당화가 빠르기에 단맛이 더 나는 식혜를 만들 수 있기 때문이다.

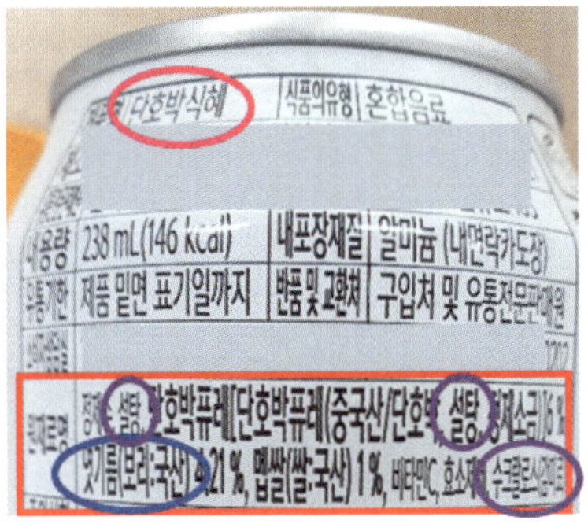

엿기름을 이용하여 만들어 시판되고 있는 식혜 제품. 단맛을 높이기 위해 추가로 설탕과 인공감미료인 수크랄로스를 첨가하고 있다.

추가로 설탕 외에 수크랄로스sucralose같은 인공감미료를 사용한다.

식혜 상태에서 건더기를 빼내고 솥에 넣고 끓여 적절히 졸이면 찐득한 액체의 조청이 되고, 더 졸이면 그대로 엿이 된다. 그래서 식혜를 졸인 것이 '인공적인 꿀'인 조청이고, 이를 더욱 굳힌 것이 갱엿이다. 갱엿에 먹기 좋게 공기를 넣어 뽑은 게 바로 엿이다. 조청의 경우, 원재료로 현미나 쌀 외에 수수, 도라지, 생강, 호박 등을 넣어 다양한 풍미를 주는 조청을 만들 수 있고 호박엿 같은 여러 종류의 엿도 만들 수 있다.

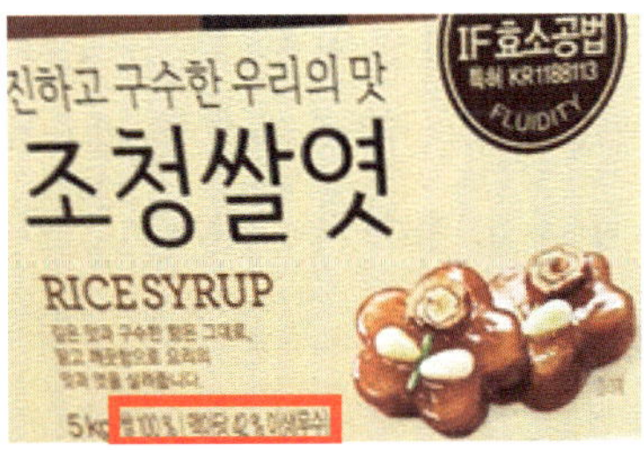

쌀과 같은 당류와 맥아당을 이용해서 만든 조청쌀엿(rice syrup)

22

약재로도 사용하였던 엿

엿을 한방에서는 한자 '엿 이飴'를 사용해서 이당飴糖 혹은 부드러운 사탕이라는 의미로 연당軟糖이라 부른다. 예부터 원기元氣를 회복시키며 진액津液을 생성하는 효능을 가진 약재로 쓰였고, "과거공부하는 집에서는 엿을 고는 단내가 난다"는 속담도 있을 정도로 오래전부터 사용되었다. 과거시험 준비하는 유생은 스트레스를 많이 받기에 엿은 당분을 섭취하는 간식 정도의 수준이 아닌, 원기를 회복시키며 속을 보하는 약재의 효능이 있었다. 시험으로 인한 극심한 긴장 상태를 겪는 유생들에게, 엿은 스트레스로 인한 배앓이 증상을 가라앉혀주었다. 그렇기에 과거시험을 치르는 유생들이 엿을 하나씩 입에 물고 시험장에 들어갔다는 기록도 있다. 또한 찰싹 붙는 엿의 특성같이 시험에 합격하라는 주문은 오래전 조선 시대부터 이어내려온 풍습이다. 그래서 과거시험을 보는 유생들의 괴나리봇짐 안에는 엿이 필수품으로 들어있었다고 한다. 영양식 약재에다가 장원급제하라는 소원도 담겨있는 것이다.

예부터 식사 후 소화제로 사용하기도 했던 식혜, 몸에도 좋고 뇌에도 좋기에 새벽에 눈 뜨자마자 왕들이 먹었다는 조청, 그리고 과거시험 필수품이었던 엿까지, 이들은 선조들의 지혜가 담겨있는 식품들이라 할 수 있다. 녹말을 원료 삼아 당화과정을 거쳐 엿당 성분인 이들 식혜와 조청과 엿은 같은 뿌리를 가진 형제들이자 한 가족이다.

무즙 파동과 "'엿' 먹어라" 항의가 있었던 중학교 입시문제

명문 중학교에 진학하려는 입시가 치열하였던 1964년 12월, 서울시 중학교 입학 고사에서 아래와 같은 문제가 자연 과목 시험문제 중 하나로 출제되었다.

〈자연 과목〉 엿기름으로 녹말을 당분으로 변화시키는 과정에서 엿기름 대신 넣어도 좋은 것은 무엇인가?

① 디아스타제　② 꿀　③ 녹말　④ 무즙

엿을 만드는 과정 중 당화작용을 하는 물질을 묻는 문제였다. 당시 시험정답을 '①디아스타제'으로 발표하자, 학부모들로부터 '④무즙'도 정답이라는 항의가 빗발쳤다. 실제 무즙 성분에 디아스타제 효소가 들어있어 엿을 만들 수 있었기 때문이다. 당시 국민학교 6학년 자연 교과서에서도 "침뿐만 아니라 무즙에도 아밀라아제의 유형으로 디아스타제 성분이 들어있다"라고 기재되어 있었다. 명문 중학교를 목표로 하는 입시에서 1점으로도 합격 당락이 결정되기에 학부모들의 항의는 당연하였다.

다당류를 당화시키는 것과 관련된 순수한 성분을 고르라는 것이 문제출제 의도였는데, 문제의 질문이 잘못된 것이었다. 서울시 교육위원회는 처음에는 문제를 무효로 발표하였다가, 나중에는 정답을 '①디아스타제'로만 처리하여 합격자를 발표하였다. 이에 반발한 여러 학부모는 직접 무즙으로 엿을 만들어서 서울시 교육위원회에 가서 "'엿' 먹어라"고 하며 솥단지를 채로 들고 항의하였다.

이 사건은 1965년 '입학시험 불합격처분 취소청구소송' 재판까지 이어졌고 결국 두 개의 정답이 인정되면서 교육관계자들이 사표를 내는 큰 난리를 빚으며 마무리되었다. 무즙 파동 사건이 빌미가 되어 1968년 7월 15일, 입시지옥인 중학교 입시가 폐지되고 무시험입학제도가 발표된다. 당시 7월 15일 발표는 8월 15일 일제의 압박에서 해방된 것처럼, 당시 600만 어린이들이 입시지옥에서 해방되는 날을 기념하는 상징적인 날짜로 정하였다고 한다. 엿에 관련된 시험문제와 무즙 파동이 당시 여러 학생의 인생에 결정적인 영향을 주었던 것은 물론이고, 한 나라의 교육제도까지 바뀌게 하는 역사적인 사건이 되었던 것이다.

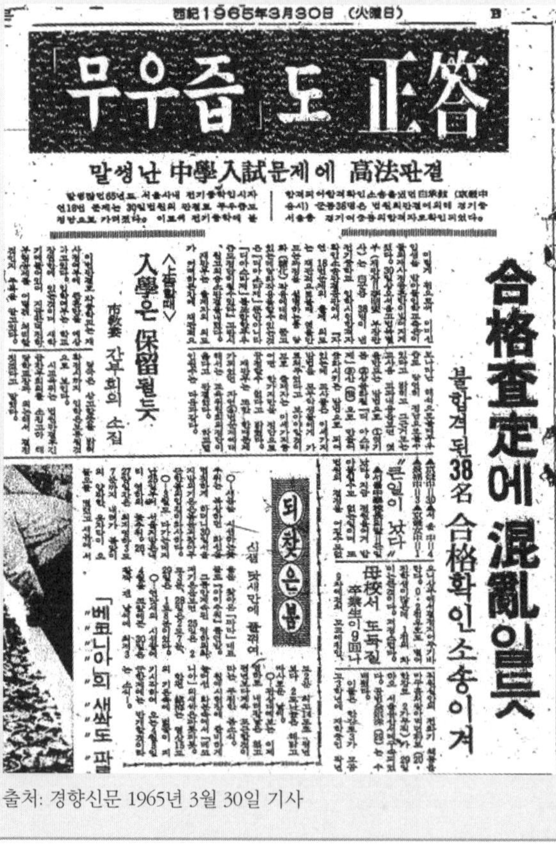

西紀1965年3月30日 (火曜日)

「무우즙」도 正答

말썽난 中學入試문제에 高法판결

合格査定에 混亂일듯

불합격 된 38名 合格확인소송이겨

〈上級학교〉 入學은 保留될듯

市敎委 간부회의 소집

되찾은 봄

출처: 경향신문 1965년 3월 30일 기사

23

식혜와 단술의 차이

우리나라의 전통적인 음료로 식혜가 있고 이와 조금 다른 것으로 단술 또는 감주甘酒라고 부르는 음식이 있다. 식혜는 음료로 분류되지만, 단술은 비록 알코올 성분이 높지 않을지라도 그 이름처럼 술로 지칭된다. 경상도에서는 식혜를 감주와 같게 얘기하기도 하지만, 일반적으로 두 개를 구분한다. 우리말로 식혜는 '먹는다'고 한다. 반면에 감주는 '마신다'라고 말한다. 단술 또는 감주는 보통 밥을 이용하여 쌀누룩(미국米麴)으로 빚어 만든다. 쌀누룩은 곰팡이를 곡류인 쌀에 번식시킨 것이다. 쌀누룩은 찹쌀이나 멥쌀가루를 약간 쪄서 단단히 밟은 후에 솔잎에 싸서 발효균 곰팡이를 띄워서 만든다. 백미를 밥이나 죽과 같은 정도로 쪄서 60도 정도로 식힌 후 누룩을 넣어 발효시켜서 단술 또는 감주를 제조한다.

식혜의 경우, 엿기름으로 밥의 전분을 엿당으로 가수분해하는 당화 단계까지만 진행하여 만든다. 반면에 단술은 누룩(당화 단계에서 술까지 만드는 발효균 곰팡이)을 사용하여 만들기 때문에 만드는 과정 자체가 다르다. 누룩을

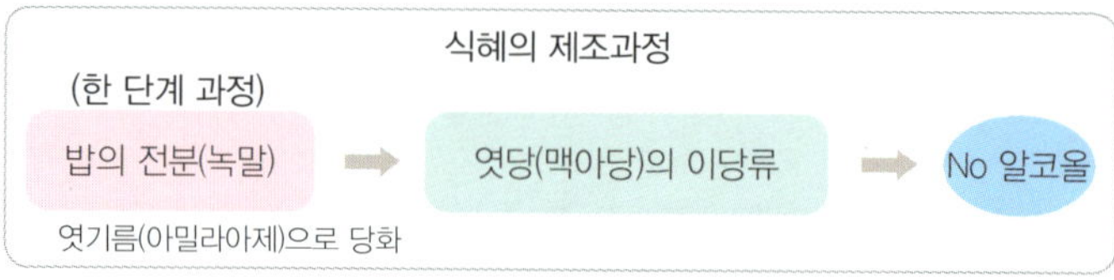

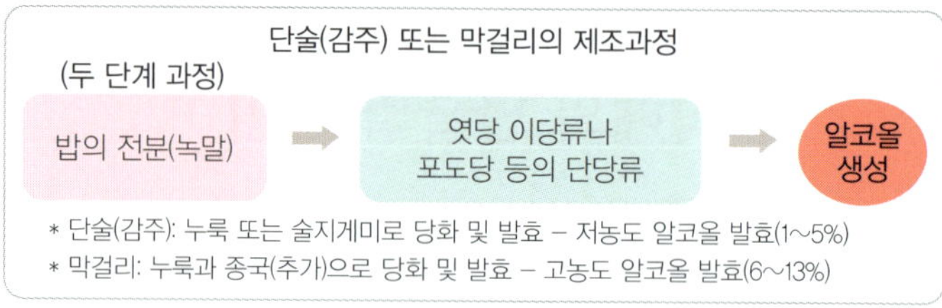

사용하기에 당화 단계를 지나 발효과정을 거쳐 알코올까지 만드는 것이다. 그러니까 식혜가 일반 음료지만, 감주는 알코올 성분이 들어있어 일종의 약한 술이라고 할 수 있다(물론 우리나라 주세법에서는 알코올이 1% 이하인 음료는 술로 취급되지 않는다). 엿기름의 당화 정도나 엿당 당도가 높지 않기에(엿당의 당도는 설탕의 1/3 정도), 단맛이 나는 식혜를 만들기 위해 대부분 설탕이나 인공감미료를 추가로 넣는다.

누룩곰팡이를 사용하는 단술 제조 과정에는 놀라운 과학이 숨어있다. 두 단계의 화학적 과정을 거치는데, 첫 번째 단계는 효소에 의한 전분의 당화라는 가수분해 과정이다. 당화란 단맛이 없는 다당류 고분자인 탄수화물에서 단맛이 있는 이당류나 포도당 같은 단당류 등으로 가수분해되는 것을 뜻한다. 누룩곰팡이 내의 효소에 의해 전분이 주성분인 밥을 단당류인 포도당이나 이당류인 맥아당, 유당으로 가수분해하는 과정이다.

여기서 생쌀(생으로 된 전분)을 사용하지 않는 이유는 생쌀의 전분 입자는 외부로부터 효소의 접근이 매우 어려운 구조이기 때문이다. 그래서 단단한 전분 구조의 생쌀을 물로 불리고 열을 가해 내부조직을 파괴하여 효소

접근이 편하도록 열처리 작업으로 전분 구조를 풀어헤치는 것이다. 전문적 용어로 이를 호화gelatinization라 지칭한다. 호화는 생쌀의 전분을 뜨거운 물로 가열하면, 팽창되어 점도가 높은 풀로 변화하는 것을 말하는 것이다. 규칙적으로 배열된 β-구조 생녹말의 쌀이 가열된 물을 흡수하면 익혀져서 팽윤한 풀 상태의 α-구조로 바뀐 전분 성분의 밥이 된다. 우리 몸에 포도당을 섭취하기 위해 β-전분 구조의 생쌀 대신 α-전분 구조의 밥을 만들어 익혀 먹는 것도 생쌀의 전분을 호화시키는 과정이다. 인간이 생쌀 그대로 섭취하는 생식이 아닌 화식을 하게 된 배경에는 호화된 α-구조의 전분을 만든 다음, 효소에 의한 가수분해 효과를 높혀 소화력을 높이고 또한 맛도 좋아지도록 하는 화학적 원리가 담겨있다.

두 번째 단계는 발효과정으로 효모yeast를 사용하여 포도당에서 알코올로 변환시킨다. 곰팡이 유래의 미생물인 효모에 의해 단당류 포도당으로부터 알코올로의 발효가 진행된다. 단술은 누룩곰팡이를 통하여 밥의 전분으로부터 시작하여 첫 번째 단계인 당화와 두 번째 단계인 발효까지 진행되어 알코올 성분인 에탄올까지 만들어지게 된다. 그래서 단술이라는 용어처럼 알코올 성분이 포함된 음료가 만들어진다.

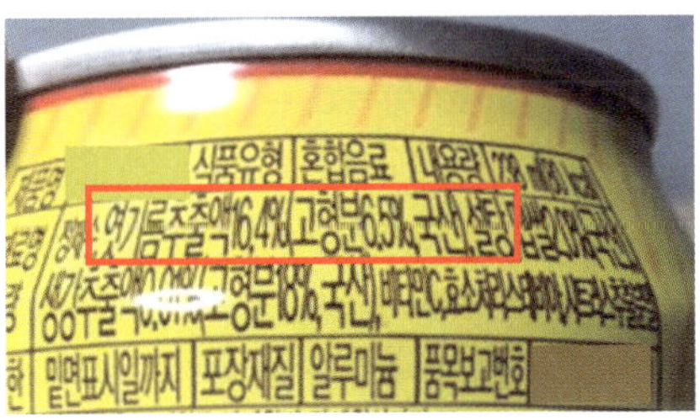

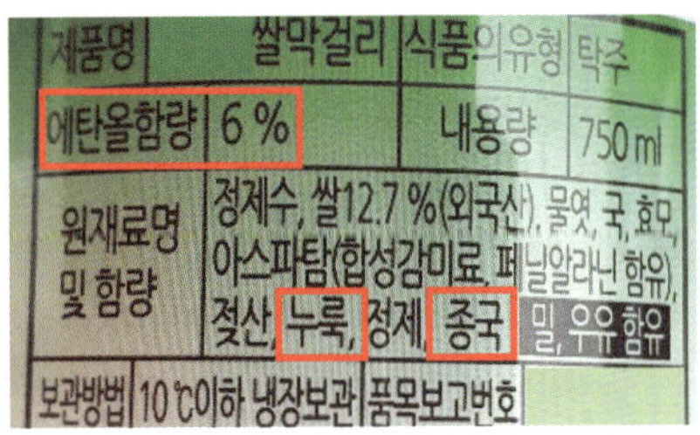

엿기름으로 만든 식혜(왼쪽)와 누룩과 종국으로 만든 6% 알코올 함량의 쌀막걸리(오른쪽)

반면에, 식혜는 제조방법 자체가 다르다. 밥의 전분을 분해하는 데 누룩곰팡이가 아닌 엿기름 속의 아밀라아제 효소를 사용하고, 첫 단계(탄수화물의 당화의 가수분해 과정)까지는 같게 진행하여 엿당과 약간의 포도당까지만 만들어 낸다. 식혜 제조에는 두 번째 단계인 발효가 진행되지 않기에 알코올 성분이 없다. 그렇기에 단술은 당화-발효과정을 거친 발효식품이지만, 이와 달리 식혜는 발효과정을 거치지 않기에 발효식품이 아니다. 식혜는 아밀라아제 효소의 도움으로 생성되는 당화 식품이다. 식혜를 발효식품이라고 많이 부르는데, 이는 당화를 발효와 혼동하기 때문이다.•

식혜를 만드는 과정에서 엿기름의 당화지수sugar power(다당류 탄수화물에서 단맛이 있는 이당류나 포도당 같은 단당류로 가수분해시키는 능력)는 그리 높지 않기에 식혜 속에 들어있는 엿당의 당도가 그리 높지 않다. 반면에, 단술은 엿기름보다 당화지수가 더 큰 쌀누룩을 사용하여 엿당, 포도당 등을 만들기에 식혜보다 단맛이 강하다. 또한 단술 제조의 두 번째 발효단계에서 보통 도수가 1~5% 미만의 낮은 함량의 알코올을 만드는데, 원하는 알코올 함량을 적절히 조절할 수 있다. 누룩균은 전분을 당류로 분해하기도 하지만, 영양적으로 유익한 또 다른 역할도 한다. 쌀에 있는 단백질을 분해하여 아미노산으로 만들기에 또 다른 풍부한 영양소를 단술(감주)에 제공하기 때문이다. 여기에 같은 원리가 누룩균을 사용하는 메주에서도 같게 작용한다. 누룩균으로 메주에 있는 콩의 단백질을 아미노산으로 분해해서 된장, 간장

• 발효는 미생물이나 균류 등을 사용하여 유기물이 분해되어 에탄올, 초산, 젖산 등을 만드는 과정으로 사람에게 유익한 결과를 가져다 주는 것으로 정의한다. 발효와 동일한 과정을 거치지만, 사람에게 해로운 결과를 주면 부패라 한다. 식혜를 만들 때 사용하는 엿기름의 아밀라아제는 녹말을 엿당으로 가수분해하는 효소로 녹말을 당화시키는 역할만 한다.

의 감칠맛을 내는 것은 바로 이러한 결과 덕분이다.

여기서 쌀누룩 대신 술지게미(주박酒粕, 발효된 술을 맑게 뜨고 난 후 남은 찌꺼기)를 사용하여 다른 종류의 단술을 만들 수도 있는데, 그 경우 알코올 농도가 8% 정도로 상당히 높다. 일본에서는 누룩을 사용하여 만든 감주와 술지게미를 사용하여 만든 감주 등 두 종류가 있다. 누룩을 이용한 감주는 알코올 도수가 약하기에 그 자체를 음료수로 팔지만, 술지게미를 이용한 감주의 경우는 알코올 도수가 높아서 1% 이하로 도수를 조절해 술이 아닌 청량음료로 팔기도 한다.

탁주濁酒라 부르는 막걸리도 단술의 발효과정과 매우 비슷하게 제조한다. 누룩만으로도 막걸리 제조가 가능하지만, 효과적인 알코올 발효를 위해 백국균白麴菌 같은 종국種麴 효모를 추가로 사용하기도 한다. 시중에 판매하는 막걸리의 알코올 도수는 6~13%로 다양하므로 막걸리는 알코올 농도가 높은 단술이라 말할 수 있다.

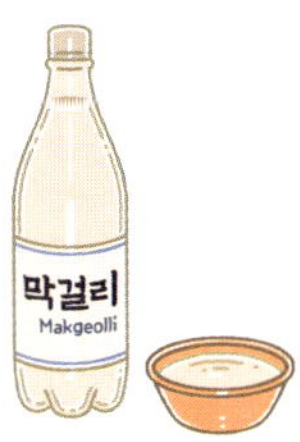

24

누룩곰팡이를 통한 전통 발효식품의 발전

누룩곰팡이(국균麴菌)에서 황국균, 백국균, 흑국균이 주를 이룬다. 우리나라에서 가장 많이 이용되는 황국균黃麴菌은 곡류의 녹말을 포도당으로 당화시키고 나아가 알코올 발효까지 일으킨다. 또한 콩이나 쌀에 있는 단백질을 아미노산으로 효소 분해한다. 우리나라는 여러 종류의 황국균을 이용하여 콩으로 만든 메주를 발효시켜 된장 등 장류를 만드는 데 사용한다. 일본에서는 단일균의 국균을 이용하여 '미소miso, 낫토, 사케, 가쓰오부시' 등 많은 일본 전통식품들을 만든다. 한 예로, 우리나라에서는 볏짚에 있는 곰팡이 가운데 여러 종의 고초균*Bacillus subtilis*, 枯草菌들을 이용하여 전통식품인 청국장을 만들지만, 일본에서는 고초균의 한 종류인 낫토균*Bacillus subtilis var.* natto으로 낫토를 만든다. 우리나라 청국장은 일본의 낫토와 매우 비슷한 발효식품이지만 곰팡이균, 만드는 방법, 사용하는 콩의 종류가 조금씩 달라서 같지가 않다. 여러 곰팡이균들을 사용한 우리나라 전통식품과 달리, 일본의 발효식품은 단일균을 종국으로 사용하도록 개량시켜 일본 고유한 맛을 발전시켜 왔다.

2006년 일본양조학회에서는 국균麴菌(누룩 곰팡이)을 자기네 일본의 것이라며 국균National fungus, 國菌(국가 곰팡이)이라는 이름으로 개명까지 하였다. 일본 내 누룩곰팡이를 이용한 식품산업은 자동차산업과 맞먹을 정도라는 중요성을 인식하였기 때문이다. 일본의 미소miso는 황국균 가운데 한 종류 누룩곰팡이만 사용하여 만든다. 반면에, 우리의 전통 메주로 만든 장류는 황국균에 포함된 여러 곰팡이로 발효시켜 만든다. 우리의 전통 누룩에는 다양한 균이 혼합되어 있어 장류를 만드는 지역에 따라 깊고 독특한 맛을 내는 특징이 있기도 하지만 지역이나 날씨, 가옥 등에 따라 주변균 때문에 곰팡이 종류가 일정하지 않아 동일한 맛을 내지 못해, 결과적으로 상업적으로 규격화하기가 어렵다. 그렇기에 국내 시중에 유통되는 개량 된장, 개량 간장은 일본 식품과 같이 단일균으로 발효시켜 균일한 맛을 내도록 해야만 한다. 사실 여기에는 심각한 문제가 숨어있다. 개량 된장이나 개량 간장의 경우, 우리나라 발효식품이라 말하면서도 전통 누룩을 사용하지 못하고 황국균의 일본 단일균을 모두 수입하여 사용하고 있다는 사실이다. 전통주 막걸리를 만들 때조차도 단일균인 일본산 국균을 사용한다. 균일한 맛과 영양을 주는 전통 균주 연구개발로 우리나라 전통 발효식품의 자존심과 함께 맛과 가치를 되찾는 노력을 기울여야 할 것이다.

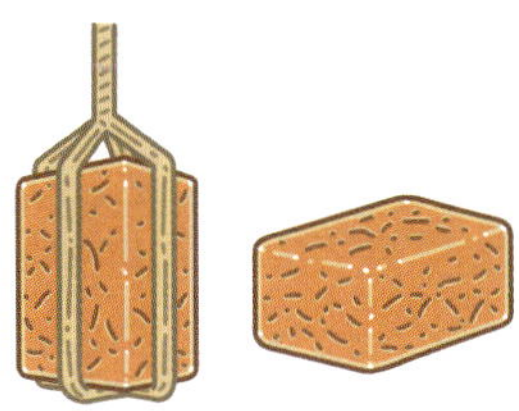

건강과 편의성을 가진 감주 제품들의 특성화를 기대하며

국내에는 상품화된 감주가 그리 흔치 않지만, 일본에서는 감주甘酒[아마자케(あまざけ)]를 '마시는 링거ringer'라 부르며 영양 드링크 형태의 건강음료로 주목하는 추세다. 또한 음료 외에도 영양과 건강을 강조한 아마자케 제품의 아이스크림이나 푸딩 등까지 개발하고 있다. 다이어트 열풍과 맞물려 요즈음 가공식품 시장의 트렌드가 건강과 편리성이기 때문이다. 일본의 에도 시절에도 더위를 극복하기 위해 감주를 여름철 전통 영양음료로 마셨다고 한다. 감주에 쌀의 전분과 맥아당 등 체내 흡수되는 당류 성분이 에너지가 되기 때문이다. 무엇보다도 누룩균이 쌀을 발효시킬 때, 에너지 대사에 좋은 많은 비타민 B군들을 만들어 낸다. 그리고 '주사액 링거'처럼 포도당, 맥아당 등 여러 당류 외에 아미노산, 비타민 등을 포함하고 있다. 그렇기에 일본에서는 아마자케를 발효식품의 '마시는 링거'로 여겨 피로 회복제 용도로 사용한다. 또한 식이섬유까지 들어있어 소화촉진과 장내 환경 개선효과를 지녀 '쌀로 만든 식물성 요거트'로 불리며 상당한 인기를 끌고 있다. 우리나라에서도 바쁜 현대인을 위하여 알코올 성분을 최소로 조절하여 영양음료, 건강음료, 발효식품으로서 다양한 감주 제품들을 특성화하여 개발하기를 기대한다.

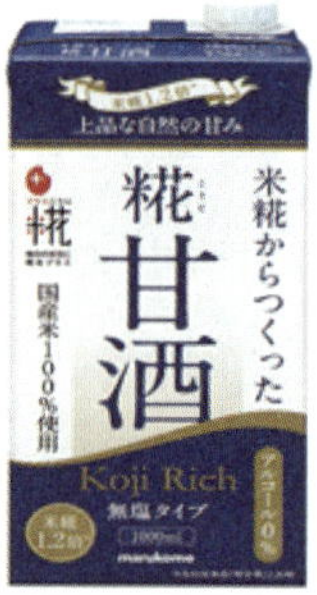

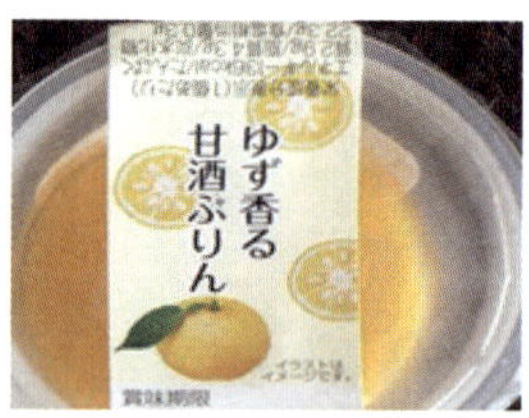

일본에서 시판되고 있는 감주(왼쪽)와 아마자케 푸딩(오른쪽)

25

'식혜'와 '식해'는 무슨 차이?

식혜食醯와 식해食醢는 둘 다 우리나라 전통적인 식품으로 비슷하면서도 차이점이 있다. 우선 두 식품의 기본적인 정체성이 다르다. 간단하게 비교하면, 식혜는 당화를 통한 식물성 음료 식품이지만, 식해는 곡류와 함께 생선도 사용하는 동물성 발효식품이다. 전통식품인 식혜와 식해의 차이를 정확히 아는 사람은 많지 않다. 전문서적에서도 식혜를 우리나라 전통적인 발효식품으로 부르기도 하지만, 이는 정확한 표현이 아니다. 발효는 미생물이나 균류 등을 사용하여 유기물이 분해되는 과정으로 사람에게 유익한 결과를 가져다주는 것으로 정의한다(해로운 결과를 주면 부패라 한다). 엿기름으로 당화과정을 거쳐 만들어지는 식혜는 미생물이나 균류 등을 사용하지 않기에 발효식품은 아니다. 반면에, 단술(감주)은 누룩을 이용한 발효식품이다. 균류인 누룩곰팡이를 이용하여 탄수화물의 당화를 일으키고 나아가 알코올을 만드는 발효까지 진행되기 때문이다. 이런 경우 '당화 발효'라는 용어를 쓰기도 한다. 식혜를 발효식품으로 오해하는 것은, 당화 개념을 에탄올, 젖산, 초산 등을 만드는 발효 개념과 같은 것으로 생각하기 때문이다.

본래 밥의 전분이 가수분해하여 당화되면 식혜가 되고, 당화된 엿당이나 포도당이 발효되면 알코올을 생성하여 술이 되며, 다음 단계의 발효가 진행되면 최종적으로 식초食醋가 된다. 식혜食醯라는 단어에는 '밥 식食', '식초 혜醯'가 결합한 것으로, '밥을 발효시킨 것'이라는 의미가 담겨있다. 옛날 사람들도 전분이 가수분해되는 당화 개념을 마치 발효 개념으로 이해해서, 식혜라는 단어에 '식초 혜醯'라는 한자어를 쓴 것으로 보인다. 그러나 식혜에는 식초(초산) 성분이 들어있지 않고 제조과정도 발효가 아니기에 용어 자체가 틀렸다고 말할 수 있다. 식혜라는 단어 자체가 과학이 발달하지 않았을 때 만들어졌기에 그럴 수 있으리라 본다.

반면에, 식해食醢는 '밥 식食', '젓갈 해醢'가 결합한 단어로 '밥을 넣은 젓갈'이라는 의미이다. 쌀밥 같은 곡류를 생선(또는 고기)의 음식 재료로 삭힌 발효식품이다. 식혜와 식해 두 단어가 비슷해서 매우 혼란스럽기에, 서당의 훈장들이 한자 실력을 '식초 혜醯'와 '젓갈 해醢'를 바르게 구분해서 쓸 수 있는지로 시험하였다는 이야기도 있다. 식혜와 식해가 같은 것으로 일부 백과사전에 잘못 정의되어 있기도 하기에 일반 사람들은 더욱 혼동할 수 있다.

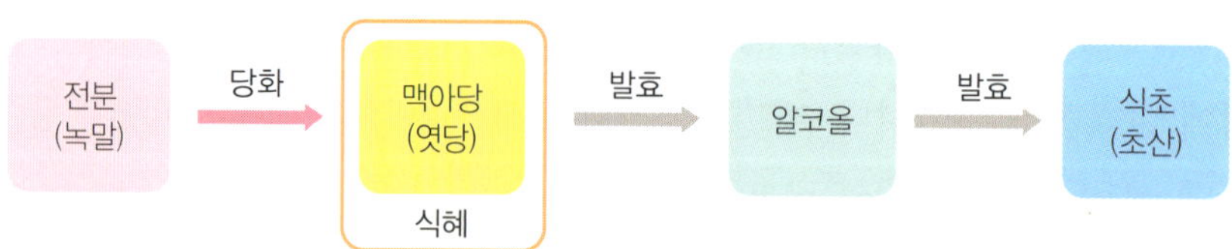

밥의 전분이 가수분해되는 당화를 거쳐 식혜가 생성되고, 발효과정을 거쳐 알코올이 생성되며, 최종적으로는 식초가 생성된다.

식혜를 오랫동안 보관할 수 있는 저장식품이라고 말하기엔 무리가 있다. 하지만 생선을 사용하는 식해는 소금을 사용하는 젓갈과 술의 중간 정도의 발효를 이용한 저장식품 측면이 있다. 곡류와 함께 반드시 생선을 이용하여야 하는 식해는 북한 그리고 동해안 지역에서 주로 만들어졌고, 젓갈은 서해안 지역에서 많이 만들어졌다. 요즘도 가자미식해, 황태식해가 전통적인 식해 음식으로 유명하다. 이와 관련해서, 보리굴비(굴비를 보리에 넣어서 보관)나 삭힌 홍어(홍어를 쌀겨에 파묻어 보관)도 식해와 같이 일종의 발효과정을 거치는 저장식품 범주에 들어가게 된다(보리나 쌀겨를 통하여 발효시킨다). 굴비나 메주를 볏짚에 매달아 발효시키면서 숙성하게 하는 것도 마찬가지 원리이다. 볏짚에 있는 누룩곰팡이균을 통해 생선과 콩의 단백질을 아미노산으로 효소 분해하게 하는 것이다. 이 모든 것들이 발효를 이용하는 전통식품으로 놀라운 옛 선조의 지혜임을 알 수 있다.•

식혜는 식물성 당화 음료이고 식해는 생선을 사용하는 동물성 발효식품이기 때문에, 일부 자료에 나와 있는 '가자미식혜' 혹은 '황태식혜'는 잘못된 표기이며, '가자미식해' 또는 '황태식해'로 바꾸어야 한다. 식해는 우리나라

• 볏짚을 사용하는 중요한 이유가 있다. 볏짚에 붙어있는 누룩곰팡이는 두 가지 중요한 역할을 한다. 곡류에 작용하여 당화작용과 알코올을 만드는 발효까지 일으키기도 하고, 콩이나 생선의 단백질에 작용하여 가수분해시킨다. 메주는 볏짚에 있는 누룩의 주요 곰팡이 중 하나인 황국균으로 콩을 발효시켜 된장을 만든다. 한편, 청국장과 낫토natto, 納豆는 볏짚의 바실러스 고초균枯草菌(볏짚에 있는 균)을 사용하여 만든다. 우리나라에서는 볏짚에 있는 곰팡이 일종인 여러 종류 고초균*Bacillus subtilis*으로 전통식품인 청국장을 만들지만, 일본에서는 고초균의 한 종류인 낫토균*Bacillus subtilis var. natto*으로 일본 전통식품인 낫토를 만든다. 일본은 1994년부터 매년 7월10일을 '낫토의 날'로 정하여 낫토를 일본 전통발효식품, 건강식품으로 대대적으로 홍보한다. 낫토보다 여러 효능이 뛰어난 '청국장의 날'이 우리나라에서도 지정되기를 기대한다.

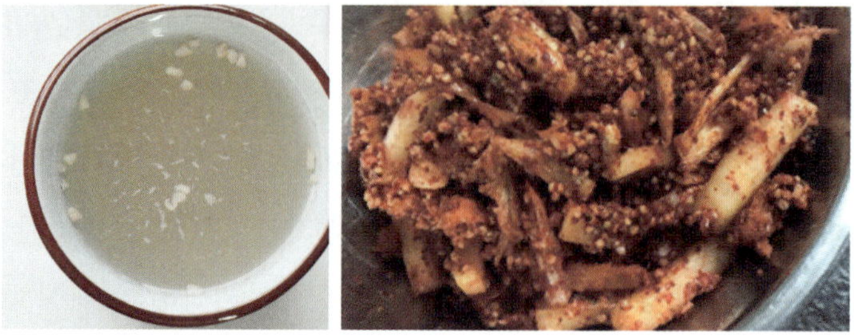

우리나라 전통식품인 식혜 음료와 황태식해

에서 전통적인 식물성 콩발효식품(된장, 고추장, 청국장 등)과 함께 단백질 식품으로, 발효과정을 통하여 우리에게 꼭 필요한 필수 아미노산의 주요 공급원이 되어 왔다.

식혜 가운데, 안동의 명물이라 칭하는 안동식혜가 있다. 일반적인 식혜를 만드는 것과는 달리, 식혜의 기본재료 외에 고춧가루와 생강즙, 무를 더 추가한다. 또한 고추가 들어가기에 빨간색을 띠는 안동식혜는 끓이지 않는 특징이 있다. 흔히 식혜를 만들고 나서 마지막으로 끓이는 작업을 하는데, 그 이유는 엿기름 속에 들어있는 아밀라아제 효소를 파괴하여 활성하지 못하게 해서 식혜를 오랫동안 보관하고 시큼한 맛으로 변하는 것을 막기 위해서이다. 안동식혜는 엿기름 물로 삭혀 만들어서 마치 물김치 같아 보이는데 매콤하면서도 달짝지근한 전통음식이다. 안동식혜의 유래를 살펴보면, 해안지역에서 생선 재료를 이용하여 만든 식해 음식이, 생선이 귀한 내륙지방으로 전파되면서 자연스럽게 생선이 빠지고 엿기름을 사용하는 식혜 형태의 음식으로 바뀌면서 발전된 것으로 알려져 있다. 생선을 사용하였던 식해 음식이, 안동지역에서 식물성 식품인 식혜로 바뀐 이유이다.

26

벌꿀과 꽃꿀

벌이 꿀을 모으고 꽃가루를 모으는 이유는 식량을 저장하기 위함이다. 벌꿀honey은 꿀벌이 자신들의 먹이원이 부족할 때 사용하는 자신들의 양식이다. 꿀벌은 먹이인 꽃꿀을 찾는 과정에서 꽃의 가루받이를 하는 자연계의 놀라운 중매쟁이 역할을 한다. 그렇기에 꿀은 꿀벌이 꽃의 수분受粉(가루받이)이라는 노동(?)의 대가이자, 꽃이 주는 선물이라 말할 수 있다. 본래 꽃의 꿀샘에서 분비하며 단맛을 내는 액체의 당분 성분은 설탕이다. 꽃에 있는 이 당분을 꽃꿀花蜜(화밀) 또는 영어로 넥타nectar라 부른다. 벌꿀은 꽃꿀 당분 성분인 설탕을 꿀벌이 먹었다가, 꿀벌 몸 안의 효소에 의해 과당과 포도당으로 분해된 점성 있는 액체이다. 이를 전문적인 용어로 전화당invert sugar, 轉化糖이라고 한다.• 그러므로 전화당인 벌꿀의 주성분은 과당과 포도당이다. 꽃꿀 1 g을 얻으려면, 꿀벌이 6,000~8,000송이 꽃을 찾아다녀야 한

• 꽃꿀 성분인 설탕은 꿀벌의 침 속에 있는 전화효소에 의해 과당과 포도당으로 변화된다. 설탕이 가수분해되는 과정을 전화invert라 하기에, 벌꿀을 전화당이라고 부른다.

다. 일벌 한 마리의 무게는 0.1 g 정도인데, 벌의 꿀주머니에 0.14 g까지 꿀을 저장할 수 있다고 하니 자기 몸무게보다도 더 무거운 꽃꿀을 운반하는 것이다.

벌꿀은 약 80% 당분과 20% 정도의 수분으로 이루어져 있다. 80%를 차지하는 벌꿀의 당분 성분은, 벌꿀에 따라 다르나 평균적으로 과당(38%), 포도당(31%) 외에 맥아당 등 당류(10%), 설탕(1%)이고, 이들 당류가 물(20% 정도)에 녹아있다.• 벌꿀의 당도는 설탕과 거의 비슷한 것으로 알려져 있다. 벌꿀을 당분의 주성분 외에 종합 영양성분들을 가지고 있어서 '살아있는 식품' 혹은 '종합영양제'라고 말한다. 당분 외에 효소들, 유기산, 무기질, 비타민과 꽃가루라 말하는 화분 등이 미량으로 들어있다. 그렇기에 벌꿀은 꽃꿀 종류와 산지에 따라 다르다[국내에서 가장 많이 생산되는 꿀은 아카시아꿀(70% 정도)이고 그 외에 밤꿀, 잡화꿀이다]. 꽃꿀인 설탕을 과당과 포도당으로 분해하는 꿀벌 침에 들어있는 전화효소invertase 같은 효소들이 벌꿀 속에 들어있다. 또한 생리활성 물질이 들어있어 항염, 항균 작용으로 보존제나 상처 치료제뿐만 아니라 특히 피부와 관련된 효능이 많은 것으로 알려져 있다. 미백, 보습 등 효과를 주기 때문에 고대로부터 지금까지 화장품 성분에 꿀이 들어가 있는 경우도 많고, 특히 피부 팩의 성분으로 유용하게 이용되고 있다. 꿀을 겨울철 입술이 틀 때 사용하면 바세린보다 더 좋은 효과를 낼 수도 있다.

전통적으로 좋은 효능이 많아 과거로부터 민간치료제로도 사용하였지만, 주의하여야 할 부분이 있다. 꿀에는 식중독균인 보툴리누스균이 있어서

• 벌꿀의 약 80%를 차지하는 주요 당류 성분은 평균 과당(38%), 포도당(31%)이다. 실제로는 과당은 28~41%, 포도당은 22~35%로 벌꿀에 따라 다르게 나타난다.

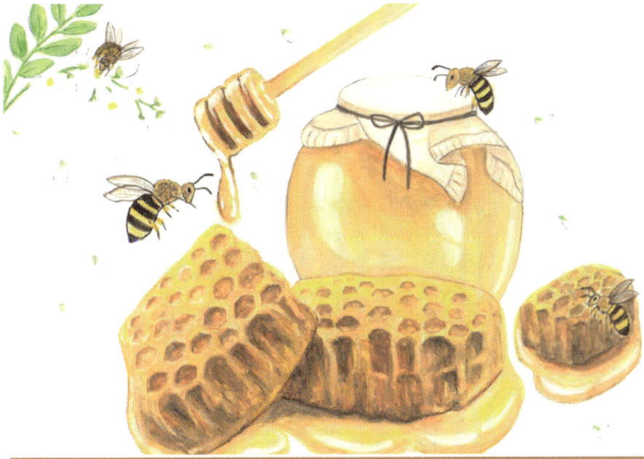

꿀과 꿀벌의 모습

한 살 미만의 유아들에게 치명적인 것으로 알려져 있다.•• 영아들에게 치명적인 보툴리누스 중독으로 사망에 이를 수 있기에, 전문가들은 두 살 이상의 어린아이들에게 벌꿀 섭취를 권장한다. 벌꿀은 부패하지 않는 식품으로 잘 알려져 있다. 꿀의 고농도 당분에 의한 삼투현상이 부패를 방지한다. 또한 꽃꿀에 들어있는 여러 항균물질이 부패방지 역할을 하고 있고, 벌꿀 액성이 약산성을 띠고 있어서 썩지 않는다. 햇빛, 공기, 열 등에서 보호되어 효소가 변질하지 않도록 위생적으로 잘 보관한다면 꿀을 아주 오랫동안 보

•• 벌이 꿀을 모으는 과정에서, 벌꿀 안에 식중독균인 보툴리누스균의 포자가 포함될 수 있다. 통조림이나 소시지 등에서 증식하는 보툴리누스균은 신경독성 단백질인 보툴리눔 독소Botulinum toxin를 만들어 내는데, 이는 이제까지 알려진 지구상 모든 독성물질 중에서 가장 강한 독성을 가진다(존재하는 A형~H형 중에서 H형이 가장 강함). 이 균이 어른들의 경우에는 간의 해독작용으로 독소를 몸 밖에 배출할 수 있으나, 영아들에게는 매우 높은 치사율을 보인다. 미용 목적으로 쓰이는 보톡스botox는 보툴리눔 독소의 줄임말로 클로스트리듐 보틀리눔clostridium botulinum이 분비하는 A형 독소를 정제하여 만든 상품명이다.

관할 수 있다. 꿀에 물이나 침이 들어가면 발효가 되어 신맛이 나거나 곰팡이가 생기기에 이를 조심하여야 하고, 뚜껑을 꼭 닫아 햇볕이 들지 않는 서늘하고 건조한 장소에 보관하여야 한다.

꿀은 동서양을 막론하고 세계 어느 곳이나 있지만, 생산량이 한정되어 있고 값이 비싸서 일반 사람은 접하기 어려운 천연 감미제였다. 하지만 과거 한때 설탕이 꿀보다 더 귀하였기에 보다 비쌌던 적도 있었다. 유럽 열강들이 동인도 식민지에 대규모 사탕수수 농장들을 건설하여 설탕을 기업적으로 생산하기 전까지는 그랬었다. 전통적인 한국 음식 중에서 약식藥食 또는 약과藥果와 같이, 약藥자가 들어가는 음식은 꿀을 사용하는 귀한 음식이었다. 일반 서민들은 꿀 대신에 곡물과 엿기름을 이용한 조청이나 식혜 등으로 손쉽고 저렴하게 단맛을 접할 수 있었다.

인류의 생존과도 직결된 꿀벌에 대하여!

꿀벌은 모든 곤충 중에서 인간에게 가장 도움을 주는 곤충이다. 우리나라에서 꿀벌은 축산법상 '가축'으로 분류되는 유일한 절지동물이다.• 꿀벌은 꽃꿀 수집 과정에서 식물이 가루받이(수분)를 하도록 화분매개 작용pollination을 하는 데 매

• 곤충인 꿀벌은 예전부터 우리나라 축산법에서 가축으로 인정되고 있다. 이후에 가축으로 정하는 기타 동물로 지렁이가 인정되었고, 그리고 몇 년 전 장수풍뎅이, 왕귀뚜라미, 왕지네, 누에, 여치 등 곤충 14개 종이 추가로 지정되었다. 이 곤충들은 사육할 수 있으며 농가의 소득증대에 기여할 수 있는 동물로 인정되었기 때문이다. 생태환경을 해칠 우려가 없고 유통 판매가 가능하기에 이 곤충들은 가축의 일원이 된 것이다.

우 중요한 역할을 한다. 유엔 식량농업기구UNFAO에 따르면, 세계 식량의 90%를 차지하는 100대 주요 작물 중 71%가 꿀벌을 매개체로 수분을 한다고 한다. 그렇기에 꿀벌이 사라지면 인류도 몇 년 내로 멸망한다는 과장된 말이 있기는 하지만, 꿀벌이 지탱하고 있는 생태계의 한 축이 무너지므로 인간에게 엄청난 재앙이 되는 것은 분명하다.

전 세계적으로 꿀벌의 개체 수가 눈에 띄게 감소하고 있는데, 이는 살충제 남용, 지구 온난화의 이상 기후, 꿀벌 바이러스 전염병 등이 이유라고 알려져 있다. 학계에서 지구상에서 가장 빠른 속도로 사라지고 있는 종이 벌이라고 말하고 있고, 미국에서는 꿀벌을 멸종동물로 지정하였다. 국내에서도 토종벌의 개체 수 감소에 대한 보도도 계속 나오고 있다.

벚나무과에 속한 아몬드는 자가수분이 불가능하여 꽃을 피우고 아몬드 열매를 맺는 과정에서 꿀벌의 도움이 꼭 필요하다. 전 세계 아몬드의 80%를 생산하는 미국 캘리포니아 아몬드 농장에서는 꿀벌 개체 수 부족으로 개화기에 양봉업자에게 값을 지급하고 꿀벌을 데려와 아몬드꽃 수정을 시킬 정도인데, 이를 아몬드 농법이라고 한다. 과수원에서 꿀벌이 꽃가루받이(수분)하게 하는 꿀벌 임대 사업이 번창한다고 한다. 이런 상황이기에 캘리포니아 아몬드 협회에서는 '꿀벌과 인류의 공생'을 위해 힘쓰고 있다. 중국에서도 줄어드는 꿀벌 문제로 오래전부터 과수원에서 사람이 직접 사과와 배꽃 하나하나를 수분하는 '인간 벌' 노동이 일상이 되었다고 한다. 최근에는 꿀벌 대신 '인공 꽃가루 수분'을 해주는 드론까지 등장하였다. 꿀벌의 위기는 농업의 위기 그리고 식량의 위기라 말한다. 생태계 보전의 환경문제뿐만 아니라 식량의 농업문제 등 인류의 생존을 위해서도 꿀벌은 필수적이기에 서로 상생하는 노력을 들여야 한다. 2017년 UN은 '세계 꿀벌의 날'을 제정하였는데, 벌꿀 개체 수 감소이유와 개체 수 감소대책 마련은 현재 인류의 생존과 관련된 중요한 연구과제로 되어있다.

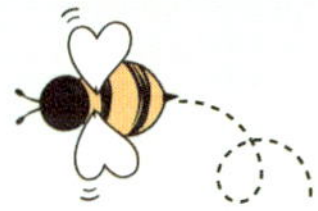

27

뉴질랜드 특산품인 마누카 꿀

시판되는 꿀 중에 다양한 약리적인 효과와 함께 품질관리가 뛰어나 세계적으로 알려진 마누카Manuka 꿀이 있다.• 뉴질랜드 특산품인 이 꿀은 호주매화라 불리는 매화 종류의 마누카 꽃에서 얻은 꿀인데, 독특한 향과 특유의 천연 항생, 항균 등 효과를 가지고 있는 것으로 알려져 있다. 또한 피부암, 직장암, 유방암의 암세포 억제로 암 예방에 효과적인 것으로 알려져 있다. 천연 마누카 꿀 생산은 한정적이기 때문에 전 세계적으로 팔리는 마누카 꿀은 상당부분 가짜일 수 있다는 얘기도 있다. 이에 뉴질랜드에서는 마누카 꿀의 명성과 제품등급을 위해 철저하게 품질관리를 하고 있다.

뉴질랜드 벌꿀 협회 품질 지수인 UMFUnique Manuka Factor(5+ ~ 22+)나 마누카 내 중요 생리 화학물질인 MGOMethylglyoxal(83+ ~ 1000+) 지표의 다양한

• 마누카는 원산지가 뉴질랜드와 호주인데, 호주매화, 송홍매松紅梅라 부르기도 한다. 영국 탐험가 쿡선장Captain James Cook이 마누카 잎으로 차를 마신 것이 유래되어 마누카 나무를 뉴질랜드 티트리Tea tree라고도 부르기도 한다.

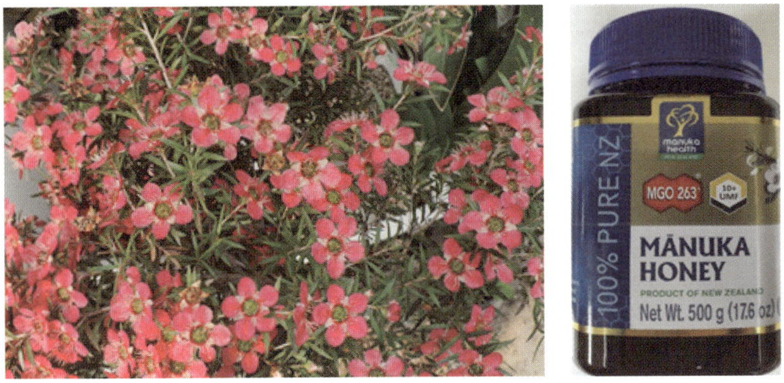

매화 종류의 마누카 꽃과 마누카 꿀

등급이 있는데 등급이 높을수록 생리효능이 좋은 꿀이고 가격이 비싸진다. UMF 10 이상, MGO 250 이상이면 생리학적 효능을 기대할 수 있는 꿀로 알려져 있다. 마누카 꿀과 같이, 우리나라에도 풍미와 효능까지 좋은 꿀들이 있기에, 품질에 따른 꿀의 등급을 제정하고 꽃의 종류에 따른 특성화와 제품관리가 있기를 기대한다.

세계 최고의 품질을 자랑하는 벌꿀 중에 마누카 꿀과 함께 시드르Sidr 꿀이 있다. 이외에도 세계적으로 유명한 꿀로 러시아 우랄산맥의 바시키리야 꿀과 시베리아 알타이 꿀이 있다. 시드르 꿀은 사우디아라비아와 예멘의 시드르 나무 꽃에서 채취하는 것으로 알려져 있다. 시드르 나무는 이슬람에서 신성시하는 나무이며, 수천 년 전부터 귀하게 알려져 온 시드르 꿀은 주로 가난한 예멘 유목민 양봉가들이 채취한다. 1년 내내 생산되는 아카시아꽃 꿀이나 일반 다른 꿀과는 달리, 시드르 꿀은 1년에 한 번만 야생의 제한지역에서 수확되어 생산량이 많지 않아 세계에서 가장 비싼 벌꿀 중 하나로 알려져 있다. 슈퍼박테리아 등에 대한 항생효과도 최근에 알려진 바

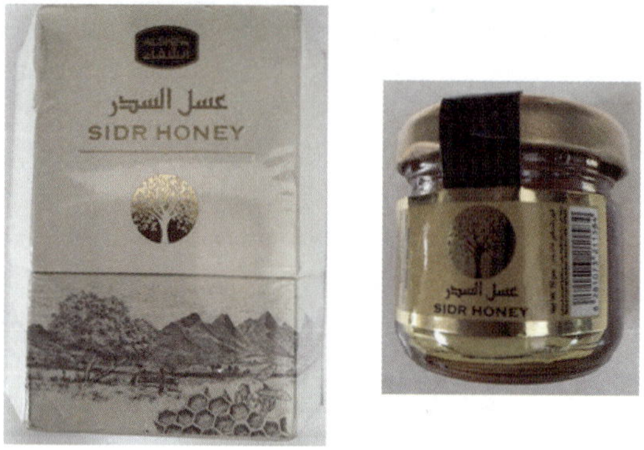

국내에 수입되어 시판되고 있는 중동의 시드르 꿀

있지만, 시드르 꿀 역시 반드시 합법적인 절차와 검증을 통해 유통된 제품을 구매하여야 한다.

28

벌꿀의 '피클링' 효과•

미국 국립 꿀벌위원회National Honey Board에 따르면, 벌꿀의 산도acidity를 나타내는 pH는 약 3.2~4.5로 평균 pH 3.9로 알려져 약한 산성을 띠고 있다. 꿀벌은 포도당 산화효소를 분비하여 포도당을 약산인 글루콘산gluconic acid으로 만든다. 또한 벌꿀의 산도는 꿀을 만드는 꽃과도 직접적인 관련이 있다. 벌꿀 안에는 많은 양은 아니지만 약 18개의 아미노산, 다양한 유기산, 지방족 및 방향족 산을 포함한 다양한 산acid이 포함되어 있기에 전체적으로 약산성을 띠고 있다. 특히 방향족 산은 꿀의 풍미에 크게 관련되어 있다.

• 피클링을 우리말로 하면 '절이기'이다. 오이 피클이 대표적인 피클링의 절인 음식으로, 오이를 소금에 절인 후 식초와 설탕에 담가 만든다. 전반적으로 채소나 생선 등의 음식을 소금이나 식초, 설탕 등에 담가두어 절임으로 식품의 보존성을 높인다. 소금물(5% 이상)을 사용하는 경우는 소금물 절임(염장)이고, 설탕(40% 이상)을 사용하면 당절임이다. 또한 식초액을 사용하는 경우는 초절임이다. 식초나 유기산(사과산 등)으로 식품을 pH 4 이하 산성도를 유지하면 박테리아의 경우 대부분 생존하기 어려우므로, 부패하기 쉬운 식품들도 몇 달 동안 보존할 수 있다. 산성 조건에 간을 위해 소금이 소량 들어가면 보존성은 증가한다.

약산성의 성질을 띠고 있어 벌꿀을 알루미늄 깡통에 보관하면 부식되는 문제가 있기에, 유리병이나 세라믹 그릇을 사용한다. 식품이 pH 4 정도의 산성도를 유지할 경우, 식품 내 미생물의 증식이 대부분 억제된다. 실제로 벌꿀은 pH 3.2~4.5 산성도를 보이기에 부패세균이 번식하지 못하게 되는 항균효과를 보이고 있다. 이것 외에도 벌꿀 속에 들어있는 여러 천연의 항생물질들이 꿀이 부패하는 것을 방지하는 역할을 하고 있다.

하지만 벌꿀을 오랫동안 보관해도 썩지 않는 가장 큰 이유는 꿀의 고농도 당용액에 의한 삼투현상으로 미생물이 번식하지 못하기 때문이다. 이런 원리를 이용하여 설탕(40% 이상) 등을 사용하여 여러 채소나 과일들을 담가두어 절여서 오랫동안 보존할 수 있다. 이를 전문적 용어로 당절임糖藏(당장)이라 하며, 피클링pickling(절이기)의 한 방법으로 사용된다. 과일이나 채소 등도 설탕에 절이는 당절임의 피클링으로 잼이나 젤리 등을 만들어 식품의 보존성을 높여 오랫동안 이용할 수 있도록 한다. 벌꿀은 썩지 않는 식품이 분명하지만, 그렇다 하더라도 벌꿀에 물이나 침이 들어가면 변질할 수 있으니 조심하여야 한다.

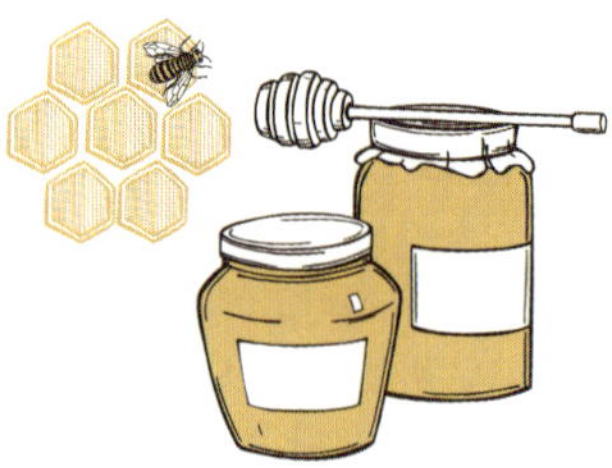

29

굳어지는 벌꿀은 가짜 꿀인가?

벌꿀이 종류에 따라 가끔 굳어지기도 하는데, 이는 꿀 성분의 물리적인 성질 때문에 나타나는 현상이 주요인이다. 굳은 꿀이나 결정이 생긴 꿀이라고 해서 벌꿀의 품질이 잘못된 것은 아닐 수 있다. 저온에서 포도당이 과당보다 잘 결정화되기 때문에, 보관 장소가 영상 8도 이하가 되면 벌꿀의 종류에 따라 굳어지는 경향이 있다. 냉장고에 넣으면 보다 빨리 굳어질 수 있으니 서늘한 상온에서 보관하여야 한다. 또한 벌꿀은 꽃의 종류에 따라 맛과 향기, 색이 다르게 나타나고 당의 조성(과당과 포도당 비율)도 꽃꿀의 종류에 따라 약간씩 다르다. 상온에서도 벌꿀이 잘 결정화되는 경우는 포도당·과당에서 포도당 비율이 높을 때이다. 포도당의 용해도가 과당의 1/4 정도이기 때문에, 포도당 비율이 높은 꿀은 굳을 가능성이 크다. 벌통에서 꿀이 생성될 때는 과포화 상태인데, 벌통 밖으로 벌꿀을 보관하게 되면 온도가 낮아지므로 포도당 조성이 높은 벌꿀은 굳어지기도 한다. 결국 벌꿀이 굳어지는 가장 큰 요인은 용해도가 더 작은 포도당이 많아서 일어나는 현상이다. 때로 소량의 화분으로 인해 꿀에서 결정이 잘 생길 수도 있다.

벌꿀에서 일부 결정이 생기는 것으로 진짜와 가짜를 구분하는 방법으로 보거나, 굳어지는 벌꿀을 사양꿀로 생각하는 사람이 있는데 그것과는 아무런 관계가 없다. 그렇기에 '진짜 꿀은 굳지 않는다', '하얀 결정이 생기는 것은 설탕꿀, 사양꿀이다'라는 사기꾼들의 그럴듯한 말에 속아 넘어가면 안 된다. 오히려 100% 사양꿀이 결정이 생기지 않고 굳지 않는 경향이 있기도 하다. 굳어지는 꿀 중에 질이 좋은 벌꿀도 많다. 일년생 풀에서 얻어지는 유채꿀이나 잡화꿀의 경우 잘 굳어지는 현상을 보인다. 굳어진 벌꿀의 경우, 따뜻한 물에 1시간 정도 담가두면 본래 시럽 형태의 꿀 상태로 돌아온다. 벌꿀은 70℃ 이상 가열하면 일부 영양소가 파괴되기에 높은 온도에서 끓이면 안 된다.

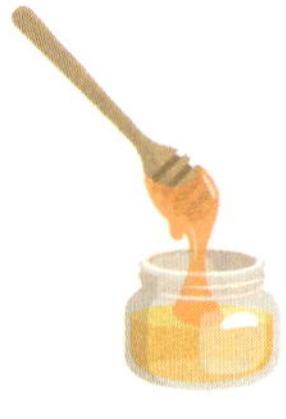

30

두 종류의 벌꿀: 사양꿀과 천연벌꿀

꽃에서 직접 얻는 천연 꽃꿀의 벌꿀과 달리, 밀원蜜源으로 꽃이 아닌 설탕물이나 물엿을 벌에게 먹여 얻은 꿀을 '사양飼養 벌꿀'이라고 한다. 물론 이것은 당분 비율만 맞춘 가짜 꿀과는 다르다. 본래 사양이라는 의미는 벌을 사육飼育한다는 데서 나온 말이다. 우리나라에서 겨울철에는 꽃이 피지 않아 벌의 먹이가 없어서 벌의 생존을 위해 설탕물을 공급하여야 하는 사육의 한 방법이다. 시중에 유통되는 벌꿀 제품의 과반수가 사양꿀로 알려져 있다.

사양꿀은 당분의 기원이 꽃꿀이 아닌 단순한 설탕물이기는 하지만, 이것 역시 꿀벌을 통해 천연꿀과 같이 과당과 포도당으로 분해된다. 꽃꿀로 인한 벌꿀은 꽃에서 유래된 꽃가루와 비타민들이나 무기질이 미량 함유된 천연물질이지만, 사양꿀은 그러한 성분이 없으므로 당연히 꿀의 품질이 떨어진다. 하지만 단순한 영양학적인 측면만 고려할 때, 맛과 풍미 외에 사양꿀은 천연벌꿀과 큰 차이가 없다. 사양꿀이 비록 천연형태의 꿀은 아니지

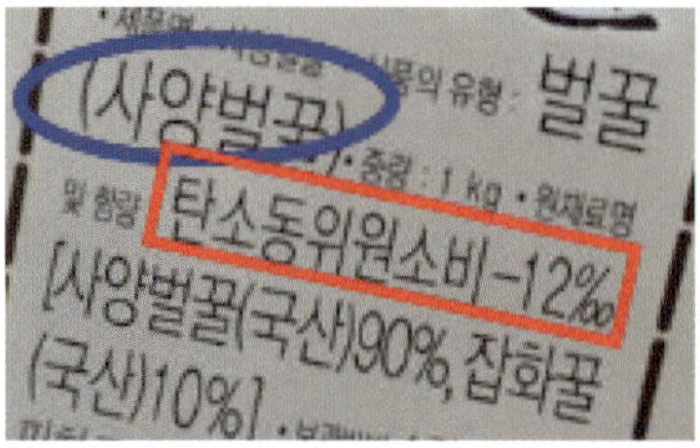

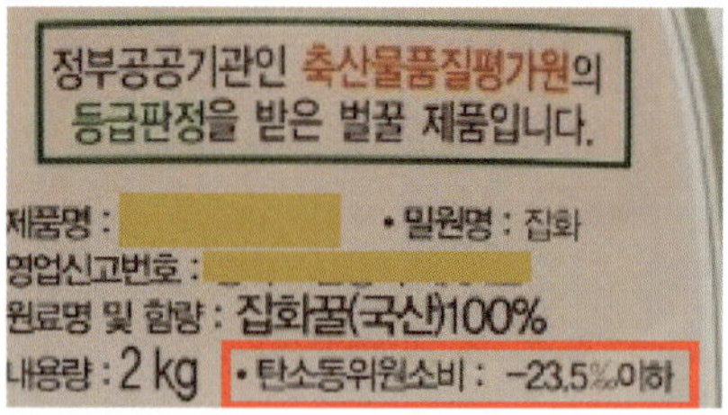

왼쪽 제품은 탄소동위원소비가 -12퍼밀의 사양벌꿀이고, 오른쪽 제품은 -23.5퍼밀 이하로 100% 천연벌꿀임을 보여주고 있다.

만 그렇다고 완전히 가짜 벌꿀이라고 말할 수 없다. 양봉 전문가라 할지라도 점성 등 형태나 풍미만으로 사양꿀, 천연벌꿀 또는 이들을 혼합한 꿀인지를 구별하기 어렵다. 오직 전문 질량분석기기를 이용한 '탄소동위원소비율' 분석으로만 가능하다. 탄소동위원소비율 측정치는 물리적, 화학적 변화에도 변하지 않기 때문에, 이러한 질량분석 기기분석법만이 유일하게 진짜 천연벌꿀의 판별 및 순도까지 알 수 있다.

천연벌꿀 여부를 구별하는 탄소동위원소 비율 퍼밀per mille(‰) 값•을 사용한다. 우리나라에서 천연벌꿀 탄소동위원소 비율 분석값($\delta^{13}C$) 기준치로 -22~-24퍼밀 값을 보인다. 그러나 사양꿀이나 천연벌꿀을 섞은 혼합꿀의 경우, -10퍼밀에서 -20퍼밀 값을 보이며 이는 천연벌꿀 값과 다르다. 100% 천연벌꿀을 생산하여 시판하는 경우, 진짜 천연벌꿀이라는 증거로 과학적으로 분석된 탄소동위원소비율 수치를 제품라벨에 표기하고 있는데, 사양

• 탄소동위원소비율 분석값($\delta^{13}C$)은 동위원소 $^{13}C/^{12}C$ 값과 관련된 것으로 동위원소 시그니처isotopic signature라 부른다. 시료물질과 기준물질의 동위원소 비율에 대한 값은 동위원소 비율 질량 분석값으로 측정되어 퍼밀 단위로 표시한다. 퍼밀이라는 단위는 천분율parts per thousand로 해수의 염분농도 등에서 많이 사용한다. 20퍼밀(‰)은 2%와 같다.

벌꿀과 천연벌꿀 그리고 이들을 섞은 혼합꿀의 탄소동위원소 비율 수치는 다음과 같다.

- 100% 천연벌꿀: -22~-24퍼밀(per mille; ‰)
- 70%/30% 천연/사양벌꿀 혼합꿀: -20퍼밀
- 50%/50% 천연/사양벌꿀 혼합꿀: -18퍼밀
- 100% 사양벌꿀: -12퍼밀
- 설탕: -11퍼밀
- 물엿이나 올리고 당: -9~-10.6퍼밀

31

벌꿀과 설탕의 차이점

벌꿀은 약 20% 정도의 물이 들어있고, 설탕 자체에는 물이 없다. 그리고 꿀은 꽃에서 유래된 꽃가루와 비타민이나 미네랄이 있어 꽃향이 나는 비정제당에 속한다고 할 수 있지만, 설탕은 백설탕의 경우 정제당이다. 더불어 천연벌꿀의 주성분은 수분을 제외한 당류가 80% 정도를 차지하고 있고, 미량의 천연성분들이 다양한 영양과 생리활성 효능을 가지고 있다. 항생, 항균, 상처의 치료와 회복 등의 벌꿀의 효능은 설탕과 비교할 수 없이 탁월하다.

주요 당류 성분의 관점에서 사양꿀과 천연벌꿀을 비교하면 큰 차이는 없다. 사양꿀이 가짜 벌꿀은 아니지만, 꽃에서 전달하는 천연성분들은 거의 없다고 할 수 있다. 80%를 차지하는 벌꿀의 주요 당분 성분은 벌꿀에 따라 다르나 평균적으로 과당(38%), 포도당(31%), 설탕(1%), 기타 당류(10%)의 혼합물이 수분과 함께 존재한다. 평균적인 '과당 : 포도당 : 설탕' 비율이 '38% : 31% : 1% (54.3 : 44.3 : 1.4 비율)'로 과당의 함량이 약 54%를 차지한다. 액상과당 HFCS 55 시럽의 경우, '과당 : 포도당 = 55% : 42%(56.7 : 43.3 비율)'이므로 과당의 함량이 약 57%이다. 일반적으로 벌꿀의 당도는 벌꿀 종류에 따라 다르지만 대체로 설탕과 비슷하고 액상과당 HFCS 55 시럽과도 비슷하다.

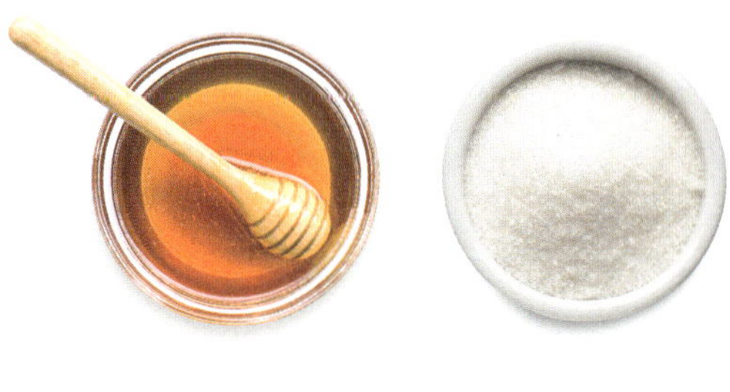

32

달고나

최근 화두로 떠오른 달고나(뽑기, 띠기로 불리기도 함)는 옛날 길거리 노점상에서 팔던 대표적인 군것질 식품이었다. 달고나는 작은 국자에 설탕과 베이킹소다[중조重曹, 탄산수소나트륨($NaHCO_3$)]를 섞은 후 연탄불에서 가열하여 만들었다. 설탕을 저어주면서 가열하면 시럽처럼 녹게 되고 여기에 소다를 가하면 이산화탄소를 방출하면서 부풀어 오르게 된다. 이것을 모양틀로 찍어 눌러서 원하는 형태를 만들 수 있었다. 달고나를 만드는 과정은 설탕의 화학적 갈변browning 현상이다. 설탕이 고온에서 분해, 탈수, 산화를 거쳐 중합반응이 일어나는 카라멜화 반응이다. 옛날에 먹을 것이 제대로 없던 시절, 어린아이들에게 달고나는 학교 앞 가판대에서 인기 있는 대표적인 간식이자 군것질이었다. 복고의 인기에 힘입어 요즈음에는 젊은 세대를 대상으로 추억의 달고나 만들기 세트가 판매되기도 한다.

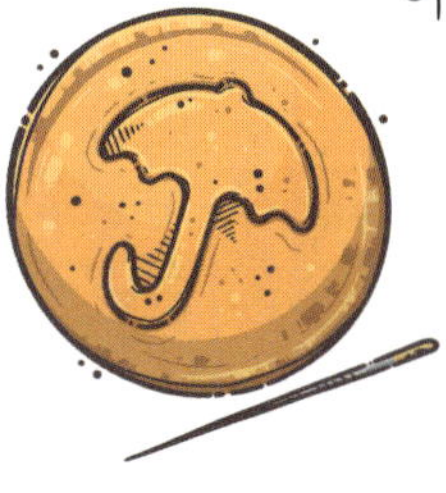

33

달고나 커피

국내에서 '달고나 커피Dalgona coffee'가 2020년 코로나 시기에 소개되어 유행하였다. 당류로 달고나를 커피에 넣는 것으로 보이지만, 사실 처음에는 달고나와 아무런 관계가 없었다. 본래 달고나 커피의 제법은 인스턴트 원두커피 가루, 설탕, 뜨거운 물을 '1 : 1 : 1' 비율로 넣고 수백 번 이상 강력하게 저어서 만든다. 힘있게 저어야 하는 과정이 들어가나 제조법은 아주 간단하다. 달고나 커피라는 이름은 400번 이상, 1000번 정도까지 강력하게 젓고 나면, 갈색 크림 같은 달고나 모양이 만들어지기에 붙여진 것이다(물론 핸드믹서를 사용할 수 있다). 그렇게 달고나와 비슷한 크림을 만든 후 물이나 우유, 얼음을 추가로 넣어서 마시면 된다.

인스턴트 커피 가루와 설탕을 함께 넣어 만들 때, 커피 가루에 들어있는 단백질이 젓는 과정을 통하여 변형되어 서로 엉기면서 달고나와 같은 크림이 만들어지는 것으로 알려져 있다. 믹스 커피로는 만들어지지 않고, 원두커피의 경우 단백질의 양이 적어 달고나 같은 거품이 생기지 않는다. 우

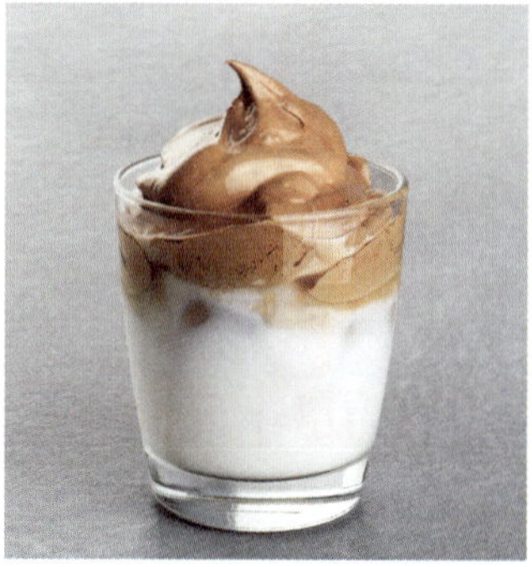

국내에서 만든 제법으로 해외에까지 알려진 '달고나 커피'

리나라에서 새롭게 만들어져 기원이 된 달고나 커피는 영어로 'Dalgona coffee'라는 용어로 해외에까지 알려져 있다. 마치 카푸치노 커피와 비슷한 한국 커피의 일종으로 소개된다. 처음에는 달고나와 무관하게 달고나 커피를 만들었지만, 나중에는 일반 커피나 라떼에 당류 대신 달고나 조각을 얹어서 만드는 진짜 '달고나 커피'로 발전하기도 하였다. 이러한 달고나 커피는 국내 커피 전문점에서도 신메뉴 중 하나로 자리 잡았다.

현대인의 당류섭취와 건강

34

액상과당이란?

액상과당의 본래 이름은 '고과당 옥수수 시럽High-fructose corn syrup, HFCS'이다. 한국에서는 액상과당(시럽)이라 부르고, 미국에서는 'HFCS'라 부르기에 주성분이 과당으로 된 시럽인 것으로 오해하기도 한다. 액상과당의 실제 주성분은 포도당과 과당이 대략 1:1 정도의 비율인 혼합물이고, 이를 물에 녹여 시럽 형태로 사용된다. 국내에서는 액상과당으로 명명되었지만, 1970년대 미국에서 처음 이 시럽을 상업화할 때, 긍정적 의미를 담은 고과당이라는 용어를 붙여 고과당 옥수수 시럽으로 명명하였다. 당시 과학지식으로, 과당이 건강에 좋은 이미지를 가지고 있었다. 포도당과 달리, 과당이 혈당수치를 크게 높이지 않기에 과당에 대한 좋은 당류 이미지를 나타내고 싶은 상업적인 의도로 이를 명명하였을 것이다.

고과당 옥수수 시럽이란 이름이 정확한 성분명이 아니었기에, 일반 사람들이 이를 혼동하는 경우가 많이 발생하였다. 또한 시간이 지나면서 과당이 절반 정도 성분인 HFCS로 인한 건강에 대한 부정적 정보가 계속 나오게 되자, 그 이름 자체를 바꾸려고 여러 번 시도하였다. 한 예로, 2012년에 미국 옥수수 가공협회Corn Refiners Association에서 고과당 옥수수 시럽 HFCS 이름을 간결하게 '옥수수 당corn sugar'으로 바꾸려 하였지만 성공하지 못하였다. 흥미로운 사실은 본래 HFCS 고과당 옥수수 시럽을 상품으로 개발하였던 미국과는 달리, EU에서는 그 구성성분을 고려하여 '포도당-과당 시럽glucose-fructose syrup' 또는 '이소글루코스isoglucose'라고 부르고 있다.•

액상과당 HFCS는 옥수수 전분을 포도당으로 효소 분해하고 포도당 일부를 효소를 이용하여 과당으로 이성질화로 변환하여 제조한다. 그렇기에 대략 1:1 비율의 포도당과 과당이 주성분이고 그 외에 5% 정도의 맥아당이나 올리고당 당류가 함께 물에 녹아있는 시럽이다. 주로 사용하는 액상과당 시럽에 물이 전체의 25~30% 정도를 차지한다. 국내에서 액상과당(시럽)이라는 이름 대신 때때로 당시럽이라는 이름으로 사용되기도 한다.•• 액상

• 액상과당에는 여러 종류가 있는데, 과당의 함량이 포도당보다 높으면, '과당-포도당 시럽'이라 부르며, 포도당의 함량이 과당보다 높으면, '포도당-과당 시럽'이라 부른다. 미국과 달리, EU에서 주로 사용되는 HFCS는 포도당 함량이 과당보다 높은 시럽이기에, EU에서는 포도당-과당 시럽이라고 부른다. 다른 영어권 나라에서는 고과당 옥수수 시럽을 HFCS 대신 HFMSHigh-fructose maize syrup로 표기한다. 미국에서 콘corn이라는 단어가 곡물, 곡식이라는 넓은 의미도 있기에, 영국식 영어권에서는 옥수수를 의미할 때는 메이즈maize라는 단어를 사용한다.

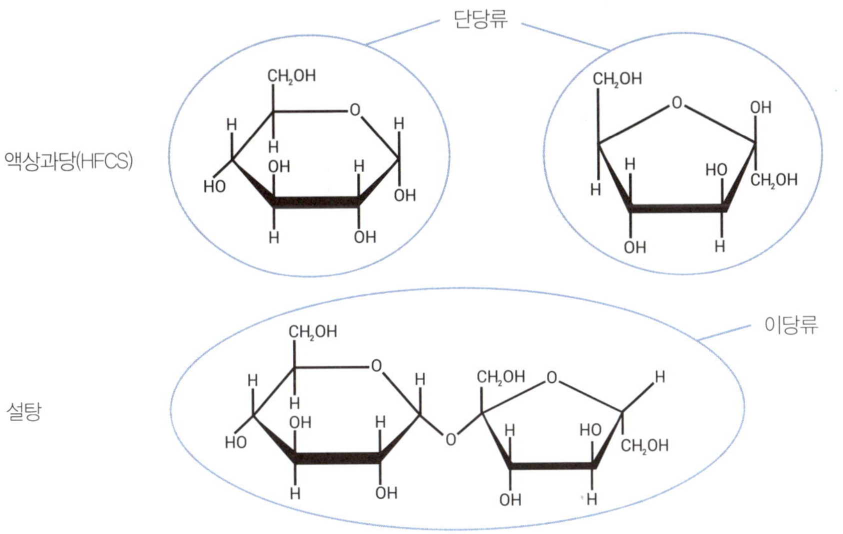

단당류 혼합물인 액상과당과 이당류인 설탕의 화학 구조 비교

과당 시럽은 콜라, 사이다, 커피, 주스 등의 음료나 제과뿐만 아니라 아이스크림, 요구르트, 수프, 잼, 통조림 등 거의 모든 가공식품에 사용되고 있다. 설탕을 대신하여 액상과당 시럽이 사용되는 가장 큰 장점은 두 가지이다. 가장 큰 이유는 설탕보다 가격이 저렴한 경제적 측면이고, 또 하나는 시럽으로 액체이기에 식품을 제조하는 과정에서 편리하게 취급할 수 있기 때문이다.

옥수수 시럽의 일종이라고도 할 수 있는 액상과당은, 대부분 유전자 변형 GMO 옥수수 전분을 원료 물질을 효소 분해하여 제조하기에 반(半) 자

●● 액상과당은 옥수수 전분으로부터 만든다. 포도당과 과당이 주요 당분 성분이며, 고과당 옥수수(콘)시럽 혹은 당시럽으로도 부른다. 물엿도 이와 같게 옥수수 전분으로 만들지만, 맥아당(엿당)이 주요 당분 성분이며 전분 시럽starch syrup, 옥수수(콘) 시럽corn syrup으로 부른다.

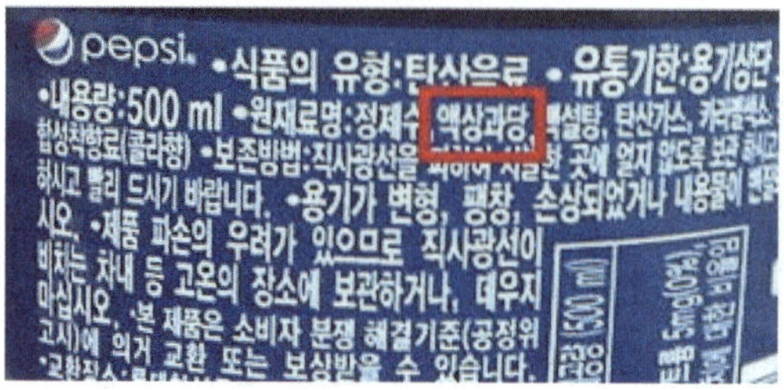

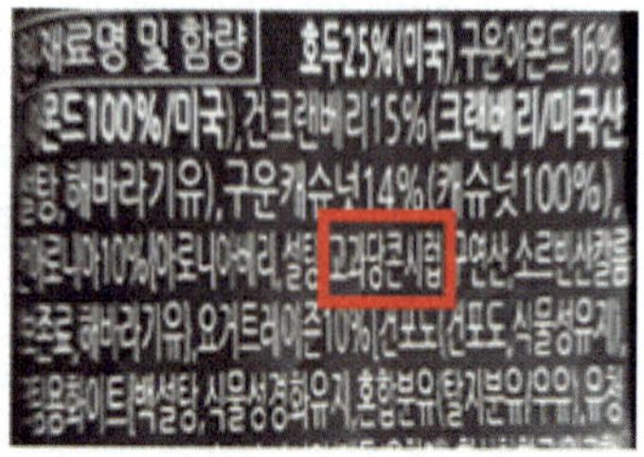

HFCS는 액상과당(왼쪽) 또는 고과당 콘 시럽(오른쪽)이란 이름으로 여러 종류 식품 원재료에 사용된다.

연 물질이라 할 수 있다. 이에 반해 설탕은 사탕수수나 사탕무에서 얻은 천연성분 자체를 정제하여 얻기에 자연(천연) 물질이다. 시럽인 액상과당은 고체인 설탕에 비해 다루기 쉽고 가격도 저렴하다. 가장 많이 상용되는 액상과당인 'HFCS 55'의 단맛 정도는 설탕과 거의 비슷하다.

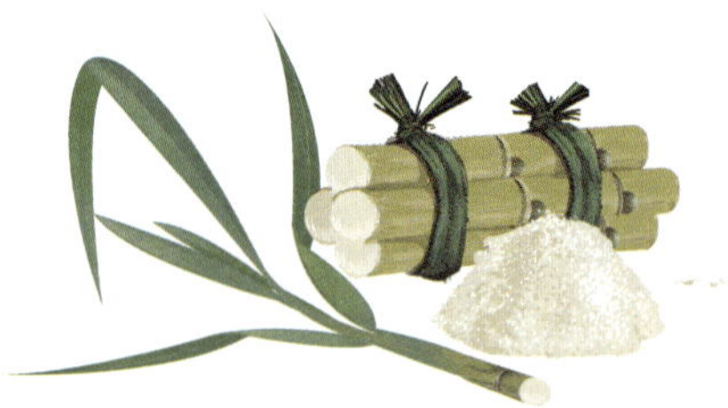

35

식품산업의 신기원이 된 액상과당 탄생의 역사

액상과당이 탄생하게 된 흥미로운 역사가 있다. 설탕의 원료로 사용되는 사탕수수나 사탕무는 매년 기후조건에 항상 민감하게 영향받는 농산물이다. 그렇기에 설탕 원가는 사탕수수나 사탕무 생산과 연동되어 매년 식품산업과 세계 경제에 직접적인 영향을 주었다. 이러한 문제는 기후와 농업과 관련된 근본적인 문제라서 해결하기 쉽지 않았다. 과학자들은 이 문제

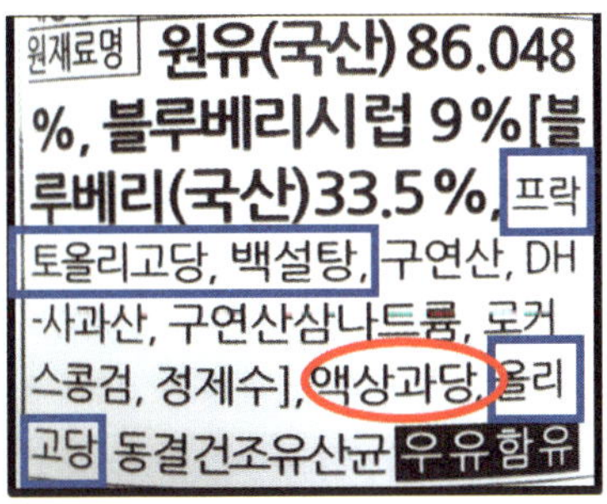

식품 원재료로 액상과당을 백설탕과 올리고당과 함께 쓰는 경우도 많다.

를 해결하고자 다른 차원에서 접근하였다. 그래서 효소를 이용하여 옥수수 녹말을 가수분해해서, 설탕을 대체할 수 있는 포도당 성분의 콘 시럽 제조를 연구하기 시작하였다. 그러나 옥수수 녹말의 최종적 산물로 나오는 포도당(감미도 74)은 설탕보다(감미도 100 기준) 단맛이 떨어졌다. 천연당 가운데 과당(감미도 130)이 가장 당도가 높아서 포도당에서 과당으로 변환시키려는 것이 가장 중요한 연구단계가 되었다. 과당이 많이 포함될수록 단맛의 정도가 많이 증가할 것이고, 이와 관련된 적절한 경제성도 고려해야 하였다. 이러한 시대적 배경 속에서 액상과당이라는 식품계의 놀라운 작품(?)이 태어났다.

식품산업의 혁명을 가져온 설탕 대체재, 액상과당

1950년 말부터 미국의 아이오와주에 있는 클린톤 옥수수 회사Clinton Corn Processing Company는 감미도가 낮은 포도당을 감미도가 높은 과당으로 바꾸는 연구를 계속 시도하다가 벽에 부딪혔다. 이와 별개로 1960년 중반 일본 국립산업과학기술연구소에서 효모로부터 열에도 안정한 과당 이성질화 효소fructose isomerase를 개발하는 연구결과가 있었다. 난관에 부딪혔던 클린톤 옥수수 회사는 포도당을 과당으로 바꾸는 새로운 이성질화 효소 개발에 주목하게 되고 이를 자신들 연구에 응용하였다. 이것을 계기로 박테리아로부터 산업적으로 이용할 과당 이성질화 효소를 개발하여 성공을 거두게 되었다. 그리하여 1970년대 초부터 미국의 클린톤 옥수수 회사는 액상과당을 설탕 대체재로 상품화하여 시판하기 시작하였다. 옥수수 녹말에서부터 액상과당의 개발은 미국 내 과잉생산된 옥수수를 소비하는 데 신의 한 수와 같은 놀라운 해법이 되었다. 그렇게 된 이유는, 액상과당의 원료로 사용되는 옥수수는 대량재배가 가능하며, 매년 가격 변동성이 크지 않고 설탕보다 가격이 저렴하고, 무엇보다도 미국 내에서 안정된 공급 물량을 확보하기가 좋았기 때문이었다. 이렇듯 최적화된 여러 배경 속에서 액상과당의 설탕 대체재 개발은 설탕과 직접적인 연관이 있는 식품산업의 혁명이라 말할 수 있는 신기원을 이루게 되었다.

1976년 FDA에서 액상과당이 GRASgenerally recognized as safe 레벨로 일반적으로 안전하다고 인정한 이후, 액상과당은 설탕의 대체품으로 미국에서 콜라 등 청량음료는 물론 다양한 음식 재료의 감미료로 광범위하게 사용되고 있다. 액상과당은 설탕보다 식품산업에서 여러 장점이 있는데, 가장 큰 이유는 액상과당이 설탕보다 저렴하다는 경제적인 측면이다. 또한 보관 기간이 길고, 가열하였을 때 갈색으로 변하여 구운 식품의 착색 효과를 주는 등 여러 장점이 있다.

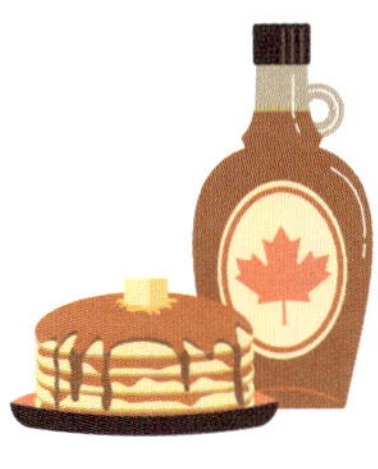

36

대표적인 액상과당인 HFCS 55

액상과당인 고과당 옥수수 시럽은 이성질화 효소를 사용하여 포도당을 과당으로 이성질화해서 제조하므로, 이성질화 당isomerized sugar이라 부르기도 한다. 가장 널리 쓰이는 액상과당으로는 'HFCS 55'와 'HFCS 42', 두 종류가 있다.

건조된 HFCS 55 액상과당은 55%의 과당(프럭토스)와 42%의 포도당(글루코스)의 성분을 가지고 있다. 이는 주로 청량음료, 주스, 커피 등의 감미제로 사용된다. 또 다른 하나의 건조된 HFCS 42 액상과당은 42%의 과당과 53%의 포도당으로 이루어져 있고 가공식품, 시리얼 등에 사용된다. HFCS 55가 HFCS 42보다 과당 비율이 10% 정도 높아서 당도가 조금 더 높다.

* **HFCS 55:** 2세대 이성질화 당으로 청량음료에서 많이 쓰임•
  성분(무수물의 경우): 과당 55%, 포도당 42%, 맥아당(말토스) 등 당류 3%
* **HFCS 42:** 1세대 이성질화 당으로 가공식품에서 많이 쓰임
  성분(무수물의 경우): 과당 42%, 포도당 52%, 맥아당(말토스) 등 당류 6%

처음에는 HFCS 42가 상용화되었는데, 이를 제1세대 이성질화 당이라고 한다. 그런데 과당 42%의 HFCS 42는 당도가 90 정도로 단맛이 설탕(당도 100)보다 조금 떨어지고, 저온에서 포도당이 결정화되는 단점을 보였다. 이후에 크로마토그래피 분리법을 이용하여 과당 90%를 포함하는 HFCS 90이 개발되었다. 다음으로 HFCS 42의 상대적으로 낮은 당도와 결정 생성의 단점을 해결하고자 과당 55%를 포함하는 HFCS 55를 개발해서 상용화하였다. HFCS 55를 제2세대 이성질화 당이라고 한다. 상업적, 제조공정과 당도 등 여러 측면을 고려하여 제1세대 이성질화 당인 HFCS 42와 HFCS 90을 적절히 혼합하여 제2세대 이성질화 당인 HFCS 55를 만든 것이다. HFCS 55 시럽의 당도는 설탕과 거의 비슷하다. 우리가 커피나 주스 등의 음료에서 자주 접하는 액상과당 시럽은 바로 HFCS 55이다.

본래 당도(감미도)는 '과당(프럭토스)(130) > 설탕(100 기준) > 포도당(글루코스)(74)'이다. 액상과당 HFCS 55와 HFCS 42 두 종류 모두 건조된 무수물 형태가 아닌 시럽 형태를 띠고 있고, 수분을 대략 1/3~1/4 정도 포함하고 있다. HFCS 55의 경우 수분함량이 23~24%, HFCS 42의 경우 29~30% 정도이다. 이들의 당도의 순서는 'HFCS 55 ≈ 설탕(감미도 100) > HFCS 42(감미도 90~92)'이다. 미국에서 액상과당 HFCS가 상품화된 이래, 지난 수십 년 동안 비만과 대사증후군의 비율이 급증하였다는 통계와 역학조사가 보고되고 있다. 또한 설탕보다 오히려 액상과당 섭취가 건강에 유해하다는 여러 결

- 건조된 HFCS 55에서 과당과 포도당 비율만 계산하면, 과당 : 포도당 = 55% : 42%(56.7 : 43.3)이므로, 여기에서 과당은 57%에 이른다. 하지만 실제로 사용하는 HFCS 55 시럽은 수분을 약 23% 포함하고 있다. HFCS 55 시럽에서 과당 : 포도당 : 물의 비율은 대략 42% : 32% : 23% (다른 당류 3% 제외)이므로, HFCS 55 시럽 자체에는 과당 42% 정도를 차지하고 있음을 본다.

과도 나오고 있다. 그러나 현재까지 FDA의 공식 입장으로, 첨가당으로 사용하는 액상과당 HFCS는 식품 및 음료에서 대체로 안전한 감미제라 이야기하고 있다.

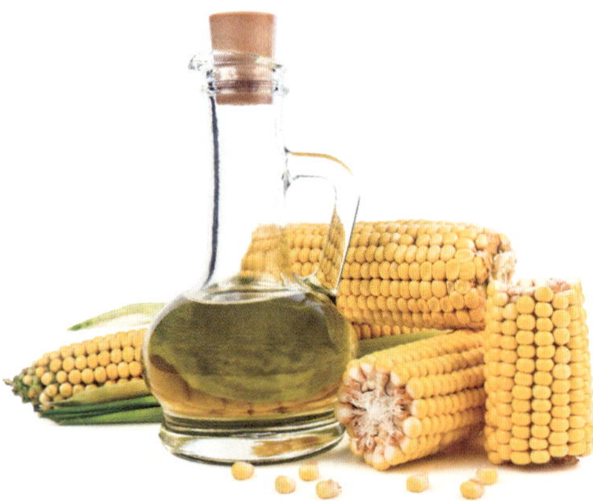

37

당류의 당지수와 감미도

당지수glycemic index, GI는 탄수화물이 함유된 식품이 식후 얼마나 혈당을 빨리 상승시키는지를 측정하여 숫자로 나타낸 지표이다. 여러 기준이 있지만, 대표적인 것은 단순 포도당 50 g을 섭취하였을 때의 혈당 상승속도를 100을 기준으로 해서, 특정 식품의 당질을 50g 섭취했다고 가정하였을 때, 혈당 상승속도를 측정하여 상대적으로 비교한 수치이다. 포도당을 기준(100)으로 하여, 일상적으로 많이 사용하는 여러 당류의 당지수는 다음과 같다. 아래 당류 중에 포도당보다 GI 수치가 높은 것은 맥아당(엿당)밖에 없다. 다른 당류들은 모두 포도당보다 GI 수치가 낮다.

과당의 경우, 포도당(100)의 GI 값보다 25로 매우 낮지만, GI 값이 낮다는 것만으로 과당이 건강에 더 유익하다고 말할 수 없다. 과거에 GI 값이 낮은 과당(25)을 포도당이나 설탕(65) 대신 섭취하면, 건강에 유익하리라고 단순하게 생각하기도 하였다. 이후에 과당 섭취를 그렇게만 볼 수 없다는 사실들이 밝혀지게 되었다. 과당을 섭취하는 경우에 포도당의 대사경로와 달리 인슐린을 분비시키는 기전을 따르지 않는 것으로 밝혀졌다. 따라서 과당 섭취 후에도 식욕저해 호르몬인 렙틴 분비를 자극하지 않기에, 식욕촉진 호르몬인 그렐린의 농도를 높게 유지하게 된다. 그러한 결과로 식욕이 높게 나타나 비만을 유발할 가능성이 상당히 크다.

아래 표는 설탕을 기준(100)으로 여러 당류의 당지수와 상대적 감미도를 함께 보여주고 있다. 다음 당류 중에 설탕보다 감미도가 높은 것은 과당(130)밖에 없다. 설탕과 거의 같은 감미도를 가지는 것은 액상과당, 벌꿀, 자일리톨 정도이다. 식혜와 조청의 주성분인 맥아당의 당도는 설탕의 1/3 정도임을 보여주고 있다.

여러 당류의 당지수와 상대적 감미도

당류	당지수 (포도당 100을 기준)	상대적 감미도 (설탕 100을 기준)
맥아당(엿당)	110	32
포도당	**100(기준)**	74
설탕	65	**100(기준)**
액상과당(HFCS 55)	58	100
메이플 시럽	54	60
벌꿀	50	97
젖당(락토스)	45	16
과당	25	130
갈락토스	25	32
자일리톨	12	100
솔비톨	4	60

38

무설탕과 무가당이란?

천연당과 첨가당을 구분하여야 한다

웰빙이 강조되는 오늘날, 설탕 무첨가 또는 무설탕이나 무가당No sugar added, 無加糖이라는 표현을 자주 만나곤 한다. 당 중에 설탕이 대표적인 당류 중 하나이기에 무가당이란 곧 무설탕이란 말로 들리기도 한다. 이와 관련된 내용을 먼저 정리하고자 한다.

우리가 단맛을 느끼는 성분인 당류는 천연당free sugars과 첨가당added sugars으로 나눌 수 있다. 천연당은 과일이나 곡류 등 식품에 자연적으로 존재하는 당류를 말하는데, 과일에 포함된 과당, 포도당, 설탕 등이나 유제품의 유당 등을 말한다. 반면에 첨가당은 음료나 제과 등을 만드는 데 추가하여 첨가하는 당류로 주로 설탕, 액상과당, 올리고당, 엿당 등이 있다. 천연당 섭취도 조절하여야 하지만, 첨가당의 과다섭취는 칼로리를 높여서 현대인의 건강을 해치기 때문에 이를 줄여야 한다.

먼저 '무無설탕'의 본래 뜻은 '설탕을 첨가하지 않았다'이다. 그런데 문제는 이 용어를 사용하는 식품회사는 '설탕만은 넣지 않았다' 또는 '설탕만 첨

천연당

과일이나 곡류 등 식품에 자연적으로 존재하는 당류
예) 과일의 과당이나 유제품의 유당

첨가당

음료나 제과 등 제조시 당도를 위해 인위적으로 첨가하는 당류
예) 설탕, 액상과당, 올리고당 등

천연당과 첨가당의 구분

가하지 않았다'라는 본심을 숨긴 채(?) '무설탕'이란 단어를 오용한다는 것이다. 그러니까 설탕이 아니고 액상과당, 올리고당 같은 다른 당류를 넣어도 현행식품법상 '무설탕' 표기가 가능하다. 이는 설탕만 빼고 단맛을 내는 수많은 당류를 무엇이라도 넣을 수 있는 것이다. 무설탕이라는 표기 자체가 상업적으로 포장된 용어로 이용될 수 있다는 게 문제이다. 무설탕인 경우, 아스파탐 같은 인공 감미료를 사용하기도 한다.

한편, 무가당은 본래 '첨가한 당이 없다'는 뜻이다. 다시 말해서 '첨가당을 넣지 않았다'는 의미이다. 즉, 인위적으로 제품에 당류를 추가해서 넣지 않았다는 뜻이다. 그렇기에 해당 제품에 '당분이 없다'는 뜻은 아닌데, 마치 그 제품이 무당분sugar free, 無糖分이나 제로zero 칼로리의 의미처럼 포장되어 들리게 한다. 비록 추가적인 당류인 첨가당을 넣지는 않았지만, 과일이나 곡류 원재료가 가지고 있는 천연당 성분은 제품에 이미 함유되어 있을 수 있다는 사실을 잊게 만든다. 무가당의 의미가 무당분이 아닐 수도 있다는 점을 유의하여야 한다. 대표적으로 무가당 표기는 착즙 과즙 주스에서 많이 사용된다. 착즙 과즙 주스에는 추가적인 당류를 첨가하지 않았기 때문에, 건강한 주스임을 강조하기 위해 쓰는 표기일 것이다. 그러나 무가당 제

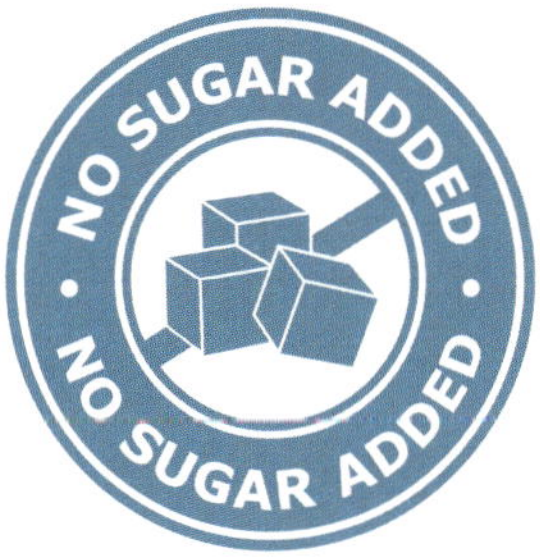

무가당 표시가 무당분이 아닐 수 있기에, 현명한 소비자는 천연당 당류 성분과 함량을 확인하여야 한다.

품이라 하더라도 실제 과일이 가지고 있던 과당이나 포도당 같은 천연당류는 그대로 있어 당분 함량이 상당히 높을 수 있음을 조심하여야 한다. 용어의 의미를 안다면, 차라리 무설탕보다는 무가당이 나을 수 있으나 천연당 당류 성분과 함량까지 확인하는 것이 필요하다.

식품의약품안전처 안내: '당(糖)에 대해 알아보아요'

영양성분표의 당류 함량 확인하기

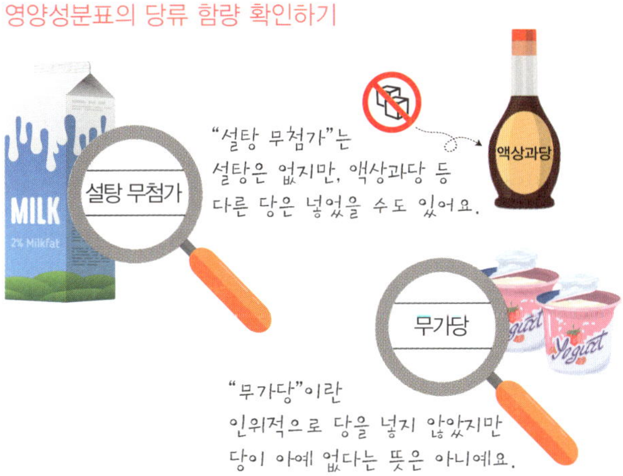

39

설탕 무첨가 또는 무가당이라는 용어의 함정!

설탕 무첨가 또는 무설탕의 '설탕은 첨가하지 않았다'는 표기처럼, 음료나 가공식품에 이당류인 설탕은 분명히 첨가하지 않았을 것이다. 그러나 언급하였듯 그 당이 설탕이 아니고 다른 당을 의미할 수 있기에 이러한 표기는 눈속임일 수 있다. 실제로 많은 제품에 설탕은 첨가하지 않기에, 무설탕 또는 설탕 무첨가로 표기하면서 다른 당류들을 첨가하기도 한다. 여기서 사용되는 당류는 액상과당, 올리고당, 결정과당, 인공 감미료 등이다. 대표적으로 액상과당을 넣는 경우가 다반사이다. 열량을 주지 않는 인공 감미료는 칼로리 측면에서는 긍정적으로 볼 수 있다. 무설탕이라 해서 설탕은 첨가하지 않았으나 액상과당은 넣어도 법적으로 괜찮다는 것은, 당류 성분으로 쓰이는 용어를 가지고 소비자를 우롱하는 것처럼 보인다. 이러한 문제로 법적 소송의 문제가 생기면 어떤 결과가 나올지 궁금하다. 법의 틈새 속에서 이런 표기를 하는 행동은 소비자를 대상으로 상업성을 앞세운 모습처럼 보인다. 이런 상황을 정확하게 알고 현명하게 대처하는 소비자의

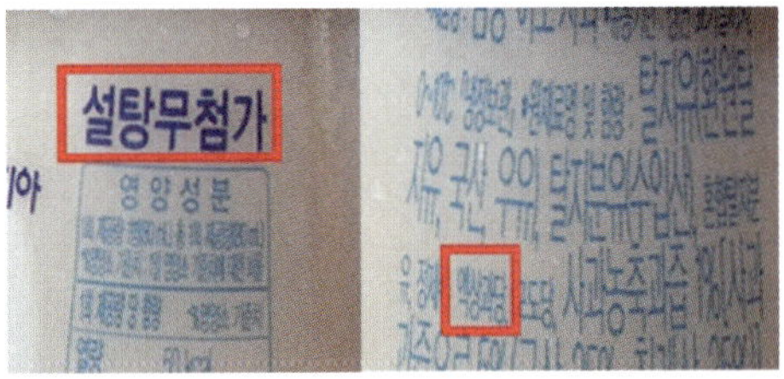

설탕 무첨가라 표기되어 있으나 액상과당을 사용하고 있는 제품

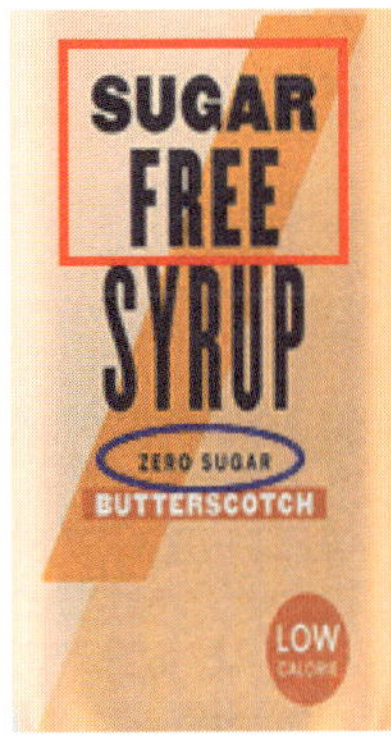

황설탕과 버터를 원료로 만든 버터스카치(butterscotch) 시럽 제품을 무설탕 시럽의 zero sugar로 표기하고 있고, 원재료 성분으로 감미료(수크랄로스)를 사용하고 있다.

선택이 중요하다. 최근 식품의약품안전처에서 이에 대한 합리적인 지침을 모색하고 있다는 소식도 있다. 이번 기회에 '설탕 무첨가, 무설탕, 무가당, sugar free, zero sugar' 등의 제품표시에 대한 기준이 다시 정립되기 바란다. 국제식품규격 기준을 참고하면서 소비자와 국민건강을 우선하여 생각하는 새로운 지침이 제시되어야 할 것이다.

40

당류 성분과 함량을 확인하여야 한다!

때때로 무설탕 표기에 설탕이 아닌 다른 당류를 첨가하고 나서 그 당류가 무엇인지 명시하지 않기도 한다. 그리고 액상과당을 첨가한 것으로 원재료명 표기를 하더라도, 함량표시가 없으면 얼마나 액상과당이 들어있는지 소비자가 알 방법은 없다. 국민건강을 위해 당류가 들어있는 제품의 성분표시와 함량표시 제도를 강화하여야 할 것이다. 또한 정확한 당류 정보를 제공해서 소비자가 원하는 선택을 할 수 있도록 하여야 할 것이다.

무설탕 또는 무가당이라고 표시하였더라도, 앞에서의 식품의약품안전처의 안내처럼 현명한 소비자는 가공식품 구매 시 영양성분표에서 당류 성분과 함량과 열량 칼로리까지 확인하면서 건강한 제품을 선택하여야 할 것이다. 아래 1.5 L의 오렌지 농축액 주스의 경우, 1회 제공하는 1컵 200 mL의 경우 그 안에 당류가 22 g 들어있다. 만약 2컵인 400 mL를 마시게 되면 섭취하는 당류는 44 g이 된다. 2014년 WHO에서 제정한 하루 당류권장 섭취량 기준이 25 g(100 kcal 정도)이니, 소비자들은 이같이 아주 쉽게 당류를

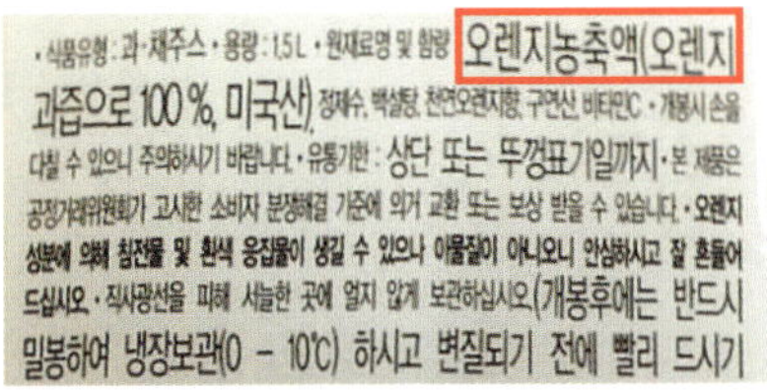

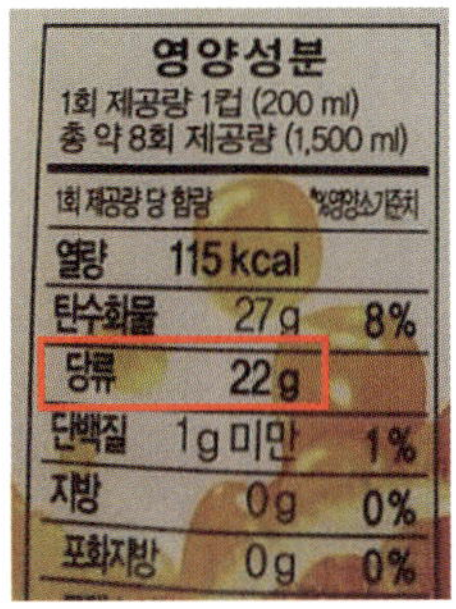
영양성분
1회 제공량 1컵 (200 ml)
총 약 8회 제공량 (1,500 ml)
1회 제공량 당 함량
%영양소기준치
열량 115 kcal
탄수화물 27 g 8%
당류 22 g
단백질 1 g 미만 1%
지방 0 g 0%
포화지방 0 g 0%

오렌지 농축 주스액에 들어있는 당류 함량이 영양성분에 표기되어 있다. 1컵(200 mL)을 마시게 될 경우, 당류 22 g을 섭취하게 된다.

과잉섭취할 수 있음에 유의하여야 한다. 소비자가 해당 식품의 당류섭취를 인식할 수 있도록, WHO 하루 당류 권장 섭취량 기준(25 g)과의 비교치를 제품에 표기하는 것도 한 방법이 되리라 본다.

41

렙틴의 식욕저해 호르몬과 그렐린의 식욕촉진 호르몬

우리 체내에는 식욕에 관련된 두 가지 단백질 호르몬이 작용하는 것으로 알려져 있다. 하나는 렙틴leptin이라는 식욕저해 호르몬이다. 우리 몸의 지방세포에서 생성되는 렙틴 호르몬은 시상하부의 포만중추로 신호를 보내 포만감과 충족감을 느끼게 한다. 그래서 식욕저해 렙틴 호르몬을 포만 호르몬이라고도 한다. 다른 하나는 그렐린ghrelin이라는 식욕 촉진 호르몬으로 공복 호르몬이라 불린다. 그렐린 호르몬은 공복 상태가 오래 유지될 때 몸에서 많이 분비되는 호르몬이다. 렙틴은 지방세포에서 분비되며, 호르몬 양이 많아지면 포만감을 느끼게 해주는 역할을 하면서 식욕저해 역할을 한다. 반면에, 그렐린은 식욕촉진의 역할을 위해, 위 혹은 췌장에서 분비되며, 식사 전에는 양이 증가하였다가 식사 후에는 양이 감소한다. 간단하게 설명하면, 식사 전에 배가 고프게 되면 그렐린의 식욕 촉진 호르몬이 주로 나오게 되고, 식사 후에 배가 부르게 되면 렙틴의 식욕저해 호르몬이 주로 나오게 된다. 이 두 개의 렙틴과 그렐린 호르몬은 상호작용을 하면서 체내에서 조화를 이루고 있다.

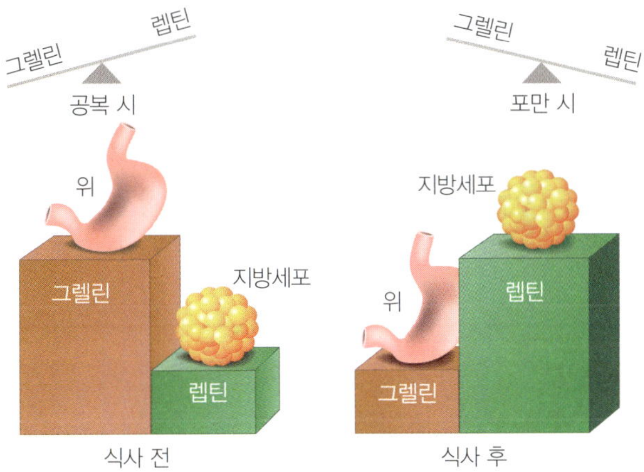

식사 전 공복 시 나오는 그렐린의 식욕촉진 호르몬과 식사 후 포만 시 나오는 렙틴의 식욕저해 호르몬

42

식욕저해 렙틴 호르몬과 액상과당의 진실

액상과당이 설탕보다 해롭다는 이유를 전문가들은 아래와 같이 설명한다. 설탕(GI 65, 포도당과 과당이 공유결합된 이당류)과 달리, 과당(GI 25, 액상과당 혼합물에서 절반을 차지하는 당류)을 몸에 섭취하였을 때, 체내 혈당수치는 그리 높게 상승하지 않는다(포도당 GI 100 기준). 그 이유는 과당의 소화, 흡수, 대사되는 과정이 설탕 또는 포도당과 다르기 때문이다. 과당이 혈당치를 높이지 않는다는 것 때문에, 처음에는 과학계에서 과당을 설탕을 대신하는 매우 유익한 당류로 생각하였다. 그러나 이후에는 단순한 GI 수치로만 그렇게 볼 수 없음이 밝혀지게 된다.

포도당은 체내흡수 기전에서 인슐린 호르몬이 작동하게 되지만, 과당 흡수 시 인슐린이 필요하지 않다. 일반적으로 탄수화물 식사를 하게 되면 우리 몸에 최종적으로 분해된 포도당이 흡수되어 체내 혈당이 올라간다. 그러면 혈당수치를 낮추기 위해 인슐린 분비가 촉진되면서, 한편으로는 렙틴이라는 식욕저해 호르몬도 분비된다. 동시에 또 다른 식욕촉진 호르몬인 그렐린의 분비속도를 늦춘다. 그러나 과당의 경우, 포도당과 달리 인슐린 분비를 촉진하지 않는 기전을 따른다. 그래서 과당이 체내에 흡수되면 인슐린의 분비도 없고, 따라서 렙틴의 분비도 촉진되지 않는다. 그 결과 그렐린이라는 식욕촉진의 공복 호르몬의 양이 식사 전의 상태로 유지하게 되기에 (식욕을 저해하는 렙틴의 분비가 충분치 않아서) 음식을 더 먹고 싶다는 욕구가 줄어들지 않고 포만감도 못 느끼게 된다. 과당이 절반을 차지하는 액상과당을 과도하게 섭취할 경우, 식욕을 억제하는 단백질 호르몬인 렙틴의 분비를 촉진하지 않으므로, 액상과당이 포함된 음료나 음식 재료를 자주 먹게 되면 배부른 것을 잘 느끼지 못하게 된다. 이는 결국 과식으로 이어지게 되는데, 포도당 또는 과당 흡수 시, 체내에서 식욕저해 렙틴 호르몬의 작동 원리와 과식하게 되는 과정을 정리하였다.

포도당 흡수 시: 인슐린 분비 O - 렙틴호르몬 분비 O - 포만감 ↑ - 과식 X

과당 흡수 시: 인슐린 분비 X - 렙틴 호르몬 생성 X - 포만감 X - 과식 ↑

과당의 이런 작용기전 때문에, 액상과당이 함유된 탄산음료 과다섭취를 비만의 원흉으로 지목하기도 한다. 미국에서 액상과당이 탄산음료에 사용된 이후로, 청소년의 비만율이 10% 정도 증가하였다는 역학조사 보고도 있다. 최근 연구에 의하면, 청소년 때부터 액상과당을 통한 과당 섭취를 많이 하게 되면 지방간이나 복부지방, 당뇨 유발 가능성이 매우 커진다고 한다. 과당을 많이 섭취하게 되면 지방세포를 빨리 성장시켜 뱃살을 만들고, 혈액의 염증 수치도 올라간다는 연구결과이다. 선진국에서는 과당 섭취가 건

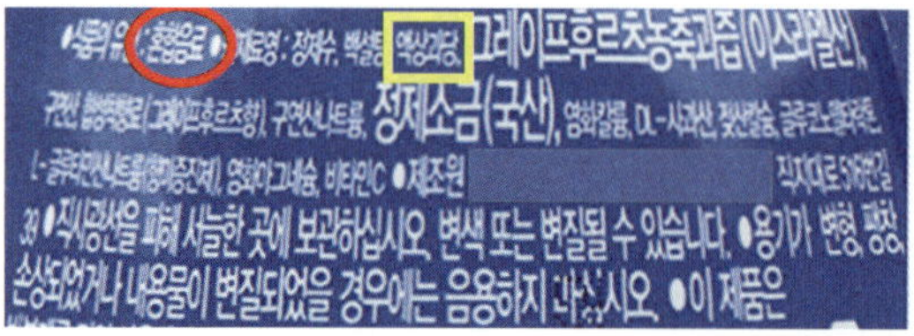

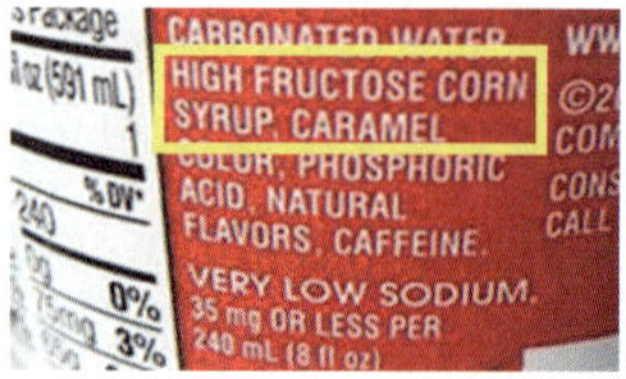

혼합 음료나 탄산음료에 사용되는 액상과당

강에 유익하지 않다는 사실에 근거하여, 특히 청소년들이 액상과당에 노출되지 않도록 청량음료 소비를 제한하였다. 그러한 흐름에 따라, 국내에서도 몇 년 전부터 초중고등학교 내에서 탄산음료 판매 자체를 금지하고 있다. 이러한 조치는 성장하는 어린이와 청소년 시기부터 액상과당을 섭취하는 습관에 노출되지 않도록 보호하고 경계하기 위함이다.

43

렙틴 유전자 발견과 기적의 비만치료제 탄생(?)

현대인의 건강에 위험을 초래하는 비만은 언제나 사람들의 관심을 끄는 주제이다. 1940년대부터 미국에서 약물요법으로 비만치료제가 개발되어 시판되었고, 지금도 많은 과학자가 더 효과적인 비만치료 의약품을 개발하고자 불철주야 연구하고 있다. 약물요법 대신에 비약물요법으로 비만 문제를 해결하고자 한다면 엄격한 자기관리가 필요하다. 비약물요법은 식이요법과 운동이 필수이기 때문에, 비만을 절제와 의지의 문제로 치부하기도 하였다. 비만 문제를 해결하기 위한 경제적, 사회적인 측면도 무시하기 어렵다. 경제적인 여건이 좋거나 교육수준이 높을수록, 식이요법과 운동에 더 쉽게 접근할 수 있다. 그래서 가난하고 교육수준이 낮은 계층일수록 비만이 더 많은 현상을, 특히 선진국에서 쉽게 발견할 수 있다. 모든 문제가 다 그렇지만, 비만 문제는 더욱 총체적인 특성이 있어 문제해결 자체도 통합적으로 접근하여야 한다. 무엇보다도 약물요법은 편리하므로 바쁘고 분주한 문명사회의 현대인들은 이를 더욱 선호한다. 비만치료를 위한 약물요법을 선택함으로, 엄격한 자기관리를 해야 하는 어려움도 피해가기를 기대하기 때문이다.

한편, 오래전부터 많은 과학자는 '인간에게 만성질환의 원인이 될 수 있는 비만이 유전으로 인한 것은 아닌가'하는 질문을 던지면서 지속적인 연구를 해왔다. 그러다가 이에 관련된 놀라운 연구결과가 발표되었다. 1994년 미국 록펠러 대학교Rockefeller University 프리드먼Friedman 교수가 식욕을 저해하는 렙틴 비만유전자 발견의 연구결과를 <네이처> 저널에 발표하면서 비만치료의 새로운 전기를 맞은 것처럼 보였다. 과거부터 제기된 '비만이 유전적이지 않을까?'라는 주장에 대해 매우 흥미로운 증거로 보이는 과학적인 연구결과인, 식욕을 저해하는 렙틴leptin 유전자를 발견하였기 때문이었다. 정상적인 동물은 몸무게가 늘어나면 식욕을 떨어뜨리는 렙틴 호르몬이 분비되지만, 렙틴 유전자가 없는 쥐는 포만감을 느끼지 못하고 계속

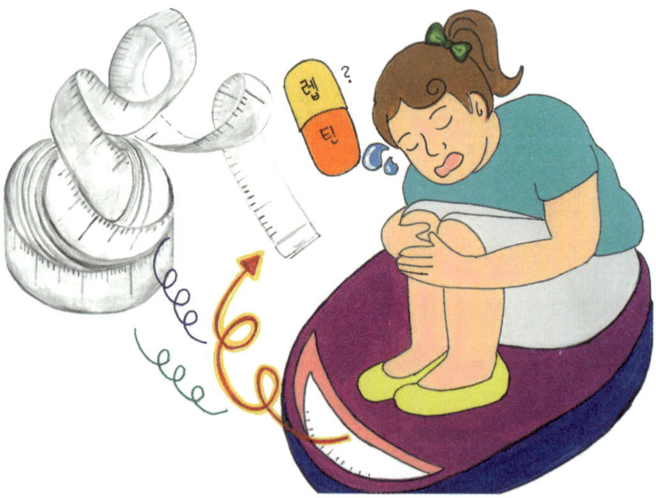

먹게 되어 비만이 되는 사실을 밝혀냈다(유전자 DNA 염기 변이가 일어나서 렙틴 호르몬의 분비가 적절하게 되지 않아 고장난 경우 엄청난 식욕을 보였다). 이 연구결과에 기초하여, 만약 체내 렙틴 호르몬의 양을 조절하는 바이오 의약품이 개발된다면 현대문명 속에 사는 인류의 비만 문제가 해방될(?) 수도 있다는 희망이 크게 부풀어 올랐다. 마치 처음 인슐린이 처음 개발될 때와 같이, 당시 불치병이라고 여겼던 당뇨병 환자가 질병에서 해방될 수 있는 그런 기대를 하였던 것이다.

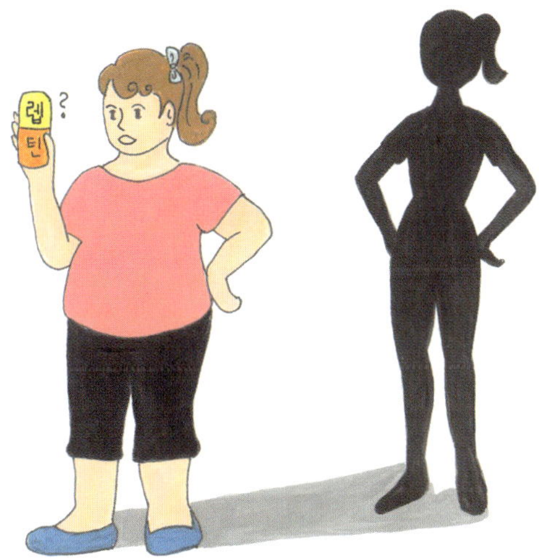

44

식욕저해 기능의 다이어트 단백질 호르몬, 렙틴•

프리드먼 교수가 식욕을 저해하는 렙틴 비만유전자를 발견한 이후, 미국의 암젠Amgen 생명공학 회사가 렙틴 단백질 호르몬을 상업화하는 연구에 착수하게 된다. 당시 수많은 사람은 제약업계 사상 최고의 비만치료제의 바이오신약이 나오는 역사적인 순간을 고대하였다. 그러나 매우 실망스럽게도 원하는 결과는 나오지 않았다. 비만 정복의 환상이 깨지는 데 그리 오랜 시간이 걸리지 않았다. 렙틴 호르몬은 단백질이기 때문에 장에서 소화가 되므로 경구제로 만들지 못하고, 인슐린 단백질과 마찬가지로 주사제 약물로 혈관에 직접 투여해야 하였다. 소수의 초超 비만 환자들은 뚜렷한 체중감소 효과를 보이기도 하였지만, 전체 환자 대상으로는 렙틴의 효과가

• 렙틴은 그리스어 'leptos(빼빼 마른)'에서 파생된 말로, 지방세포에서 분비되어 식욕저해 기능을 하는 단백질 호르몬이다. 렙틴은 시상하부의 포만중추로 신호를 보내 포만감과 충족감을 느끼게 한다. 렙틴 호르몬(포만감을 주어 식욕을 저해하는)과 그렐린 호르몬(식욕을 촉진하는)이 서로 사이클로 상호작용함으로써 에너지 대사의 항상성homeostasis을 유지하는 시스템으로 작동한다.

미미하였던 것이다.

임상실험에서 초고도 비만 환자들에게 렙틴 호르몬 주사는 분명히 효과를 보였다. 그 이유는 소수의 초 비만 환자들은 식욕을 저해하는 렙틴 유전자가 손상되어 있기 때문이었다. 따라서 일부 환자들의 질병은 이렇게 해결될 수 있었지만, 대부분의 비만 환자들은 렙틴 호르몬 주사로 해결되지 않았다. 왜냐하면 그들의 비만유전자에는 문제가 없었기 때문이었다. 예상하였던 것과 달리, 이들의 혈중 렙틴 수치는 정상치보다 높게 나왔다(비만세포가 커질수록 체내 렙틴 양이 높은 상태를 유지한다). 그런데도 소위 렙틴의 생리적인 신호가 무시되는 현상, 즉 '렙틴 저항성leptin resistance'을 보였다.[••] 우리 뇌는 렙틴 신호를 받지 못하면 우리 몸이 굶고 있다고 판단하여, 식사

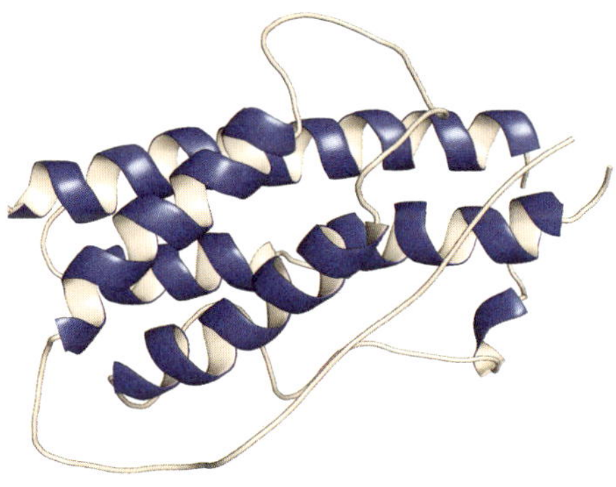

[••] 렙틴 호르몬은 우리 몸의 지방세포에서 생성되기 때문에, 체지방이 많을수록 많은 렙틴이 생산된다. 비만인 사람은 지방세포에 많은 체지방을 가지고 있다. 지방세포는 크기에 비례하여 렙틴을 생산하기 때문에, 비만인 사람은 높은 농도의 렙틴을 가지고 있다. 지방세포는 렙틴을 사용하여 얼마나 많은 체지방이 있는지를 뇌에 알려준다. 문제는 높은 농도의 렙틴 호르몬이 체내에 있음에도 불구하고, 뇌의 시상하부는 그것을 인지하지 못하는 현상이 발생하게 된다. 이를 렙틴 저항성이라고 한다. 렙틴 신호를 뇌에서 제대로 받지 못하는 저항성을 보이게 되면, 높은 농도의 렙틴 호르몬이 있다고 해도 렙틴의 본래 역할인 식욕저해 기능을 하지 못한다.

량을 증가시키고 에너지 소비를 감소시키는 방향으로 작동한다. 우리 뇌가 렙틴 신호를 받지 못하는 렙틴 저항성 때문에, 비록 렙틴 호르몬의 수치가 높을지라도 식욕이 줄지 않게 된다. 이러한 비만 환자들에게는 추가적으로 렙틴 호르몬을 주입하여도, 비만 문제가 해결되지 않았던 것이다. 결국 비만 문제가 해결되지 못했던 결정적인 이유는 렙틴 호르몬의 부족이 아닌 렙틴 저항성 문제였던 것이다. 그러면 렙틴 저항성의 원인과 그 해결책이 무엇인가? 이것은 비만 문제를 해결하기 위한 또 다른 새로운 방향의 연구 주제가 되고 있다.

비만의 유전자 치료법 시도는 실패하였지만, 프리드먼 교수의 렙틴 유전자 발견이 비만치료의 새로운 패러다임으로 비만의 메커니즘을 이해하려는 연구의 초석이 되었다. 기적의 비만치료제인 바이오 신약까지 개발되지는 못하였지만, 새로운 지평을 열었던 것으로 위안을 삼아야 할 것이다. 프리드먼 교수의 연구를 통해 렙틴 호르몬의 수용체 단백질이 뇌의 시상하부에 분포하고 있음이 밝혀졌다. 식욕조절이 뇌의 시상하부와 관련이 있다는 것은, 이전 연구결과와 일치하는 결과이었다. 과당의 지나친 섭취가 렙틴 저항성을 유발한다는 연구결과도 보고되었다. 액상과당이 많이 들어있는 음식을 먹은 쥐가 고지방 사료를 먹은 쥐보다 더 먹고 체중도 더 많이 늘어난 결과를 보여주었다. 이에 관한 연구도 계속 진행 중이다.

렙틴 호르몬 등과 같은 유전자 치료제가 아니어도, 현재 FDA 허가를 받은 비만치료제 의약품들은 계속 상용화되어 장기 또는 단기용으로 처방되고 있다. 유전자 치료방법으로 비만을 치료하는 '기적의 묘약'은 아직 개발되지 않았고 현재 진행형이다. 많은 과학자는 호르몬 또는 유전자 치료와 관련된 '기적의 비만 치료제' 개발을 위해 지금도 불철주야 연구하고 있지만, 비만의 과학은 아직도 미스터리이다.

비만에 이르지 않도록 하는 비법은 무엇일까? 현재까지 비만에 대한 최선의 해결책은 너무나 상식적이다. 첫째는 가능하면 적게 먹는 것이고, 둘째는 많이 활동하고 운동하는 것이다. 만약 이 두 가지 중에서 하나를 선택하여야 한다면, 후자의 운동보다 전자의 소식小食을 택하는 것이 비만을 위한 예방과 다이어트에 유리하다고 전문가들은 조언하고 있다.

제로 또는 클리어 칼로리 다이어트 음료의 트렌드

탄산음료 회사 가운데 특히 콜라 회사에서는 액상과당이나 설탕 같은 당류를 줄이고자 노력하고 있다. 그래서 주로 사용하는 액상과당 대신에, 다이어트 코크diet coke에는 아스파탐aspartame 인공 감미료를 사용하고, 제로 슈가zero sugar 코카콜라에는 수크랄로스sucralose나 아세설팜칼륨acesulfame potassium의 인공 감미료를 사용하여 제로 칼로리의 새로운 탄산음료 제품을 개발하고 있다. 현재 이러한 제로 또는 클리어Clear 칼로리 음료가 음료 시장에서 건강을 위한 중요한 트렌드가 되고 있다. 만약 진정한 제로 칼로리이면서 다이어트 효과와 함께 맛까지 잡는다면, 두 마리 토끼를 잡는 것이다. 다이어트 효과를 주면서 맛도 있는 제로 칼로리 음료가 나온다면, 현대인들에게 먹으면서 살을 빼는 음료로 매우 각광 받을 것이다. 이 모든 것이 어떻게 가능할지 알 수 없지만, 이러한 트랜드가 미래 음료 시장의 방향성이 될 것이다.

여기서도 유의하여야 할 사항이 있다. 다이어트 음료의 경우, 칼로리 표기가 0 kcal로 표시되어 있는 경우가 많다. 또한 라벨에 '제로 칼로리'라 표기되어도 당분이 있을 수 있으며, 칼로리가 전혀 없는 것이 아닐 수 있다. 식품위생법의 규정에 따르면, 제품 100 mL 당 4칼로리 미만인 경우 또는 당분이 0.5 g 미만인 경우에 영양표시에 0칼로리로 표기할 수 있다. 즉, '제로 칼로리' 라벨은 정말

당분이 0 g임을 의미할 수 있지만, 당분이 0.5 g 미만인 경우도 제로로 표시할 수 있다. 따라서 '제로 칼로리'라는 합법적인 표기 속에 이런 의미가 담겨 있을 수 있음을 잘 파악하여야 한다. 청량음료 중에 '제로 칼로리' 라벨표시가 되어있으나 단맛을 내는 이유는, 음료 내에 설탕 같은 당류를 대신해서 아스파탐, 수크랄로스, 아세설팜칼륨 등과 같은 인공 감미료를 첨가하기 때문이다. 그러므로 현대인의 음료 트렌드에 맞는 건강한 인공 감미료 사용과 개발은 음료 시장에서 또 하나의 큰 연구주제가 되고 있다.

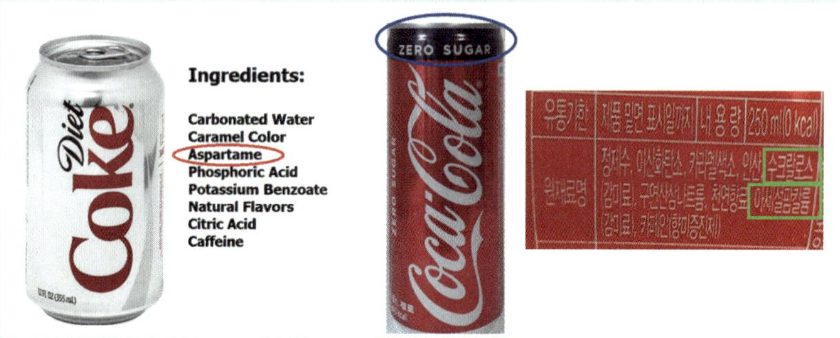

인공 감미료로 다이어트 콜라(왼쪽)에서는 아스파탐을 사용하고, 제로슈가zero sugar 콜라(오른쪽)에서는 수크랄로스와 아세설팜 칼륨을 사용하고 있다.

45

설탕을 대체하는 감미료•

감미료란 식품에 단맛을 내는 물질을 의미하며, 천연 감미료와 인공 감미료로 나누어진다. 가장 대표적인 천연 감미료는 설탕이다. 과거 배고픈 시절에는 설탕이 최고 대접을 받는 당류 식품으로 명절 선물로도 귀하게 사용되었지만, 풍요의 시대를 살아가는 지금은 성인병의 주범으로까지 지목되어 기피 대상이 되고 있다. 몇 년 전 식약처에서 '당류 저감 종합계획'을 발표한 바 있고, 2021년에 설탕(당류)이 들어간 음료에 소위 설탕세 도입 법안을 발의한 적도 있어 우리나라도 선진국처럼 설탕과의 전쟁에 들어가는 분위기이다. 그런 맥락에서 설탕을 대체하는 대체감미료 또는 인공감미료 개발은 과학자들에게는 중요한 연구주제가 되고 있다. 다음은 현재 많이 사용되고 있는 대체감미료에 관한 내용이다. 전 세계의 대체 감미류 시장은 아스파탐, 사카린, 아세설팜칼륨, 수크랄로스, 스테비아 추출물이

• 이 내용에 더 관심있는 독자는 다음 논문을 참고하기 바란다(남재현, 이원재, 대체감미료의 특성과 안전성에 대한 조사연구, 약학연구지, Vol. 43, p1, 2022).

주를 이루고 있다. 현재 가장 많이 사용되고 있는 5개의 대표적인 대체감미료를 살펴보고자 한다.

아스파탐: 가장 많이 연구되어 가장 안전한 인공 감미료

아스파탐aspartame은 설탕처럼 탄수화물 계통이 아닌 페닐알라닌과 아스파르트산의 두 개 아미노산으로 이루어진 펩타이드 구조의 합성 인공 감미료이다. 감미도는 설탕의 200배 정도이며, 설탕과 가장 비슷한 단맛을 낸다. 열량은 1 g당 4 kcal로 설탕과 같지만, 감미도가 높아 극히 적은 양을 사용하기에 열량은 무시할 수 있다. 분자 구조상 열을 가하여 분해되면 단맛을 잃기에 고온에서 만들어지는 과자나 빵을 만들 때는 사용하지 않는다. 그렇기에 주로 청량음료, 막걸리 등의 감미료로 이용되고 있다. 한편, 아스파탐은 페닐케톤뇨증의 희귀 유전성 질환을 앓는 사람들에게는 안전하지 않은 것으로 알려져 있다. 아스파탐은 현재 우리나라에서 많이 사용되고 있는 인공감미료 중 하나이다. 무엇보다도 안전성을 위해 가장 많이 연구

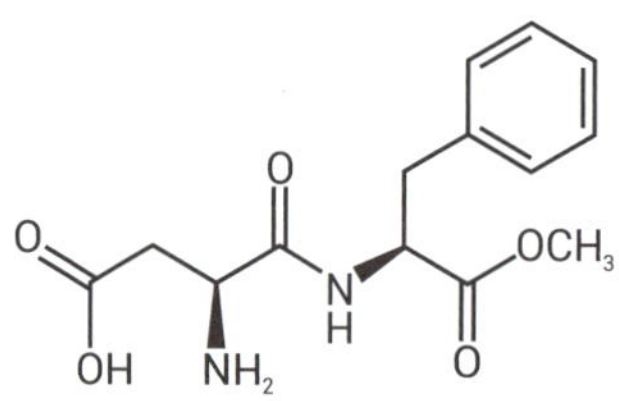

페닐알라닌과 아스파르트산의 펩타이드 구조인 아스파탐

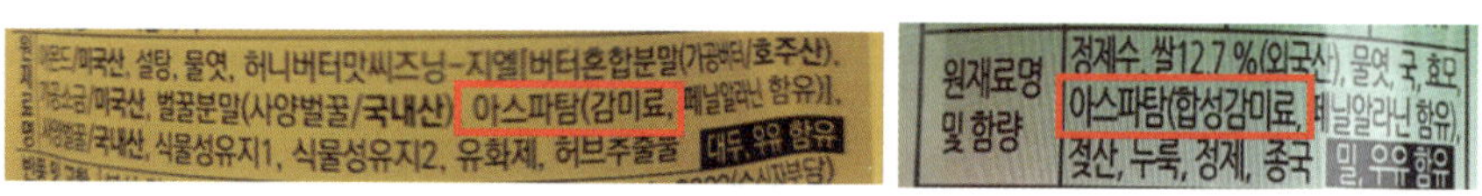

아스파탐이 사용되는 예시

되어 가장 안전한 감미료로 알려져 있다.

사카린: 최초로 합성된 인공 감미료로 안전성이 명예회복된 감미료

사카린saccharin은 톨루엔으로부터 합성한 최초의 인공 감미료로 열에도 안정하고 열량도 거의 없다. 설탕보다 300배 이상의 단맛을 내며, 단맛이 강렬하나 약간의 쓴맛을 내는 단점이 있다. 뻥튀기나 찐 옥수수를 먹을 때 느끼는 단맛은 함께 넣는 사카린 때문이다. 설탕을 사용하면 물러져 식감이 떨어지기 때문에, 지금도 김치, 깍두기, 동치미 등에 사카린은 유용하게 사용되고 있다. 한때 최고의 인기를 누렸던 사카린은 발암물질 논란으로 수십 년간 우여곡절을 겪었다. 개발 당시 설탕을 대체할 수 있는 가장 좋은 감미료로 인정받아 세계 각국에서 유통되었으나 1977년, 캐나다 과학자의 발암성 등의 유해 논란으로 오랫동안 판매가 금지되었다. 여러 연구기관의 재평가를 거쳐 1995년, 유럽식품안전청에서 '캐나다의 사카린 실험은 오류이며, 사카린은 인체에서 암을 유발하지 않는다'고 발표하였다. 2000년 미국 보건복지부에서 사카린을 발암물질 명단에서 제외하였고 최종적으로 2010년 미국의 환경보호청EPA에서 사카린을 '인간 유해 우려 물질' 리스트에서 삭제하여 그 이후 세계 각국에서 감미제로 다시 사용하게 되었다.

최근 사카린의 항암효과가 발견되어 암세포 증식을 억제하는 항암제 개

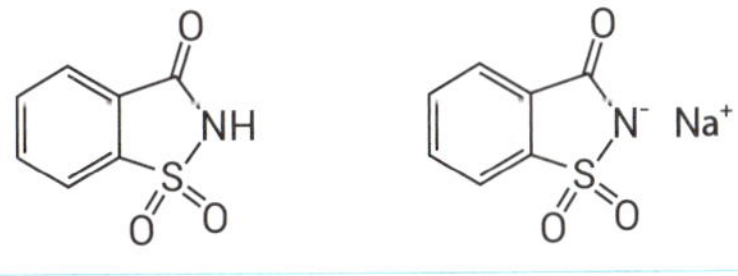

사카린의 본래 화학 구조(왼쪽)와 실제 사용하는 감미료로서 물에 잘 녹는 사카린나트륨 화합물(오른쪽)

발 가능성도 있다. 열에도 강하고 열량이 전혀 없어 당뇨병 환자나 비만인 사람에게 사용할 수 있는 장점이 있다. 무엇이든지 이미지가 한번 나빠지면 이를 회복하기가 쉽지 않다. 식품의 경우에는 더욱 그렇다. 발암물질 누명까지 억울하게 쓰게 되었지만 수십 년간 추적조사로 안전성이 입증되어 명예회복이 된 사카린에 새로운 반전의 역사가 있기를 기대한다. 현재 사카린은 천연 감미료인 설탕에 이어, 국내에서 가장 많이 생산되고 있고 가장 많이 시판되고 있다. 실제 물에 잘 녹는 사카린나트륨 화합물 형태로 사용되고 있다. '뉴 슈가'가 판매되는 대표적인 제품인데, 사카린나트륨(5%)과 설탕(95%)이 함께 들어있다.

아세설팜 칼륨: 다른 감미료와 함께 사용하는 감미료

아세설팜 칼륨acesulfame potassium은 설탕의 약 200배의 아스파탐만큼의 단맛을 나타내며 열량이 없는 감미료이다. 이 감미료는 사카린처럼 약간 쓴 뒷맛을 가지고 있고, 열이나 pH에 안정적이다. 고온에도 안정하기에 제과나 여러 음식 잼에도 사용되고 열량이 없기에 혼합 음료 등에도 사용된다. 더욱 단맛을 내기 위해 아스파탐과 수크랄로스의 감미료와 대부분 같이 사용된다. 대표적인 '그린스위트'라는 감미제 제품의 경우, 주요 성분으로 아세설팜 칼륨과 아스파탐이 같이 들어있다. 실제로 아래 왼쪽 그림을

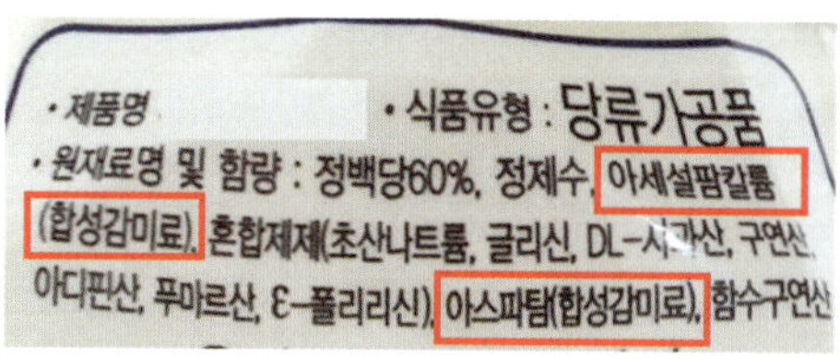

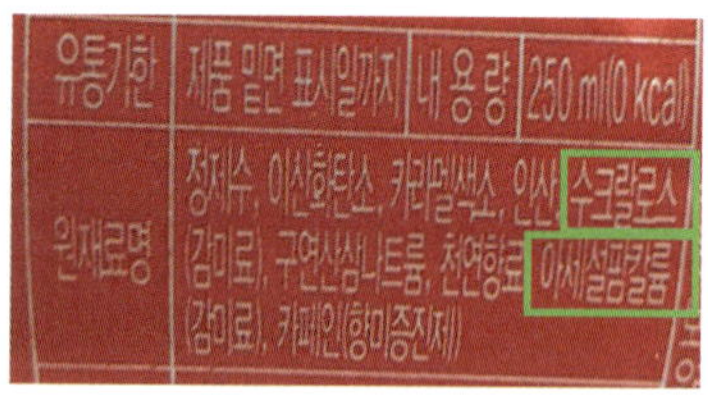

아세설팜 칼륨이 다른 합성 감미료와 사용되는 예시

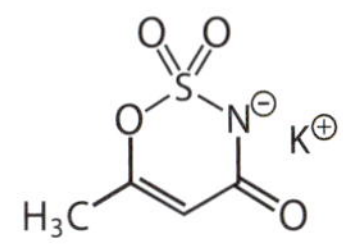

아세설팜 칼륨의 화학 구조

보면 시판하고 있는 당류 가공품 원재료로 아세설팜 칼륨만이 아니라 아스파탐이 같이 사용되고 있다. 오른쪽의 zero sugar 콜라 원재료에도 아세설팜 칼륨과 수크랄로스 두 개의 감미료가 함께 사용되고 있음을 볼 수 있다.

수크랄로스: 설탕과 유사구조, 제로 칼로리로 인기 있는 인공 감미료

수크랄로스sucralose는 설탕을 염소화하여 제조하는 탄수화물 계통의 인공 감미료이며 단맛이 설탕의 600배에 이르나 열량은 없다. 열이나 광범위한 pH에서도 대체로 안정하기에 유통기간이 긴 제품에 사용된다. 설탕으로부터 합성되기에 설탕과 유사한 감미를 가지고 있으며 단맛의 지속시간도 비슷하다. 설탕을 대신하여 사용하는 감미료로 가공식품에 널리 쓰이고 있다. 설탕보다 소량을 첨가하여도 단맛이 나고 칼로리가 없다는 장점 때문에 제로 칼로리라고 표기한 음료수에서 많이 사용한다. 단, 설탕과 달리 120도 이상 고온에서 분해가 시작되어 맛이 변하는 단점이 있다. 소량을 사용하긴 하지만 수크랄로스가 들어있는 식품은 굽거나 튀기는 것을 피하는 것이 좋다.

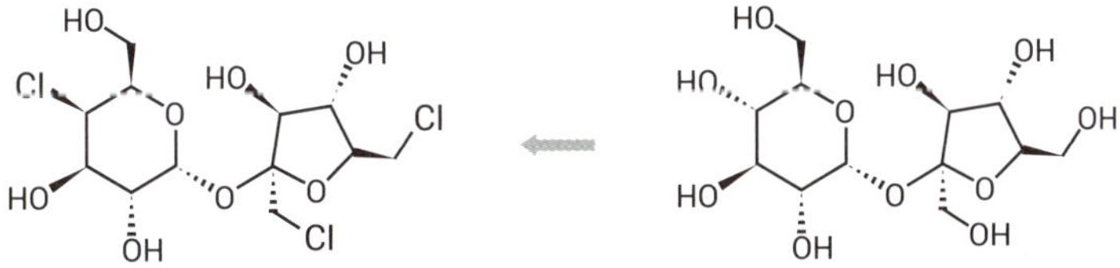

수크랄로스(왼쪽)는 설탕(오른쪽) 구조를 변형시켜 합성한다.

스테비오사이드(또는 스테비올 배당체): 식물에서 추출한 천연 감미료

스테비오사이드stevioside는 남미가 원산지인 국화과 스테비아Stevia의 잎에 함유된 배당체 화합물이다. 설탕보다 약 300배의 단맛을 내는 천연 감미료이며 열량이 없다. 다른 감미료와 비교하면 약간 씁쓸한 뒷맛이 있다. 쓴맛을 없애기 위해 스테비오사이드를 효소 처리한 후 포도당을 붙여 만든 '효소처리 스테비아'가 감미료로 사용되기도 한다. 한편, 2009년 식품첨가물공전에서 스테비오사이드는 '스테비올배당체'로 명칭이 변경되어 고시되었다. 이들 모두 안전성 측면에서 일반적인 섭취량 내의 경우, 외국에서도 안전한 물질GRAS로 분류되어 있다. 그래서 국내에서 일반 식품에는 이들을 사용할 수 있지만, 영아·유아 식품에는 허용하지 않아 유의할 필요가 있다. 스테비오사이드는 열에도 강하고 저칼로리, pH 안정성 등의 특성이 있어 청량음료, 차, 간장, 껌, 절임 음식 등에 넓게 사용된다. 특히 알코올의 쓴맛을 줄이기 위해 소주에 감미료를 첨가하였는데, 소주의 단맛은 이런 감미료 때문이다. 과거에는 소주에 사카린이나 아스파탐을 첨가하였는데, 현재는 스테비오사이드 종류로 바꾸어 사용하고 있다. 또한 최근에 들어서는 커피의 감미제 성분으로도 스테비오사이드가 많이 사용된다. 한편, 일본에

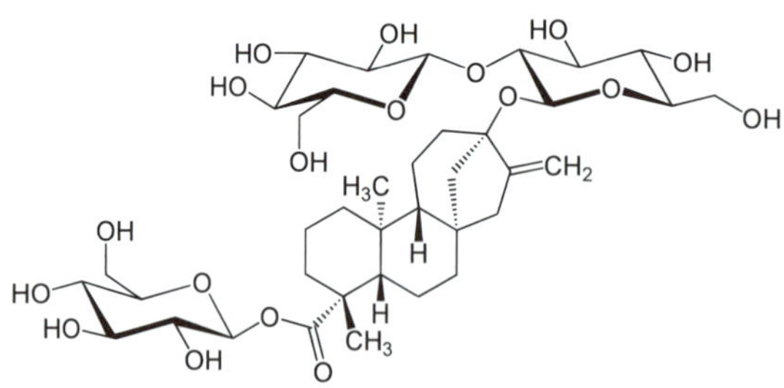

스테비아 잎에 존재하는 천연 감미료 스테비오사이드(스테비올배당체)의 화학 구조

서 개발된 스테비아 재배농법으로 과일과 채소를 생산하는데, 대표적으로 설탕을 뿌려 먹을 필요가 없는 망고 같은 토마토라는 이름의 '토망고' 또는 '스테비아 토마토'가 유행하고 있다. 최근 다이어트 목적의 스테비아 농법의 새로운 과일들이 큰 관심을 끌고 있는데, 저혈당 환자, 임산부 또는 유아들이 섭취할 때는 주의가 필요하다.

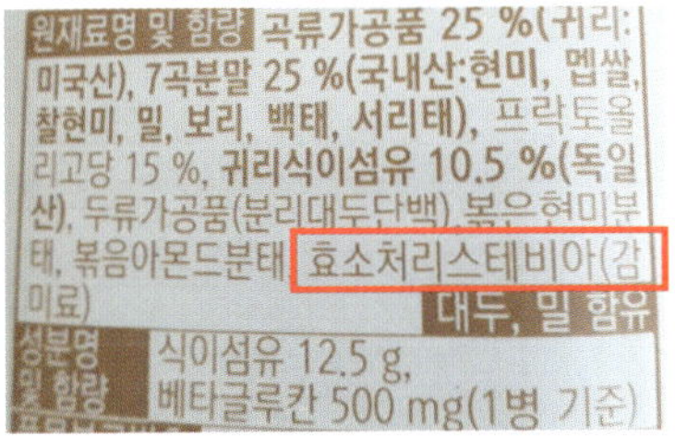

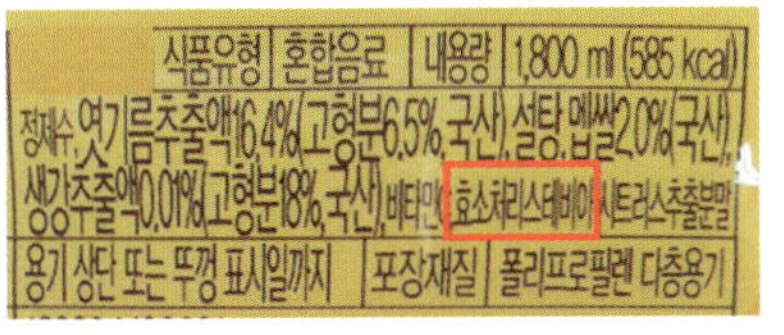

스테비오사이드에 포도당을 붙여 만든 효소처리 스테비아가 여러 식품원료에 사용되고 있다.

46

주스란 무엇인가?

주스와 음료는 무슨 차이가 있는가?

주스는 본래 과일이나 야채를 가공하여 만든 음료를 말하며, 재료에 따라 과일주스 또는 야채 주스로 분류할 수 있다. 주스에 대한 명칭이 국가에 따라 다를 수 있는데 한 예로, 영국에서 주스는 과일즙만을 사용하여 만든 음료이다. 하지만 우리나라에서는 과채(과일·채소) 주스가 공식 명칭이다. 그리고 주스가 아닌 두 종류 음료 유형이 있는데, 과채음료와 혼합음료(기타 음료)가 공식적인 식품 유형 명칭이다.•

국내에서 주스와 음료와 관련된 식품 유형 3가지 구분

과채주스: 과일·채소즙 함량이 95% 이상
과채음료: 과일·채소즙 함량이 95% ~ 10%
혼합음료(기타음료): 과일·채소즙 함량이 10% 미만

• 과채음료는 과일 또는 채소를 주원료(과일·채소즙 함량이 95%~10%)로 이용하여 가공한 것으로서, 직접 또는 희석하여 음용하는 것이라 식품공전에 정의되어 있다.

식품공전에 따르면 우리나라에서 주스라는 용어를 제품에 사용하려면, 과일·채소즙 함량이 반드시 95% 이상 되어야 한다. 따라서 오렌지주스는 주원료로 오렌지즙 함량이 95% 이상이어야만 식품 유형을 과채주스라 표기할 수 있다. 또한 시판되는 오렌지주스는 식품공전 기준에서 과채주스(과채즙 95% 이상)라고 정의되는데, 이때 5%의 다른 첨가물이 있어도 순수 100% 오렌지주스 함량이 95% 들어있으면 원재료명 관점에서 100% 오렌지주스라고 표기할 수 있다. 과일·채소즙 함량이 95% 이하이면 주스라는 용어를 사용할 수 없고, 함량 정도에 따라 식품 유형을 과채음료 또는 혼합음료(기타음료)라 표기하여야 한다.

그렇기에 과채즙 함량이 95% 이상인 과채주스는, 과채 즙 함량이 95% 이하인 과채음료보다 건강에 좋으리라 보고, 그리고 함량이 10% 미만인 혼합음료보다는 더욱더 좋으리라 예상된다. 과채 즙이 95% 이상인 과채 주스보다, 과채음료의 경우, 원재료 첨가물로 과일 합성 향이나 추가 당류가 더 많이 들어가고, 혼합음료(기타음료)의 경우에는 더더욱 그렇기 때문이다. 실제로 아래 예에서 보는 바와 같이, 식품 유형이 혼합음료인 경우, 과채 즙

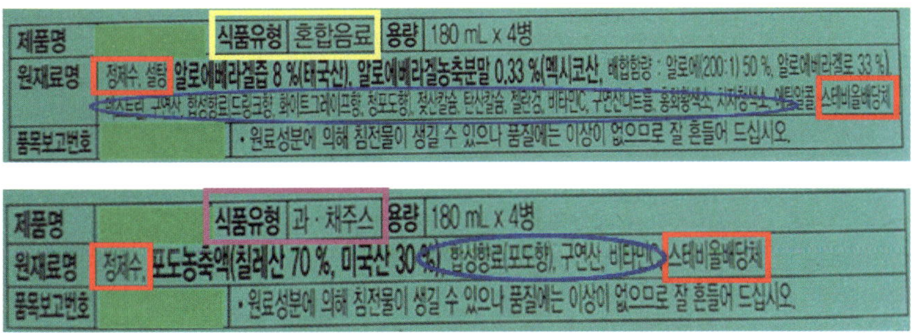

식품 유형이 '혼합음료'로 과채 즙 함량이 10% 미만(위), '과채주스'로 과채 즙 함량이 95% 이상(아래)

함량이 10% 미만으로 상당히 적으므로 여러 종류의 합성 향, 식용색소, 보존제 등 식품첨가제들이 더 많이 포함되어 있음을 볼 수 있다. 현명한 소비자들은 원재료가 무엇인지를 꼼꼼하게 확인하여야 할 것이다.

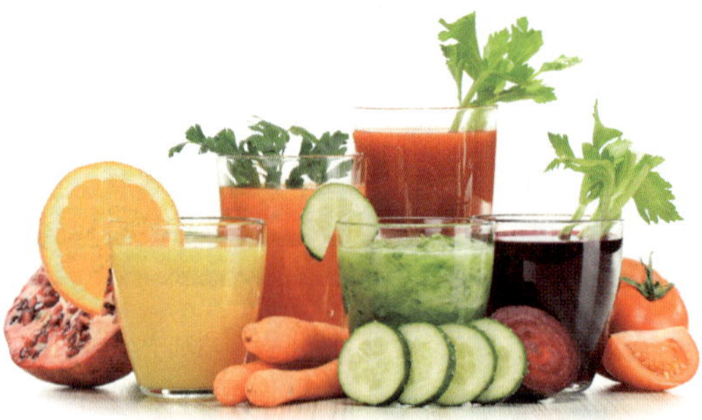

47

스무디에 대하여

더운 여름에 주스 외에 계절음료 또는 소위 건강음료로 알려진 음료로 스무디smoothie가 있다. 스무디의 사전적 정의는 다음과 같다. 스무디는 신선한 과일을 즉석에서 갈아서 얼려 만든 음료로 과일 이외에도 우유, 요구르트, 당류 등을 첨가하여 함께 갈아 만든 음료이다. 얼음 알갱이가 씹히지 않는 스무디는 과일로 만든 음료의 일종이라 말할 수 있다. 우리나라에서는 주스와 스무디를 같은 카테고리로 인식하기도 하지만, 이 두 개를 명확히 구분하는 선진국들도 있다. 두 개의 차이는 제조방법과 용도이다. '주스'는 착즙개념으로 과채를 눌러 짠 알갱이가 없는 즙 형태이고, 얼음 등의 첨가물이 들어가지 않는다.

반면에 스무디는 믹서기 또는 블렌더로 과일 재료를 통째로 갈아 만든 식감을 가진다. 기호나 계절에 따라 과일에 얼음, 우유, 요구르트, 아이스크림 등을 첨가하여 스무디를 제조한다. 착즙한 주스보다 스무디는 재료를 통째로 갈아서 제조하기 때문에 식이섬유소와 영양소 섭취의 측면에서 건강음료라 할 수 있다. 당도와 맛을 위하여 추가로 넣는 당류의 문제만 없다면 말이다! 과일로부터 오는 식이섬유가 있기에 스무디 섭취는 다이어트할 때 쉽게 포만감을 느낄 수 있다. 그러나 착즙주스의 경우, 다른 부수 재료를 넣지 않고 순수한 착즙주스로만 만든다면, 주스 제조과정에서 불용성 식이섬유는 제거되기에 이것은 스무디보다 더 많은 양의 과일을 섭취하는 셈이 된다.

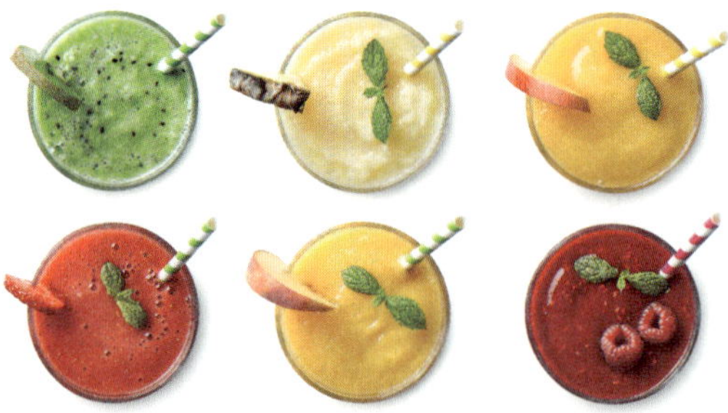

48

에이드에 대하여

게토레이드와 파워에이드 이야기

시중에 과즙을 넣은 에이드ade라는 음료가 유행이다(ade는 '~종류, ~을 이루는'이란 뜻의 접미어이다). 본래 에이드음료는 과일 향이 나는 음료를 총칭하여 부르는 단어이다. 과즙에 설탕 같은 당류나 꿀 등을 넣어 맛을 내며, 에이드를 접미어로 사용한 레몬레이드lemonade, 체리에이드cherryade 등이 있다. 에이드의 과즙 함량이 10%~95%이면 과채음료이고, 10% 미만이면 혼합음료(기타음료)로 분류된다. 본래 주문 시 즉석에서 생과일즙을 가하여 만드는 에이드음료가 오리지널이다. 하지만 과일 농축액과 함께 과일 합성향과 당류 등을 사용한 에이드음료가 일반적이다.

특히 에이드라는 이름을 사용한 게토레이드getorade 음료가 미국에서 개발되어 스포츠음료 시장의 주자가 되었다.[•] 선두주자인 펩시콜라 회사제

• 본래 미국에서 '게토레이드'라는 이름으로 개발되어 판매되고 있지만, 우리나라에서는 '게토레이'라는 상표로 시판되고 있다.

품의 게토레이드는 에이드라는 이름에 충실하게 과일에 존재하는 천연 과일 향과 구연산citric acid, 당류 등을 사용하고 인공 향도 사용한다. 그러나 게토레이드의 라이벌이면서 후발주자인 코카콜라 회사제품의 파워에이드powerade는 에이드라는 이름을 사용하기는 하였지만, 원재료로 과즙이나 과일 향을 사용하지 않는다. 당류와 함께 미네랄 등의 이온 물질, 비타민 B 등을 공급하는 스포츠이온음료임을 강조하였다. 두 제품 모두 에이드라는 이름을 사용하여 기존의 콜라나 청량음료 제품과의 차별성을 부각하고자는 전략적 마케팅을 보였다고 말할 수 있다. 서로 라이벌 제품인 게토레이드와 파워에이드, 두 음료를 비교하면 스포츠음료 시장을 주도하고자 하는 트렌드와 특징을 파악할 수 있다. 또한 에이드음료를 탄산 또는 비탄산 음료 두 종류로 나눌 수 있다. 전자의 경우, 에이드과일음료에 소량의 탄산을 섞은 경우이다. 이와 반대로 탄산음료에 과일즙을 더하여 기존 제품과 차별화를 하고자는 여러 시도도 있다.

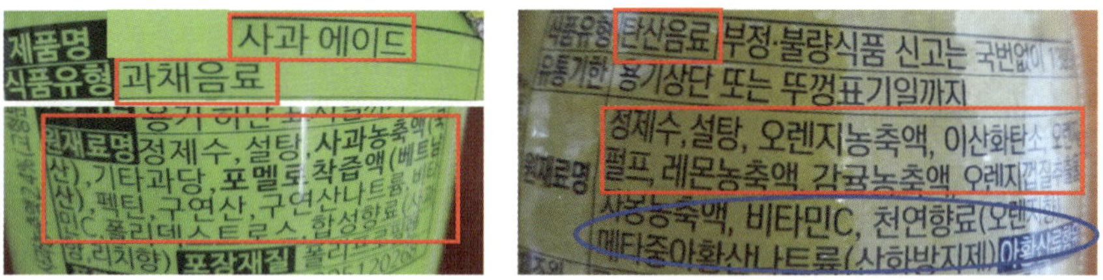

사과 에이드 제품(왼쪽)은 과채음료로 원재료에 과일 농축액, 착즙액, 합성향료, 설탕, 과당 등이 포함되어 있고, 탄산음료 제품(오른쪽)에는 에이드처럼 과일 농축액뿐만 아니라 탄산, 설탕, 식품첨가제 등이 포함되어 있다.

49

인공 과일맛 음료, 과일음료, 혼합음료는 주스가 아니다

과일과 관계된 음료를 보통 주스라고 말하지만, 과일주스와 과일음료를 좀 더 세분화해서 다음과 같이 4가지로 구분할 수 있다. 앞에서도 설명하였듯, 첫 번째의 인공 과일맛 음료, 두 번째의 과일음료와 혼합 음료(기타 음료)는 과일주스가 아니다. 세 번째와 네 번째만이 우리나라에서 주스 유형에 해당된다.

① 인공 과일맛 음료

② 과일음료와 혼합음료(기타음료)

③ 농축 주스(또는 농축환원濃縮還元 주스) - From Concentrate 주스

④ 비농축非濃縮주스 - NFCNot from Concentrate 주스

첫 번째의 인공 과일맛 음료와, 두 번째의 과일음료와 혼합음료는 모두 주스의 정의에 들어가지 않는 음료들이다. 첫 번째 음료는 천연재료가 아

닌 인공 과일 향 같은 합성향료를 첨가하여 만든 음료이다. 이를 정확히 표현하자면 인공 첨가물 음료라 할 수 있다. 두 번째 음료에서 과일음료는 과일즙 함량이 10%~95%이고, 혼합음료는 과일즙 함량이 10% 미만인 경우이다(둘 다 95% 미만이기에 주스가 아님). 때때로 인공 과일 향 성분도 함께 들어가지만, 천연 과일 재료 함량이 어느 정도 들어가느냐에 따라서 두 번째 음료를 구분하는 것이다.

만약 0.1%의 과일즙이라도 포함되어 있다면, 오렌지 맛, 바나나 맛 등으로 표기할 수 있다. 그러나 만약 과즙이 들어가지 않았다면 오렌지 향, 바나나 향 음료로 분류되며, 이런 경우 제품 이름 옆에 '(어떤 과일)향 첨가'라고 표기하여야 한다. 사실 이런 경우는 단지 과일맛을 내는 '과일 합성 향 음료' 또는 '인공 첨가물 음료'라 표현하여야 옳을 것이다. 그렇기에 과일맛 음료와 과즙이 들어있는 음료, 이 두 가지도 구분하여야 한다. 이런 과일맛 또는 과일 향 음료는 값이 저렴하다는 장점은 있지만, 이런 것을 건강한 음료로 선택할지는 소비자가 판단할 몫이다.

50

과일주스는 과연 웰빙 식품인가?

누구나 건강을 위해 음료 중에서 과일주스를 선택한 적이 있을 것이다. 그런데 건강전문가들은 웰빙well-being 식품으로 주스를 권하지 않는다. 왜냐하면 모든 주스를 웰빙 식품으로 추천하기 어렵기 때문이다. 과일로 만든 주스를 어째서 웰빙 식품으로 추천할 수 없는가? 웰빙 식품으로 말할 수 없는 가장 큰 이유는 상당히 많은 과일주스가 농축 과즙으로 만든 농축주스이기 때문이다. 시중에 유통되는 주스 대다수는 '100% 과즙' 주스로 선전하고 있다. 이러한 표기가 신선한 과일로만 만들어졌다는 의미로 보이지만, 농축주스(또는 농축환원주스)의 경우 이것 외에 담고 있는 내용이 다르다. 그뿐만 아니라 앞에서 언급한 것처럼, 두 번째의 과일음료와 혼합음료는 주스의 유형에 들어가지 않는다. 제품 표기에서 식품 유형을 확인할 수 있는데, 이들 음료를 과일주스라 잘못 인식하고 부르기에 많은 사람이 혼동하고 있다. 이것들은 주스보다 적게 과일즙이 섞여 있고 여러 첨가물이 많이 들어있어, 당연히 웰빙 식품의 축에 끼지 못한다.

앞 절에서 언급한 과일주스의 유형에서, 세 번째에 농축주스 또는 농축환원주스가 있고, 네 번째에 비농축주스가 있다. 이들 두 종류 만이 주스라는 식품 유형에 들어간다. 또한 세 번째 유형 주스와 네 번째 유형 주스의 차이를 구분하여야 하는데, 이에 관한 내용을 정확히 아는 소비자들이 많지 않다. 특히 세 번째 유형의 농축(환원)주스와 네 번째 유형 비농축주스 모두, 제품에는 100% 과즙주스로 표기되어 있어 소비자에게 혼란을 준다. 제품 설명 자체가 소비자들이 잘 알 수 있게 표기되었다기보다는, 오히려 잘 알 수 없게끔 표기되어 있다고 해도 과언이 아니다. 주스를 농축(환원)주스와 비농축주스 두 종류로 구분하였을 때, 국내에서 판매되고 있는 주스의 90% 이상이 농축(환원)주스인 것으로 조사된 보고도 있다.

51

농축주스는 어떻게 만들어지는가?

세 번째 종류의 농축주스 또는 농축환원주스의 제조과정은 다음과 같다. 먼저 이를 제조하기 위해 농축 과즙을 만든다. 그리고 과일 농축액을 만드는 과정에서 과일을 가열, 농축하여 부피를 약 15%(대략 1/7) 정도로 줄여 저온 보관한다(영하 18도 이하). 농축액으로 부피를 줄이는 이유는 장기보관, 운반 등의 목적으로 관리하기 편리하기 때문이다. 그다음 농축(환원)주스로 시중에 판매하려 할 때, 저온 보관되어 있던 농축과즙 원액을 물(정제수)로 묽혀서 제조한다. 많은 음료 제조업체들이 이런 방법으로 농축(환원)주스를 만들고 있다. 농축하여 보관하였다가 다시 환원한다고 해서 농축환원주스라고도 부른다. 농축(환원)주스는 오렌지주스 제품 라벨에 '100% 오렌지(과즙)'이 성분으로 표기되어 있어서 소비자들은 농축(환원)주스를 마치 착즙주스인 것으로 상당히 혼동할 수 있다. '100% 오렌지(과즙)'이라고 표기하지만 여러 제조과정을 살펴보면, 기대하였던 건강에 좋은 착즙주스와는 거리가 있다. 본래 '100% 오렌지(과즙)'이라고 표기한 것은 다른 과즙을 섞지 않

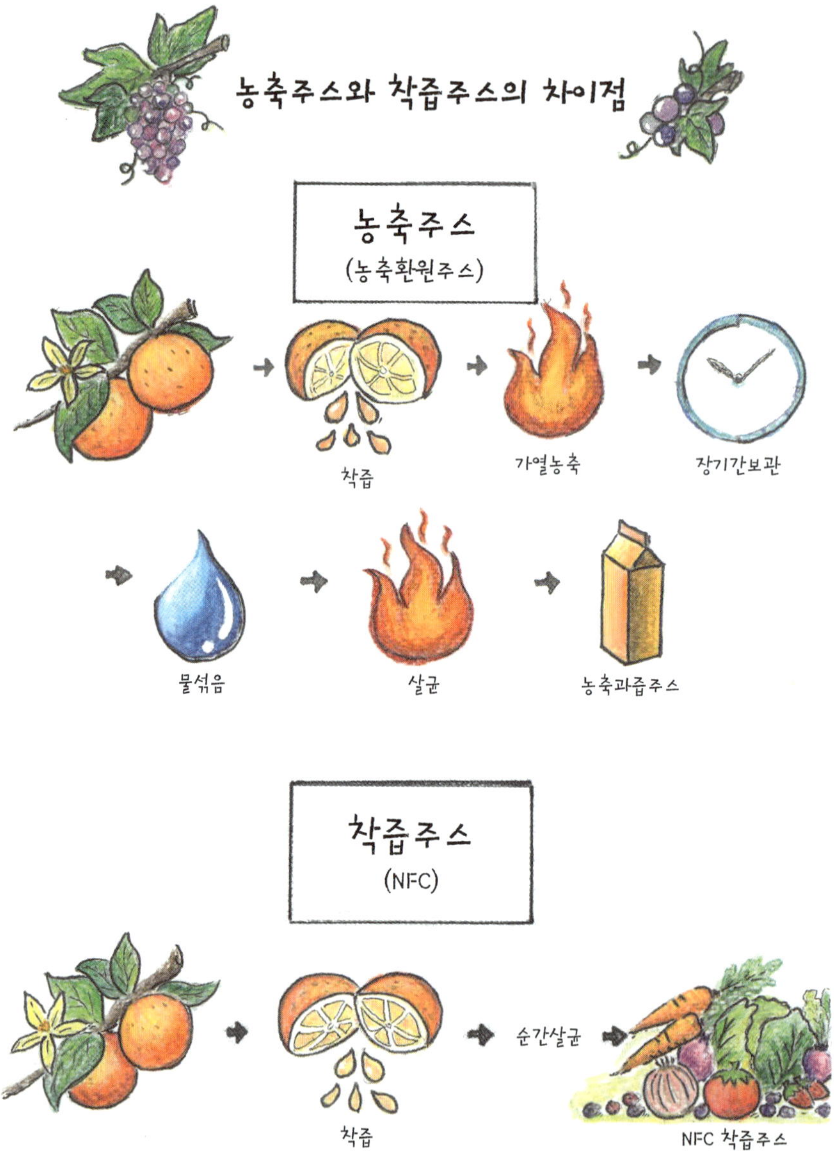

농축 주스(위)와 착즙 주스(아래)의 제조과정 비교

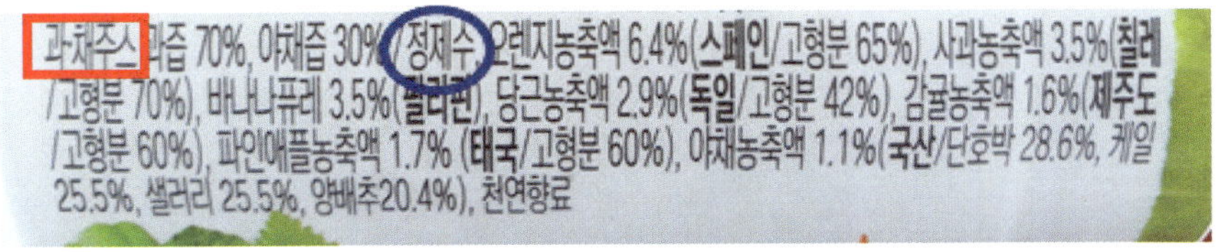

농축 주스에는 원재료로 반드시 정제수가 들어간다는 것을 확인하여야 한다.

고 오렌지만 100% 사용하였다는 의미로 사용된 것이다. 다른 재료의 과즙과 섞이면 100%가 아니지만, 종류가 다른 여러 오렌지를 사용하여도 100% 오렌지주스로 표기할 수 있다.

음료 제조업체에서 이런 농축(환원)주스를 과즙 100%라고 부르는 이유는 다음과 같이 주스를 만드는 방식 때문이다. 예를 들어, 10개의 오렌지에서 나오는 농축액을 10분의 1로 농축하여 보관하고 있다가, 나중에 다시 9만큼의 물을 넣으면 10개의 오렌지로 만든 주스가 된다는 계산에 의해서이다. 그런 방법으로 오렌지 농축액을 희석하여 농축환원 주스를 제조하지만, 라벨에는 오렌지 과즙 100%의 주스의 이름으로 판매하고 있다. 물론 틀린 이야기는 아니지만, 과즙 100%를 사용한다고 해서 농축 주스를 웰빙 식품이라고 추천하기는 어렵다. 농축(환원)주스를 제조하는 과정에서 알 수 있듯이, 원재료에는 과즙 농축액을 환원시키는 정제수가 반드시 표기되어 있어야 하고 소비자는 이 사실을 중요하게 기억하여야 한다.

농축주스 또는 농축환원주스의 더 심각한 문제는 다음 단계에서 발견된다. 과일을 가열, 농축하여 농축 과즙을 만든 후에 정제수(물)을 가하여 주스로 희석하기 때문에 본래 과즙의 모습은 많이 파괴된다. 가열하면서 농축하는 과정에서 과일 향이 날아가고 당도도 떨어지며 영양성분은 손실된다. 그렇기에 농축과즙을 정제수(물)로 희석한 다음에 색소, 향료 등과 함께

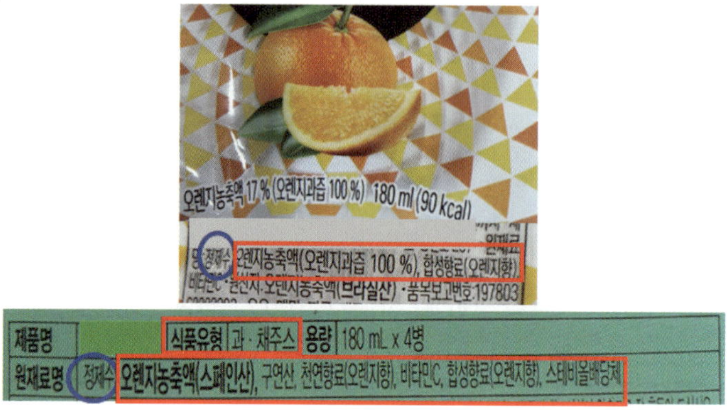
오렌지농축액 17 % (오렌지과즙 100 %) 180 ml (90 kcal)
정제수 오렌지농축액(오렌지과즙 100 %), 합성향료(오렌지향)
제품명
식품유형 과·채주스
용량 180 mL x 4병
원재료명
정제수 오렌지농축액(스페인산), 구연산 천연향료(오렌지향), 비타민C, 합성향료(오렌지향), 스테비올배당체

농축(환원)주스의 대표적인 두 제품. 과채주스인 농축(환원)주스에 원재료로 과일 농축액에 필수적인 정제수와 합성향료, 인공 감미료(스테비올) 외에도 비타민 C, 구연산 등의 식품첨가제를 넣기도 한다.

적절하게 당도를 유지하도록 일반적으로 감미제를 첨가한다. 오렌지 농축주스의 경우, 감미제를 추가하여 보통 일반 오렌지 착즙주스의 평균 당도인 11브릭스brix에 맞추도록 제조한다.• 감미제로는 설탕이나 당류 또는 인공 감미료를 첨가한다. 많이 사용하는 당류로 약방의 감초처럼 액상과당이 사용된다. 만약 '기타 과당'의 이름으로 당류를 첨가하였다면 대부분 액상과당일 것이다. 설탕 대신에 액상과당을 첨가할 경우, 무설탕의 라벨은 부착시키는 경우도 많이 발견할 수 있다(설탕을 첨가한 것은 아니기 때문이다). 소비자 중에 이런 허상을 아는 사람이 얼마나 될까? 이런 당류 대신에 요즈음 스테비올 같은 인공 감미료를 넣는 것이 추세이다. 그 외에도 농축(환원)주스에 보존제 목적으로 비타민 C 그리고 식품첨가제로 신맛을 위해 구연산 등을 합성 과일 향과 함께 첨가한다.

• 브릭스란 당도를 측정하는 단위이다. 100 g 시료 속에 설탕을 포함한 당류가 몇 g 들었는지로 표시한다. 1브릭스는 1퍼센트에 해당하기에 백분율(%)과 같다고 할 수 있다.

52

비농축주스는 고급 주스

네 번째 종류의 비농축주스는 농축 과즙 방법을 사용하지 않기에 NFCNot from Concentrate 주스라 한다. 과일 그대로 착즙한 주스이기 때문에 착즙주스라 부르고, 스트레이트 주스라 부르기도 한다. NFC 주스 즉, 비농축주스는 농축하기 위해 열을 가하지 않고 또 물로 희석하여 제조하지 않고, 과일에서 짜낸 과즙만으로 만든 주스이다. 당연히 향이나 맛, 영양소가 파괴되지 않고 신선도가 높다. 원재료 및 함량표시를 보면 과일 과즙 99.9% 혹은 100%라고 표기되어 있다. 착즙한 주스이기에 고가高價인 고급 주스이며, 농축 과즙을 만든 다음에 희석하여 만드는 두 번째 농축(환원) 주스보다 당연히 건강에 좋은 주스이다. 하지만 NFC 주스라 하더라도, 유통기한을 늘리고 착즙한 과즙이 변질하지 않도록 살균과정을 필수적으로 거쳐야 한다. 일반적으로 진행하는 가열살균 과정을 거칠 경우, 영양소 파괴는 필연적이다. 가열살균 대신에, 재료 본연의 영양소를 최대한 유지하기 위하여 최근에 비가열 초고압 살균처리 방법인 초고압 공정High pressure

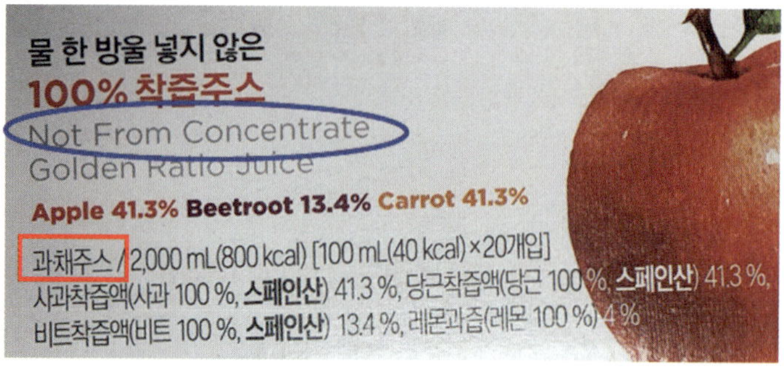

Not From Concentrate 표기가 된 비농축주스의 예

processing, HPP이 개발되어 사용되기도 한다. HPP 방법은 가열하지 않아 음료의 맛과 향, 영양성분에 영향을 주지 않으면서, 수천 기압에서 살균하는 첨단 가공기술이다.

앞에서도 언급하였지만, 농축주스 또는 농축환원주스와 비농축주스(NFC 주스)를 쉽게 판별하는 방법이 있다. 제품 성분에 농축 과즙과 함께, 이를 희석하는 정제수 표기가 들어있으면 이 제품은 농축(환원)주스이며, 현명한 소비자는 반드시 이를 확인하여야 한다. 그리고 농축(환원)주스는 단맛을 높이기 위해 설탕이던 기타 당류로 액상과당이던지 간에 당류를 추가로 첨가한다. 그 외에 향이나 산미酸味가 약해져 있기에, 오렌지 향이나 구연산을 추가하고 보존제 목적의 비타민 C 등을 첨가하는 것은 아주 일반적이다. 반면에 비농축주스는 희석용도의 정제수가 사용되지 않고, 위 그림처럼 제품에 반드시 NFC가 표기되어 있어야 한다. 당연히 비농축 NFC 주스는 비싼 가격의 고급 주스인데, 이 주스 역시 살균과정이나 멸균과정을 거쳐 유통기한을 몇 달간까지 길게 하기도 한다. 멸균과정을 거치면 실온으로 유통될 수 있지만, 살균과정을 거치면 냉장으로 유통된다. 여기에도 비타민 C

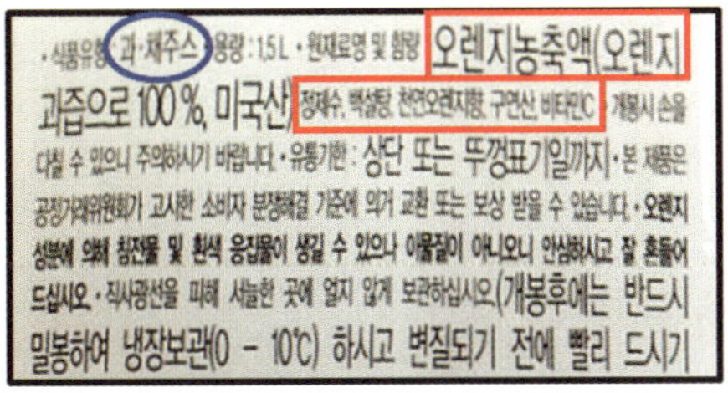

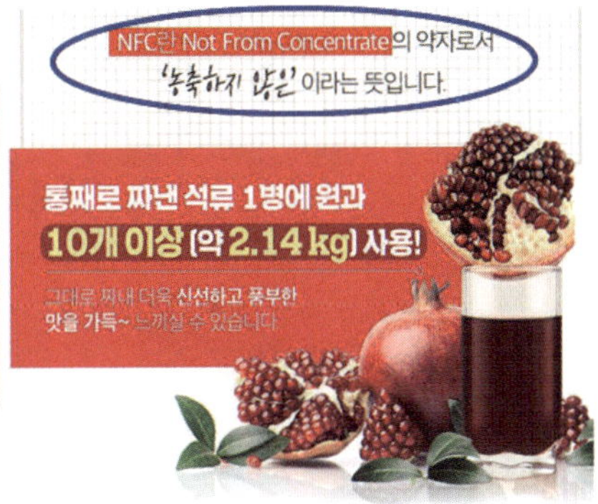
NFC란 Not From Concentrate의 약자로서
'농축하지 않은'이라는 뜻입니다.
통째로 짜낸 석류 1병에 원과
10개 이상 [약 2.14 kg] 사용!
그대로 짜내 더욱 신선하고 풍부한
맛을 가득~ 느끼실 수 있습니다.

정제수와 백설탕 등이 포함된 농축 주스 또는 농축환원주스(왼쪽)와 NFC 표기된 비농축주스(오른쪽)

를 보존제 목적으로 0.1% 정도 넣기도 한다. 그러나 멸균이든 살균이든 간에, 한번 주스를 개봉한 이후 유통기한은 1~2주 정도이며, 미생물 번식으로 쉽게 상할 수 있기에 반드시 냉장 보관하여야 한다. 한 가지 더 소비자들이 주의하여야 할 부분이 있다. 농축 과즙액과 비농축 과즙액을 혼합하는 경우이다. 시판하는 주스 중에, 혼합한 비농축 과즙액 비율이 5% 이내인 경우에도 비농축주스 표기가 가능하기 때문이다. 원재료명과 함량을 꼼꼼히 확인하여 구매하는 습관이 꼭 필요하다.

53

신선한 생과일주스:
믹서주스와 생착즙주스

앞에서 기술한 대로 음료 제조회사에서 가공하여 시판하고 있는 네 가지 종류의 음료·주스와 별개로, 가장 신선한 즉석 생과일주스가 있다. 생과일주스들은 즉석 NFC 형태의 주스인데, 이것도 2가지 종류로 분류할 수 있다. 하나는 믹서주스이고 다른 하나는 생착즙주스이다. 과일을 압착하여 착즙주스 형태로 만들려면 많은 양의 과일이 필요하므로, 매장에서 주문하자마자 바로 만들어지는 즉석 과일주스는 대부분 믹서기를 이용한 믹서주스이다. 이와 달리 착즙 주스는 착즙기를 이용하여 석류나 오렌지 등의 과일을 압착하여 짜내어 제조한다. 과일이 풍성한 지역에서 바로 즉석에서 착즙하는 현장을 목격할 수 있다. 또한 가정에서 착즙기를 사용하여 생과일 착즙 주스를 만들 수도 있다. 압착하여 착즙 형태로 제조하기에, 사용한 과일 내에 있는 식이섬유가 상당히 제거된 주스이다.

생과일 믹서주스의 경우 과일의 종류에 따라 딸기, 바나나, 키위 등과 같은 생과일 자체를 통째로 믹서에 갈아서 과일 내용물 전체를 주스로 만든다. 생과일을 압착하여 만든 착즙주스와 다르게, 믹서주스는 과일 섬유질이 모두 주스 속에 들어가 있다. 그렇기에 생과일 믹서주스를 그 자체로 보면 가장 건강에 좋은 웰빙 음료라 말할 수 있다. 그러나 음료 매장에서 단맛을 위해 대부분 시럽을 첨가하는 데 액상과당을 많이 사용한다. 생과일 믹서주스를 웰빙 음료라 말하지만, 매장에서 주문할 경우 상당한 양의 당류를 추가로 첨가하고 있음을 반드시 기억하여야 한다. 그러한 당류를 추가로 넣지 않고, 과일 전체를 갈아서 만든 생과일 믹서주스를 섭취한다면 가장 건강한 음료라 말할 수 있다(맛은 별개로 하더라도).

최근 국내 생과일주스 전문점 대상으로 당류 함량을 조사한 결과에 따르면, 천연 과일(100 g당)의 당류 함량은 청포도(15.2 g), 바나나(14.6 g), 딸기(6.1 g), 자몽(4.2 g)으로 발표되었다. 이에 반해, 제조된 생과일주스(100 g당)의 당류 함량은 청포도 주스(11.7 g), 딸기바나나 주스(11 g), 딸기 주스(8.0 g), 자몽 주스(7.9 g)로 발표되어, 딸기 주스와 자몽 주스의 당류 함량이 천연 과일보다 높게 나타났다. 이는 생과일주스 제조 시, 액상과당 같은 당류를 추가로 첨가한 결과일 것이다. 만약 이들 생과일주스 기본 사이즈 한 컵(약 320 mℓ)을 마시게 된다면, 1회 평균 당류 함량은 25~37 g 당류섭취로 계산된다. 이 결과에 따른다면, 생과일주스 하루 한 컵(약 320 mℓ)을 마시게 될 경우, 주스 종류에 관계 없이 현재 WHO 하루 당류 권장섭취량 25 g 기준치를 충분히 초과하고 있다는 것에 유의할 필요가 있다.

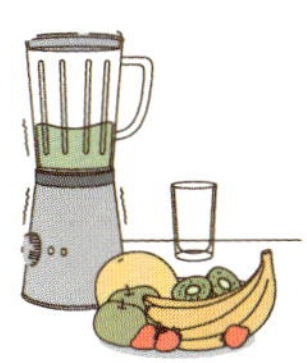

54

건강한 과일착즙주스라 해도 당지수를 고려하라!

건강과 관련되어 반드시 알아야 할 매우 중요한 또 하나의 사실이 있다. 바로 현장에서 만든 신선한 생과일착즙주스라 할지라도 더 큰 문제가 될 수 있는 것은 당지수 때문이다. 착즙한 과일주스의 경우, 과일을 섭취하는 것보다 당지수가 높을 수밖에 없다. 예를 들어, 사과를 직접 먹는 것과 착즙하여 사과즙으로 마시는 것을 여러 측면에서 비교하여 볼 때 상당한 차이가 난다. 착즙하는 과정에 많은 섬유질이 제거되기 때문에, 착즙주스 사과즙을 마시는 것은 사과를 먹는 것에 비해 당도도 더 높은 주스액이 소화나 흡수도 훨씬 빠르기에 당지수가 높은 섭취방법이다. 당지수가 높을수록, 체내의 당대사 시스템에 스트레스를 가하고 비만을 일으킬 확률이 높다. 특히 당뇨 위험성이 있는 사람은 착즙주스를 피하여야 한다.

과일의 섬유질 함량은 대략 2%이지만, 착즙주스는 0.1% 이하라고 한다. 착즙기를 이용하여 과일을 압착해서 착즙을 만들 때 불용성 섬유질 때문에 소량의 과즙을 얻을 수밖에 없다. 과일 착즙을 제조하기 위해서는 상당히 많은 과일이 필요하다. 따라서 착즙주스 한 컵을 마신다는 것은, 과일에 따라 다르겠지만 상당히 많은 과일 내용물을 과즙의 형태로 한꺼번에 먹는 것과 같다고 할 수 있다. 착즙기를 사용하여 가정에서 직접 생과일착즙주스를 만들어 본 사람은 한 컵의 과일즙을 위해서 얼마나 많은 과일이 필요한지 쉽게 이해할 수 있다. 채소를 이용하여 야채즙을 만들 경우, 물을 첨가할지라도 마찬가지이다. 압착하여 그 안에 있는 원액을 짜서 빼내는 착즙 방식 자체가 상당히 많은 양의 과일이나 채소가 필요하다. 그렇기에 한 가지 더 기억하여야 할 사실이 있다. 그렇게 만든 과일주스 또는 야채주스는 고농도 영양분 섭취가 될 수 있기에 간에 부담을 줄 수 있다는 사실을 명심해야 한다. 따라서 아무리 신선하고 좋은 과일이나 채소를 사용하더라도, 무조건 이런 과채 즙의 상당한 양을 계속 섭취하는 것이 웰빙이며 건강에 유익하다고 말하기 어렵다. 과일이나 채소를 이용하여 가정에서 직접 만드는 믹서주스나 착즙주스도 자신의 건강과 상태를 보면서 균형 있게 조절하며 선택하여야 할 것이다.

바로 제조한 신선한 착즙주스라 할지라도, 결국 착즙기를 사용하여 압착하여 만든 과일주스는 천연적이면서도 천연적이지 않다고 말할 수 있다. 과일주스는 과일을 원료로 하였기 때문에 당연히 천연적인 것으로 생각된다. 그러나 착즙 과정에서 섬유질이 상당히 제거된 착즙주스는 순수 과일을 섭취하는 것과 다르게 당지수에 영향을 줄 것이다. 결국 착즙한 과일주스와 직접 생과일을 섭취하는 것을 서로 비교할 때, 체내흡수 측면에서 두 개가 천연적으로 동일하다고 말할 수 없다. 설탕이 천연적이면서도 또한 천연적이지 않다고 말하는 것과 같은 맥락이다.

55

'건강을 위해 오렌지주스를 마신다'라고 한다면?

여러 가지 주스 종류에서 가장 좋지 않은 것은, 과일 향 첨가물을 사용하는 인공 과일맛주스이다. 그 안에 천연 과즙이 하나도 없거나 아주 미미하게 첨가할 수도 있다. 건강의 측면에서 그다음 것은 농축과즙주스이다. 이것이 단순한 청량음료보다는 낫기는 하겠지만, 이에 대한 정보를 알고 마시는 것이 좋을 것이다. 이것보다 더 좋은 것은, 비록 고가이지만 농축하지 않은 NFC 주스이다. 그러나 무엇보다 가장 좋은 것은 과일 그 자체를 먹는 것이다. 과일 자체를 먹으면 식물성 영양분과 함께 비타민, 미네랄 그리고 식이섬유까지 체내에 공급되기에 금상첨화일 것이다.

다음 그림은 시판되고 있는 오렌지농축주스(또는 농축환원주스)의 대표적인 예이다. 제품라벨에 주스 성분을 오렌지 과즙 100%로 표기하여 광고하고 있지만, 원재료명에 희석을 위한 정제수가 들어있고, 농축하지 않은 NFC 표기가 없으므로 농축(환원)주스이다. 그러나 소비자가 분별하지 않으면 상당히 혼란스럽다. 농축(환원)주스를 제조하는 과정에서 천연향료(오

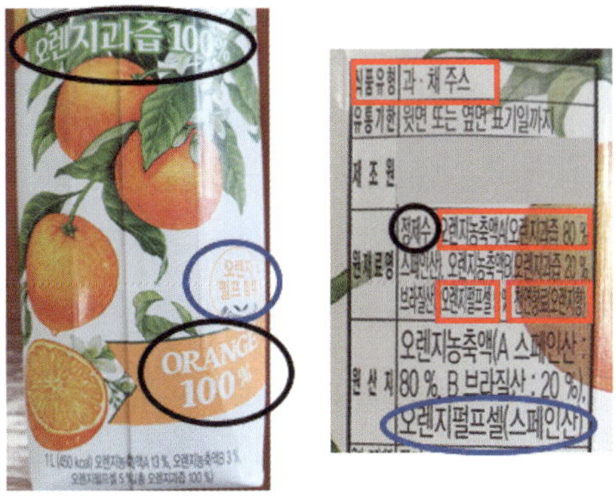

오렌지 과즙 100%로 표기되었으나 농축주스 제품(왼쪽)이기에, 이 동일제품 원재료에는 정제수, 천연향료(오렌지 향), 오렌지 펄프셀이 첨가된 표기가 되어 있다(오른쪽).

렌지 향)를 다시 추가하기도 한다. 제품에 따라 과육의 펄프셀pulp cell• 이 포함된 주스로 만들기도 한다. 주스에 5% 미만 정도로 과육의 펄프셀을 넣는 이유는 농축(환원) 주스이지만 천연 착즙주스 또는 믹서주스를 마시는 것과 같은 식감을 주기 위해서이다. 이것이 펄프셀 주스 음료의 트렌드이기도 하다. 농축주스에 과육의 펄프셀을 조금 추가하였다고 해서 건강한 웰빙음료가 될 수는 없다. 주스 제조회사들도 고객인 소비자의 입맛과 눈에 들도록 부단히 노력하면서 매력적인 제품을 지속적으로 개발하고 있다.

소비자들이 하나 더 유의하여야 할 부분이 있다. 앞에서도 언급하였듯이, 식품의 기준과 규격을 정하는 식품공전에서, 주스는 과일과 채소를 원료로 하는 과채주스로 분류하며, 주성분이 과채 즙 95% 이상인 것으로 규정하고 있다. 과채주스와 비슷한 것으로 과채음료가 있다. 과채음료는 과일

• 펄프셀이란 쉽게 말해서 과일에서 속껍질 과육을 일컫는다.

즙, 채소즙 또는 과채 즙 10% 이상에서 95% 이하이다. 사실 과채주스와 과채음료를 명확하게 구분하면서 마실 것을 선택하는 소비자는 그리 많지 않을 것이다. 이러한 과채주스와 과채음료의 정의와 기준들을 살펴보면, 식품 관련 법적인 규정들이 소비자뿐만 아니라 제조업자인 공급자 입장까지 고려하여야 하는 관계 당국 정책의 양면이 있음을 보게 된다. 하지만 식품 관련 관계 당국은 장기적 측면에서 소비자의 국민건강을 더 중요하게 고려하여야 한다고 본다. 국민건강인 소비자 입장보다 공급자 입장에 유리하게 정책이 치우치게 되면, 균형을 잃어버리게 되어 결국 가장 중요한 본질을 놓치는 결과가 될 것이기 때문이다.

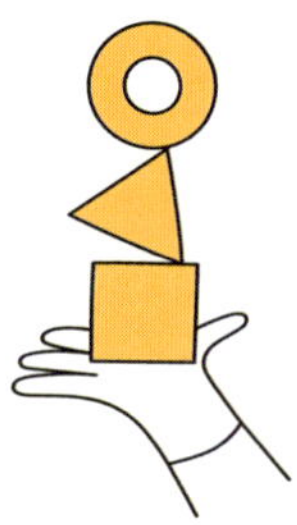

56

생과일 그대로 섭취하기

과일에는 상당한 양의 당류(과당, 포도당, 설탕이 주요 성분)가 들어있지만, 과일 자체를 먹게 되면 식이섬유 등을 함께 섭취하므로 당류의 흡수속도를 늦추어, 혈당치가 완만하게 상승하기도 하고 천천히 하락하기도 한다. 과일 조직의 식이섬유나 셀룰로오스 등과 함께 존재하는 과일의 당류들을 섭취할 경우, 체내에서 이들이 모두 흡수되지 않는다. 장내 유익한 미생물의 먹이가 되기도 하고 체외로 그냥 배출되기도 한다. 그러나 식이섬유가 상당히 제거된 주스를 섭취할 경우, 바로 제조한 신선한 착즙주스라 할지라도 과일 자체를 섭취하는 것보다 당류들의 체내흡수가 빨라 당지수가 급속히 높아진다는 점을 고려하여야 한다. 특히 비만으로 다이어트를 고민하는 사람뿐 아니라, 당뇨병 같은 대사증후군, 만성질환 환자들의 경우는 과일주스류 섭취에 더욱 조심하여야 한다. 생과일을 먹기가 어렵다면, 착즙주스가 아닌 과일 통째로 갈아 만드는 믹서주스를 권할 수 있다. 물론 이때 단맛을 높이려는 추가 당류를 넣지 말아야 한다. 위와 같은 질병으로 건강을 잃은

후에는 주스류 섭취에 대해 당연히 조심하겠지만, 이보다 이런 사실을 미리 알고 대처하는 것이 더욱 중요하다. 소를 잃고 외양간을 고치는 것보다 미리 예방하는 것이 가장 좋기 때문이다. 무엇이든지 간에 치료보다 예방이 좋은 것은 불변의 진리이다!

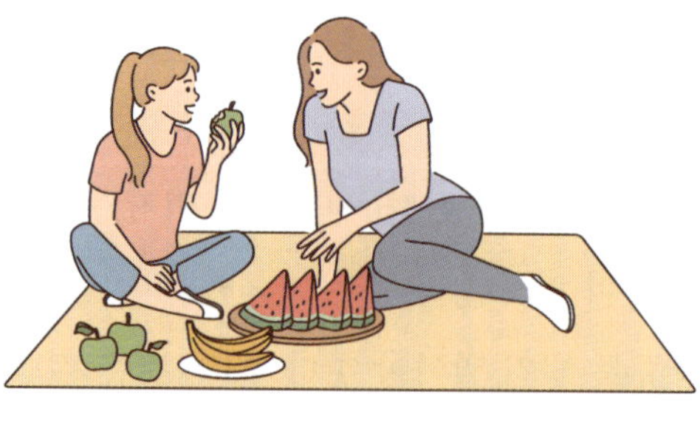

57

'과일주스는 소아 때부터 마시게 하지 말라'는 소아과학회의 권고안*

2017년 미국 소아과학회AAP에서 과일주스 섭취에 대한 개정된 권고안을 발표하였다. 미국 소아비만과 관련해서 소아과 전문가들은 과일주스보다 과일을 먹어야 하는 세 가지 이유를 다음과 같이 설명하고 있다(여기서 과일주스는 착즙주스를 말한다).

1) 과일주스에는 통과일보다 많은 양의 당분이 들어있다.
2) 과일주스에는 통과일보다 식이섬유가 적게 들어있다.
3) 과일 껍질에 각종 영양분이 저장되어 있는데, 껍질을 제거한 과일주스에는 비타민 등 각종 영양소를 기대할 수 없다.

* (가) 과일주스보다 과일을 먹어야 하는 세 가지 이유: 미국 소아과학회에서 과일주스 섭취에 대한 새로운 권고안. https://aftertherain.kr를 참고하길 바란다.
(나) 2017년 미국 소아과학회에서 소아과 저널에 발표한 내용으로, 관심있는 독자는 「유아, 아이, 청소년 시기에 과일주스의 현재 권고안」, https://pediatrics.aappublications.org/content/139/6/e20170967을 참고하길 바란다.

그렇기에 아무리 신선하고 유기농 과일로 만든 값비싼 착즙주스라 하더라도, 소아 1살 이전에는 과일주스를 먹이지 말라고 개정하여 권고하고 있다. 2001년에 처음 권고안이 제정되었는데 당시 제안한 생후 6개월을 16년이 지난 2017년에 생후 1년으로 더 엄격하게 상향 조정한 것이다. 권고안의 내용은 다음과 같다.

- 1세 이전 아이에게 과일주스를 주어서는 안 된다.
- 걸음마를 떼기 시작한 1~3세의 아이는 하루 반 컵(120 mL) 정도 먹여도 된다.
- 4~6세 아이는 180 mL 정도 마실 수 있다.
- 7세 이상의 아이에게는 240 mL 정도 마셔도 된다.
- 그리고 유아에게 줄 때는 끊임없이 마시게 되기에 빨아 마시는 컵에 주지 말아야 한다.

전반적인 내용이 소아들에게 과일주스를 마시게 하는 것에 대해 부정적인데, 어렸을 때부터 과일주스 섭취를 극히 제한하도록 권고하고 있다. 아이들에게 과일주스를 마시게 하기보다는, 가능하면 통째로 과일을 먹도록 권하는 것이다. 그래서 유아의 경우 과일을 으깨거나 갈아서 만든 퓌레puree를 먹이도록 제안하고 있다. 일부 주스에 '과육 함유'라고 표기되어 있기도 하지만, 이 말을 그대로 믿고 이를 통과일과 같다고 생각하면 안 된다고 지적한다.

앞에서 언급한 내용은 관련 전문가들도 마찬가지로 이야기하고 있다. 통과일이 아닌 주스 형태로 과일을 섭취할 경우, 당분의 체내흡수율과 흡수속도가 빨라지기 때문이다. 착즙한 과일주스에는 식이섬유가 적게 함유되어 있고 통과일보다 많은 당분이 들어있어 아이의 건강을 위해 어렸을 때부터 주스에 대한 습관을 들이지 않는 것이 좋다는 것이 소아과 전문가의 권고이다. 생과일주스는 유아의 건강에도 좋을 것 같아서 아이들을 위하는 마음에 부모들이 손쉽게 선택하는 경향이 있지만, 아이라 하더라도 잘게 썬 과일은 문제가 없다고 한다. 과일주스는 과일보다 차선임이 분명하다. 과일은 가능하다면 천연 그대로 섭취하는 것이 가장 좋다는 것을 기억하여야 할 것이다. 굳이 주스를 선호한다면 여러 주스 형태 중에서 앞에서도 언급한 바와 같이, 추가 당류를 넣지 않으면서 과일 전체를 껍질까지 갈아서 만든 생과일 믹서주스를 가장 건강한 웰빙주스 음료로 추천할 수 있다.

신선함이 조작된 오렌지주스 속에 감춰진 어두운 진실

과일주스 내용과 관련해서 『신선함이 조작된 오렌지 주스의 비밀』(앨리사 해밀턴 지음, 신승미 옮김, 거름)이라는 한 권의 책을 소개하고자 한다. 이 책에는 이 시대의 세계화와 산업화의 거대한 물결 속에서 사람들의 소중한 먹거리가 다국적 기업의 상업성의 논리에 의해 좌지우지되는 어두운 진실이 파헤쳐져 있다.

이 책에서 저자는 미국 플로리다 오렌지주스 산업의 역사를 소개하면서 우리가 현재 마시고 있고, 시판하는 미국 오렌지주스 제품이 어떤 과정을 거쳐 지금의 모습이 되었는지를 알려주고 있다. 오렌지주스와 관련된 자본주의 산업의 기술과 상술 그리고 이들을 변호하고 있는 법적인 내용까지 자세히 접할 수 있어, 오렌지의 신선함이 조작되었다는 저자의 주장을 새겨볼 만하다. 이 책을 통하여 자본사회의 상업성에 포장된 보이는 이미지에 속지 말고, 진실에 근거한 실체를 분별하는 지혜를 만나보기를 바란다.

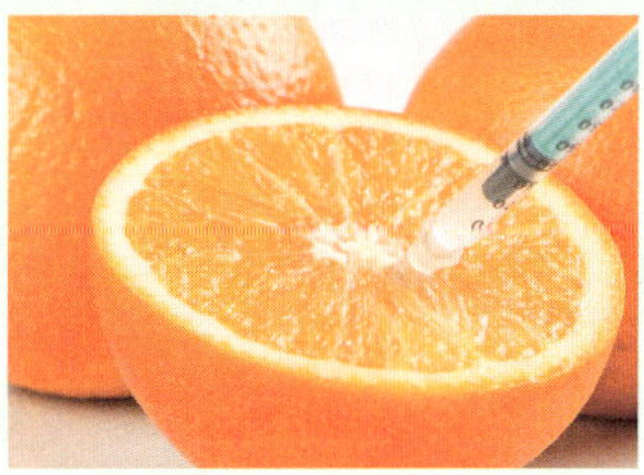

58

과일과 브릭스 당도

과일이나 주스, 청량음료, 시럽, 와인, 벌꿀 등에 포함된 당류의 농도를 대략 표시할 때 브릭스 당도Brix, 糖度라는 단위가 사용된다. 이 단위는 독일 학자 아돌프 브릭스Adolph Brix 이름을 따서 명명된 액체의 비중을 나타내는 것이다. 브릭스 당도는 'Brix %' 또는 '°Bx'로 표기한다. 본래 와인을 제조하는 양조장에서 당류의 당도를 측정하여 잠재적 알코올 농도를 예상하기 위하여 브릭스 당도 개념이 고안되었다. 브릭스 당도는 100 g의 물질 속에 당분이 몇 g이 들었는지 나타내는 단위로 퍼센트(%) 단위와 동일하다. 주스 100 g 안에 당분이 총 25 g 들어있으면 25브릭스(Brix %)로 표시된다.

과일의 경우 브릭스 당도는 단맛의 척도로 사용된다. 당도가 있는 과일은 대략 10~18 Brix 범위이다. 과일 당도는 같은 과일이라 하더라도 품종, 등급, 숙성도 등에 따라 당도가 다르게 나타날 수밖에 없다. 과일 상태에 따라 다르기에 어떤 과일이 어느 정도 당도를 가졌다고 말하기는 매우 어렵다. 보통 숙성한 과일일수록 당도가 높은데 일반화하기 어렵지만, 대표적인 과일의 Brix 수치 순서는 대략 '포도(>15) ~ 파인애플(15) > 키위(14) > 사과(12) > 망고, 멜론(11) > 수박, 딸기(9)'순이다. 과일에 들어있어 단맛을 내는 주요 당류는 과당, 포도당, 설탕 세 가지로, 이들 각 성분이 과일에 혼합되어 있다.● 이 주요 세 가지 과당, 포도당, 설탕 성분의 함량은 과일 종류와 품종, 등급 등에 따라 각각 다르게 나타난다. 보통 과일에서 당분 성분으로 과당 또는 포도당 함유비율이 높게 나타나지만, 특이하게 망고, 파인애플, 복숭아, 오렌지, 살구의 경우에는 설탕 비율이 높게 나타난다.●●

생과일보다는 건조하여 말린 과일이 당도가 매우 높다. 예를 들어, 건조된 과일의 Brix 당도 측정치를 보면, '건망고(73) > 건포도(65) > 대추야자(64) > 건살구(39)'와 같다. 말린 과일은 생과일보다 수분이 건조되어 당분이 농축되어 있다. 이러한 말린 과일은 당도가 매우 높을 뿐만 아니라, 생과일보다 한꺼번에 많은 양을 섭취할 수 있기에 비만이나 당뇨에 안 좋은 영향을 미칠 수 있다. 과일 자체는 건강에 좋은 것이 사실이지만, 당도가 높은 것은 생과일이라도 많이 섭취하게 되면 칼로리가 높아지기에 비만에 영향을 줄 수 있음을 기억하여야 한다. 특히 당도가 높은 과일을 밤늦게 먹는 것은 건강과 다이어트에 도움이 되지 않는다.

과일의 당류 = 과당 + 포도당 + 설탕

● 과일에 함유된 당류 성분은 과당, 포도당, 설탕이 주를 이루고 있다. 그런데 살구나 체리의 경우, 특이하게 다른 과일에 거의 없는 맥아당이 함유되어 있다.

●● 다른 과일과 비교해서 포도당이 많이 함유된 과일은 포도와 체리이다. 또한 과당이 많이 함유된 과일은 사과, 배, 포도와 체리 등이다. 일반적으로 과일 속에 함유된 당류들의 당도 순서는 '과당 > 설탕 > 포도당'이다.

59

브릭스 당도 값과 당도 측정기

당도는 용액의 비중이나 굴절률을 이용하여 측정한다. 용액 속에 설탕 같은 당류가 들어있으면 비중과 굴절률이 증가하기에 이를 이용하여 당도 값을 측정하였다. 처음 브릭스 당도 값은 비중으로부터 설탕물 농도를 직접 측정하고자 비중계를 만들어 쓰게 된 것으로부터 유래되었다. 이후에 당측정 굴절계sucrose refractometer라는 분석기기를 사용하여 당류의 중량 백분율과 관련된 굴절률 값으로부터 당도 값을 측정한다. 이를 브릭스 굴절 당도계라 부르며 휴대용 기기로도 매우 간편하게 사용되고 있다. 아날로그(왼쪽) 기기는 휴대용으로 농산물 물류 시장 같은 현장에서 과일의 당도를 직접 측정하는 데 사용되고, 디지털 (오른쪽) 기기도 과수원 농가에서 많이 이용되고 있다.

브릭스 당도 단위는 수용액 속에 녹아있는 '가용성 고형분'이라 여기는 당질의 용질의 양을 측정하는 것으로 되어있다. 이는 % 단위로 나타내는 당질 무게비 단위의 기기 측정값이다. 하지만 서로 다른 과일에서 브릭스

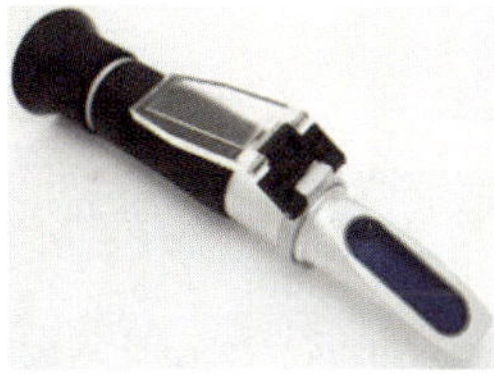
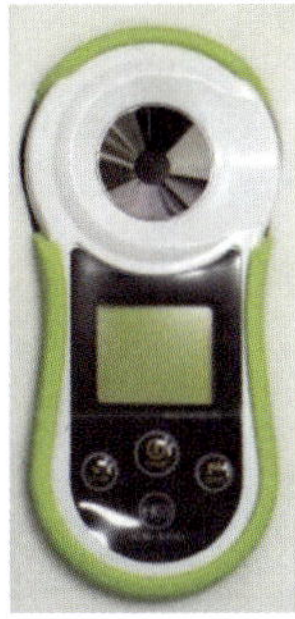

브릭스 당도 값 측정을 위한 아날로그 굴절 당도계(왼쪽)와 디지털 굴절 당도계(오른쪽)

당도계를 사용하여 측정한 브릭스 당도 수치가 높다고 해서 실제 당도가 꼭 높은 것이 아닐 수 있음을 유의하여야 한다. 브릭스 당도 수치는 당질의 퍼센트 값에 불과하기 때문이다. 브릭스 당도 측정값이 높아야 하지만, 그 중에서도 과당 비율이 높아야 실제 단맛이 높게 나오게 되어있다. 또 다른 이유로, 가용성 고형분 중에는 당류뿐만 아니라 염salt, 산acid, 아미노산, 펙틴 등도 포함될 수 있는데 이들의 굴절률이 당류와 다르기 때문이다. 또한 측정 시 온도, 소금, 색소 등도 굴절률에 영향을 주어 브릭스 값에 영향을 준다. 그렇기에 식염이 많이 첨가된 장류, 산 함량이 높은 과일, 커피 용액 등에서 측정된 브릭스 값의 경우, 단맛을 내는 당류만의 절대적 수치라 말하기 어렵다. 하지만 비슷한 조건하에 있는 같은 종류 시료들의 경우, 당류의 상대적 함량의 비교 값을 위해 브릭스 당도계 측정치를 참고할 수 있다.

최근에는 브릭스 당도계보다 정확한 당도측정을 위하여 전자기파를 이용한 전문적인 분광분석기기spectroscopy가 사용되기도 한다. 근적외선Near-IR을 투과시키는 비파괴 방법의 당도 선별기를 이용하는데, 이를 자동화하여 과일이 컨베이어를 통과할 때 과일 하나하나의 당도까지 측정하여 숙성

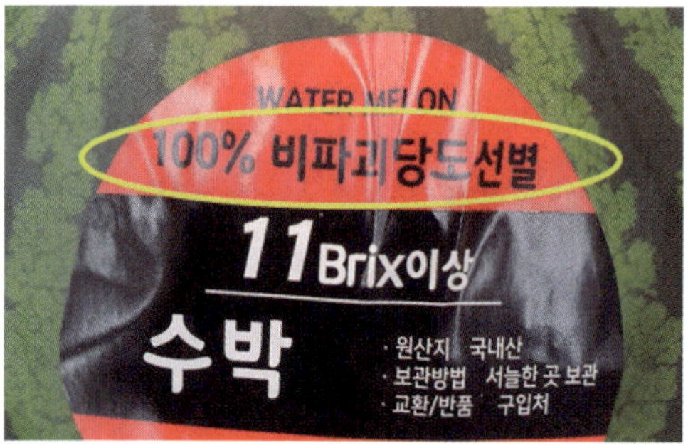

시판하는 수박에도 비파괴 당도 선별법으로 브릭스 당도 값을 측정한 표기를 하고 있다.

과일을 과학적으로 선별하는 데 응용하기도 한다. 소형화하여 탁상용 또는 휴대용 당도 선별기로도 개발되어 사용하는데, 브릭스 굴절 당도계와 달리 비파괴 측정 방법이기에 훨씬 편리하고 유용하다.•

• 과일의 당도를 측정할 때, 근적외선Near-infrared 빛을 과일 내부에 통과시켜 당도를 측정하는 분광분석기기의 당도 선별기를 사용하면 비파괴적 방법이기에 굴절 당도계보다 유용하다. 과일이 나무에 달린 상태에서 측정할 수도 있어 과일의 숙성 상태도 품질관리를 할 수 있다. 첨단 분석기기에 따라 당도만이 아니라 동시에 산성도까지 측정하는 기능도 있기에 매우 유용하다.

현대인들이 즐겨 사용하는 당류

60

메이플 시럽

메이플 시럽Maple syrup 또는 단풍나무 시럽은 설탕단풍sugar maple(또는 사탕단풍) 나무에서 얻는 수박 향에 가까운 달콤한 수액으로 단풍당밀丹楓糖密이라고도 한다. 캐나다 국기에 그려져 있는 단풍나무 잎이 메이플 시럽의 원료가 되는 설탕 단풍나무 잎이다. 메이플 시럽의 당류 성분으로 설탕이 약 62~65%를 차지하고, 과당과 포도당이 각각 약 1%를 차지한다. 그 외에 비타민 B2와 망간 미네랄이 풍부하게 함유되어 있으며 수분은 전체 무게 중 대략 32%를 차지한다. 순수한 메이플 시럽은 가격이 비싸므로 설탕을 섞어 사용한다는 얘기도 있지만, 캐나다 식품검사국에서는 국가를 대표하는 산물이며 특산품인 메이플 시럽을 국가 차원에서 엄격하게 품질관리하고 있다. 역사적으로 오래전부터 북미 원주민들이 설탕단풍나무 수액을 채취하여 시럽이나 설탕으로 가공하여 사용하였고, 이후 유럽에서 온 정착자들이 이를 더욱 개발하여 이용하게 되었다.

설탕단풍나무 수액을 채취한 다음, 이 수액을 가열하여 농축시켜 메이플 시럽을 만든다. 처음 설탕단풍나무에서 직접 채취한 원 수액의 당분 농도는 약 2% 정도지만 오랫동안 가열하여 당분 수치를 65% 이상으로 끌어올려 시럽을 만든다. 그러니까 우리나라 전통식품인 조청을 만드는 것처럼, 단풍나무 수액을 농축시켜서 메이플 시럽을 만들기에, 이를 단풍나무 수액 조청이라 말할 수 있다. 메이플 시럽 내에 수분이 30% 이상 포함되어 있어서, 같은 무게 비교 시 메이플 시럽의 당도는 설탕의 약 60~65%이다.

메이플 시럽은 고농축 당류 식품으로 방부제를 사용하지 않지만, 이를 장기보관하면 문제점이 생기기도 한다. 꿀이나 조청 같은 당류 식품과 달리, 메이플 시럽은 이를 한번 개봉하여 상온에 보관할 경우 며칠 내에 곰팡이가 생길 가능성이 매우 크기 때문이다. 그래서 개봉한 후에 상온 보관은 반드시 피하여야 하고, 단기로는 냉장 보관 그리고 장기로는 냉동 보관하여야 한다. 그렇기에 가능한 대용량이 아닌 소용량으로 구매하고, 많은 양의 메이플 시럽은 소분하여 사용하도록 안내한다. 다만 메이플 시럽에 생긴 곰팡이는 사람에게 독성이 없기에 곰팡이를 제거한 다음에 가열하여 끓인 다음에 냉장 보관하여 사용하면 되는 것으로 알려져 있다.

메이플 시럽은 캐나다에서 생산량 85%를 차지할 정도로 캐나다의 대표 특산품이다. 단풍나무 나라인 캐나다에서는 곳곳에서 단풍나무 수액을 채취하는 3~4월에 '메이플 시럽축제'가 열린다고 한다. 캐나다와 미국에서 아

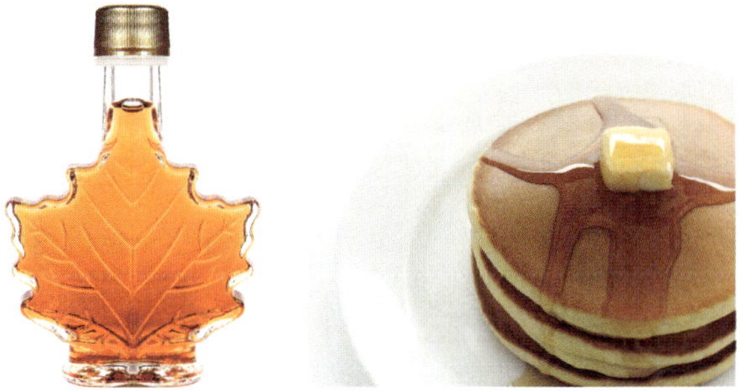

캐나다 특산품 메이플 시럽(왼쪽)과 이를 곁들인 팬케이크(오른쪽)

침 식사로 와플waffle이나 팬케이크pan cake에 메이플 시럽을 곁들여 먹는 경우가 아주 일반적이다. 역사적 기록을 보면, 처음에는 고가의 사치재인 설탕을 대신하기 위해 저가 대체재로 메이플 시럽이 사용되었다. 그러나 지금은 단풍나무 수액 특유의 달콤한 풍미와 함께 비타민과 미네랄이 풍부하게 함유된 고급 감미료가 되어, 설탕보다 훨씬 고가로 판매되고 있다. 메이플 시럽을 더 농축시켜 메이플 슈가Maple sugar(단풍나무 설탕, 단풍설탕丹楓雪糖)를 과립 상태로 만들어 여러 용도로 사용하기도 한다. 메이플 슈가 성분은 90% 이상의 설탕과 나머지 10% 이하는 과당과 포도당이기에 일반 설탕보다는 더 단맛이 나는 것으로 되어있다.

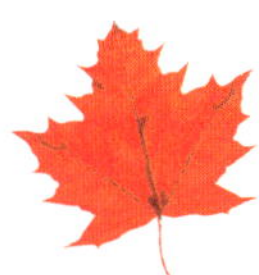

61

국내 고로쇠나무 수액

흥미로운 점은 캐나다 설탕단풍나무에서 단풍나무 수액을 얻는 것은, 우리나라에서 고로쇠 수액을 채취하는 방법과 상당히 깊은 연관성이 있다는 사실이다. 놀랍게도 우리나라에 서식하는 고로쇠나무와 메이플 시럽 수액을 제공하고 있는 단풍나무는, 같은 단풍나무Acer 속genus, 屬으로 분류된 활엽수이다. 비록 우리나라 고로쇠나무Acer pictum와 캐나다 메이플 설탕단풍나무Acer saccharum가 서로 다른 단풍나무 종species이라 할지라도 말이다! 고로쇠 수액의 풍미와 향이 설탕단풍나무에 비해 떨어지기는 하지만, 캐나다의 설탕단풍나무가 우리나라의 고로쇠나무와 같은 단풍나무 종류라는 점은 매우 흥미롭다.

뿌연 고로쇠 수액은 이온 음료와 비슷하며 독특한 향을 가지고 있는데 단맛의 주요 성분은 1.6% 설탕이다(2% 이하의 당도). 캐나다 메이플 시럽처럼 우리나라에서 고로쇠 수액을 농축한 고로쇠 시럽(또는 조청)이 보편화되어 있지 않다. 국내 지방 곳곳에서 지방 특산물 홍보를 목적으로 매년 3월

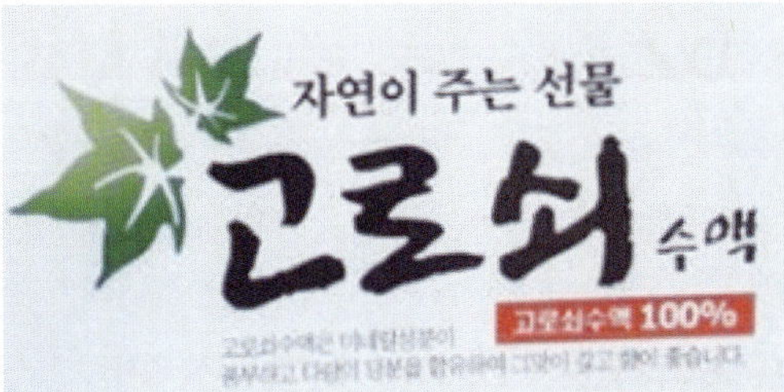

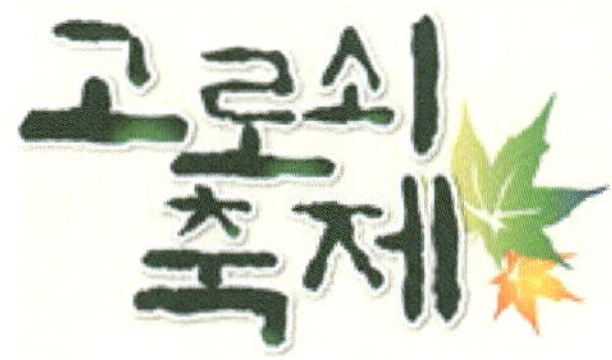

지방 특산품으로 생산되는 고로쇠 수액(왼쪽)과 고로쇠 축제(오른쪽)

중 고로쇠 축제를 진행한다. 동의보감이나 민간요법에서 전해온 것처럼, 옛날부터 고로쇠 수액은 '뼈에 이로운 물'이라는 뜻의 골리수骨利水로 불리며 관절염 치료에 이용하거나 약수처럼 이용하여 위궤양 같은 위장병 환자들의 치료에 사용되었다. 실제로 고로쇠 수액을 일반 자연수에 비교할 때, 특히 대표적인 미네랄인 칼슘, 칼륨, 마그네슘이 매우 풍부하기에 이런 성분들로 인해 골다공증 개선에 효과를 주는 것으로 알려져 있다.

하지만 고로쇠 수액 자체는 상온에서 오랫동안 보관하기 어렵고 냉장 보관을 하더라도 한 달 이상 보관하기는 어렵다. 그렇기에 고로쇠 수액의 가장 큰 과제는 장기보관 문제이다. 캐나다에서 설탕단풍나무 수액으로 메이플 시럽을 만들어 국가기관에서 품질을 관리하면서 장기간 보관하며 판매하는 것처럼, 국내에서도 고로쇠 수액과 시럽 종류까지 지역 특산품으로 그리고 다양한 용도로 연구와 개발이 이루어지기를 기대한다.

62

'신비의 회춘수'로 불리는 자작나무 수액

캐나다 설탕단풍나무나 국내 고로쇠나무의 수액과 같이 자작나무, 박달나무, 대나무 등 여러 종류의 나무 수액이 있다. 그중에서 활엽수 참나무과에 속하는 자작나무Birch 수액이 국내에서는 많이 알려지지 않았지만, 외국에서는 예전부터 매우 유용하게 사용되었다. 성분으로 자작나무 수액(Birch water 또는 Birch sap)은 과당과 포도당 당류가 1% 정도이고 그 외에 풍부한

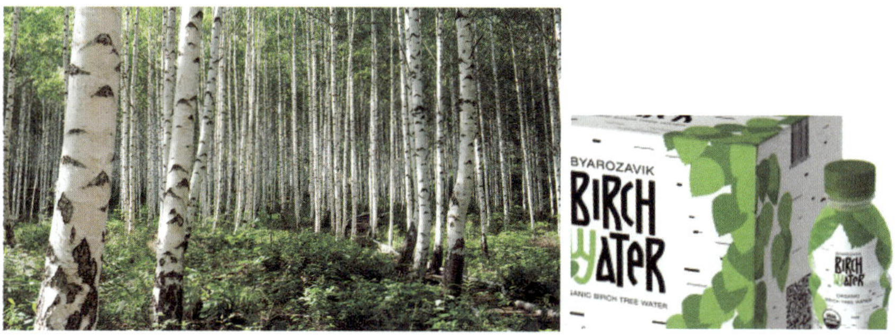

자작나무 숲(왼쪽)과 'Birch Water'라는 이름으로 시판되는 자작나무 수액 음료(오른쪽)

망간을 포함한 미네랄 성분과 아미노산, 비타민, 폴리페놀polyphenol 등을 함유하고 있다. 북유럽 특히 핀란드에서는 오래전부터 만병통치약처럼 천연 건강음료로 알려져 널리 음용되었고, 일본에서도 이것을 마시면 무병장수한다고 하여 '신비의 회춘수'라 불렸다고 한다. 일부 국가에서는 피부질환, 폐질환, 결석 치료 등 여러 용도의 민간의약품으로 사용된 기록도 있다.

몇 년 전부터 자작나무 수액이 미국과 러시아 등에서 'Birch water'라는 이름으로 시판되어 매우 큰 인기를 얻고 있다. 자작나무 수액이 해독기능을 가진 천연 미네랄 워터 또는 슈퍼 드링크 혹은 황제 다이어트의 음료로 선전되어 판매되고 있다. 특히 항노화 효능으로 피부와 모발 건강을 위한 고급 화장품의 원료로 유용하게 사용되기도 한다. 천연 Birch 오일은 자작나무의 껍질이나 어린싹 잎을 증류하여 추출해서 만들고, 모발 영양제 또는 피부염에 좋은 연고나 로션으로도 사용된다.

자작나무는 나무껍질과 잎 전체에 기름 성분이 많아 잘 썩지 않고 불에 잘 탄다. 그래서 자작나무를 땔감으로 태우면 자작자작 소리가 난다고 하여 우리나라에서 '자작나무'라는 순우리말 이름이 붙여졌다는 얘기도 전해

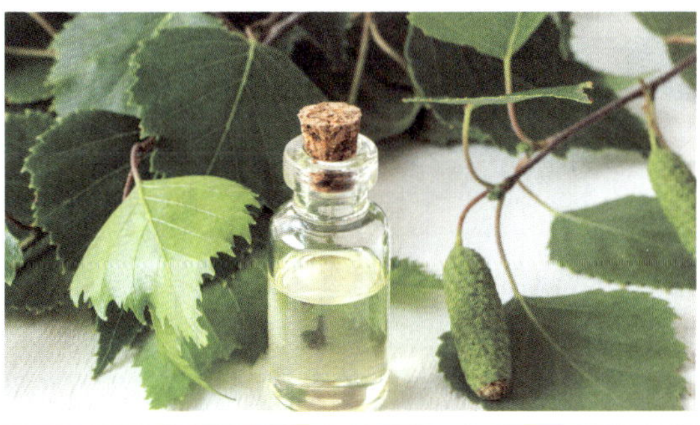

자작나무 수액을 원료로 한 천연오일

지고 있다. 자작나무를 한자어로 백화白樺 또는 백단白椴이라고 부른다.• 화樺나 단椴은 자작나무를 뜻하며, 양초가 사용되기 전 옛날부터 자작나무의 얇은 껍질이 붉을 밝히는 초로 사용되었다. 여기서 유래된 말로 화촉樺燭은 자작나무 껍질로 만든 초를 뜻한다. 흔히 결혼식을 올리는 것을 '화촉을 밝힌다'고 말하는데, 바로 자작나무로 만든 초인 화촉을 오래전부터 사용하였기 때문이다.

자작나무는 북유럽과 러시아에서 '숲속의 귀족 또는 여왕'이라고 불릴 정도로 가치를 인정받는 나무로, 전통가옥과 가구의 원자재로도 귀하게 사용된다. 참고로 동아시아가 원산지라 우리나라에 널리 서식하면서 목질이 단단한 것으로 으뜸인 박달나무도 자작나무속에 해당한다. 자작나무 껍질은 종이처럼 얇게 벗겨지고, 부패하지 않는 성분이 들어있어서 천 년이 넘게 지나도 썩지 않는다고 한다.•• 경주 천마총에 있는 천마도가 천 년이 넘었어도 온전한 상태로 출토되어 큰 화제가 되었는데, 말안장에 그려진 그림의 바탕 재료가 자작나무인 것으로 알려졌다. 자작나무 껍질은 물에 젖어도 불이 잘 붙으므로 불쏘시개로 유용하게 쓰인다. 기름 성분이 많아 물속에 흠뻑 담갔다가 꺼낸 것도 성냥불을 갖다 대면 즉시 불이 붙기에, 산에서 야영을 하는 사람들이 꼭 알아두어야 할 상식이라고 한다.

• 자작나무 껍질을 한방에서는 백화피白樺皮 또는 화피樺皮라 부르며 이뇨, 진통, 해열 작용이 있어 여러 염증성 질환 치료의 약재로 사용한다.

•• 고려시대에 만들어진 팔만대장경의 재료가 되는 나무에 관해 교과서를 비롯한 대부분 자료에서 썩지 않는 자작나무가 주로 사용되었다고 알려졌지만, 이는 사실과 다르다. 광학현미경으로 나무의 세포 모양을 연구하는 목재 조직학 연구조사에 따르면, 팔만대장경을 만드는 수종은 목판으로 새기기에 나무 재질이 좋은 산벚나무와 돌배나무가 대부분을 차지하고 자작나무가 차지하는 비율은 10% 이하로 알려져 있다.

충치를 예방하는 껌의 성분으로 잘 알려진 '자일리톨xylitol' 감미료 성분이 자작나무에 존재하는 것으로 사람들에게 알려졌으나 100% 정확한 얘기는 아니다. 자일리톨 성분은 자작나무 자체에서는 발견되지 않고, 자작나무 수액 성분에도 자일리톨은 없다. 그렇지만 자작나무로부터 자일리톨을 제조하는 것은 사실이다. 먼저 자작나무에서 자일란xylan 물질을 추출한 다음에 가수분해하여 자일로스xylose를 얻고, 다시 화학반응을 거쳐서 당알코올 중 하나인 자일리톨 감미료를 생산하는 것이다. 이에 관한 자세한 설명은 다음 장에서 이어가고자 한다.

면역과 항암효능의 베타글루칸 성분이 있는 차가버섯

차가버섯은 자작나무 수액을 양분으로 살아있는 자작나무에 기생하는 버섯이다. 차가버섯은 면역력과 항암작용과 혈당강화 효능이 있는 것으로 알려져 민간요법의 약재로 전통적으로 귀하게 애용된다. 차가버섯에 함유된 베타글루칸(β-glucan) 성분은 면역증강과 항암 등 효과를 보이는 것으로 알려져 있는데, 베타글루칸은 포도당을 기본 구조로 하는 다당류의 한 종류로 셀룰로오스 구조와 유사하다. 버섯이나 미생물로부터 생산되는 베타글루칸은 고가의 의약품의 원료나 차세대 기능성 건강식품 소재로 주목받고 있으나 우리나라에서는 구하기 쉽지 않다. 러시아에서는 차가버섯을 '신이 내린 선물'이라 부르며 국가에서 보호하는 특산품으로 약국에서 판매하는 것으로 알려져 있다.

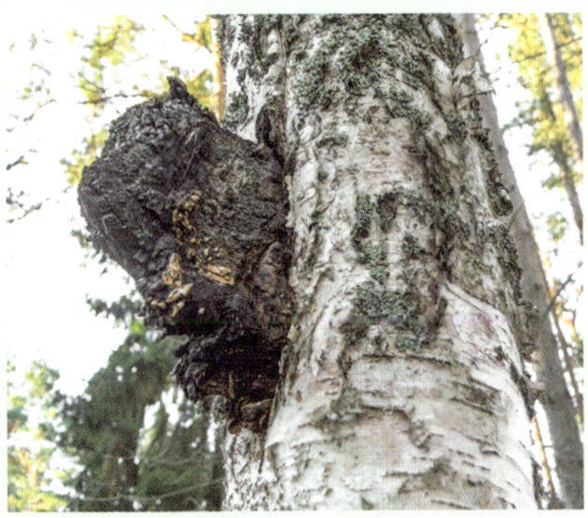

63

자작나무 설탕인 자일리톨과 목당인 자일로스

자일리톨은 충치 예방 효과가 있는 것으로 알려진 설탕 대용 감미료이며 식품첨가물로도 사용된다. 자일리톨은 자작나무에서 추출한 다당류 화합물 자일란을 가수분해한 다음, 다시 화학반응 과정을 거쳐 합성하는 5탄당 당알코올계 화합물이다. '자일로xylo'는 그리스어로 '나무wood'라는 뜻의 접두어이다. 여기에 당 알코올sugar alcohol을 의미하는 접미어 'itol'을 합하여 '자일리톨xylitol'이라는 용어가 세상에 나오게 되었다.

6개의 탄소로 구성된 6탄당인 포도당이나 과당과 달리, 자일리톨은 특이하게 5개의 탄소로 이루어진 5탄당인데 껌, 제과, 의약품, 구강 위생제 등 감미제로 사용되고 있다. 자작나무에서 추출해서 가공하였기에 '자작나무 설탕birch tree sugar'이라 부른다. 핀란드에서 상업용으로 자작나무를 이용하여 자일리톨의 대규모 생산을 가장 먼저 하였기 때문에 핀란드산 자작나무의 자일리톨로 사람들에게 알려지게 되었다. 자일리톨의 당도는 설탕과 비슷하나 칼로리는 그램당 2.4칼로리이므로 설탕의 60% 정도이다(설탕은 그

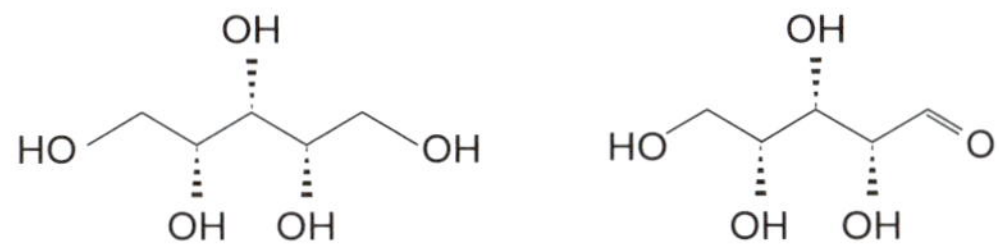

5탄당의 자일리톨(왼쪽)과 자일란 단당체인 자일로스(오른쪽)의 화학 구조

램당 4칼로리).

자일리톨을 상업적으로 생산하는 과정은 다음과 같다. 자작나무에서 얻은 다당류 자일란에서 단당류 자일로스를 얻고 화학반응을 통해 자일리톨을 합성한다. 이를 위해 자작나무를 나무칩으로 갈아서 가지 형태의 고분자 자일란(주로 자일로스가 β-1,4가 연결되어 구성된 헤미셀룰로오스hemicellulose) 다당체를 추출한다. 다음 단계로 고분자 자일란을 효소나 산으로 가수분해하여 단당체 자일로스를 얻은 다음에, 이를 환원반응시켜 자일리톨을 생산한다. 고분자 자일란 다당류는 자작나무 외에 떡갈나무, 참나무, 벚나무, 옥수수 등에도 들어있고 또한 자일리톨은 자두와 딸기, 호박 등 과일이나 채소에 소량이지만 천연상태로 있다.

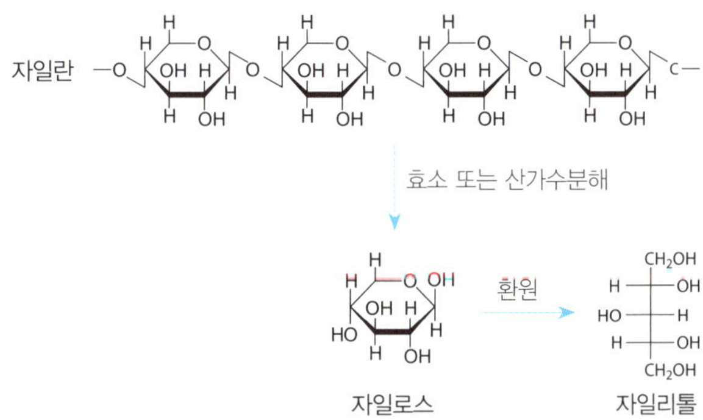

자일란 다당류로부터 단당류 자일로스와 자일리톨을 생산하는 공정

목당이라 불리는 5탄당 자일로스

충치 예방에 사용되는 5탄당의 감미료인 당알코올 자일리톨이 개발되기 훨씬 일찍부터 비슷한 화학 구조의 5탄당 자일로스가 알려졌는데 그 역사는 다음과 같다. 자작나무 같은 식물의 세포벽에는 자일란 헤미셀룰로오스가 다당류 형태로 상당히 많이 존재한다. 핀란드 과학자가 자작나무에 있는 다당류 자일란으로부터 가수분해해서 단당류 자일로스를 처음으로 분리하였다.

나무에서 분리한 설탕이란 뜻에서 유래된 자일로스는 wood sugar라 하며, 한자로는 목당木糖 또는 목재당木材糖이라 부른다. 자일로스의 칼로리는 그램당 2.4칼로리로 당알코올 자일리톨과 비슷하다. 칼로리가 설탕의 60% 정도이므로 건강한 당류라 말할 수 있고, 당도는 설탕의 40% 정도이다. 국내에서도 자일로스 설탕이라는 이름의 제품이 시판되고 있지만 100% 자일로스 성분이 아니고, 실제는 설탕 90%에 자일로스 10% 정도를 포함하는 경우가 대부분이다. 이는 자일로스 가격이 비쌀 뿐만 아니라, 자일로스 당도가 설탕 당도의 40% 정도이기에 여러 측면을 고려하여 함량을 조정한 것으로 보인다. 또한 더욱 중요한 측면으로, 자일로스를 첨가하여 나타나는 당지수 GI 감소 효과를 고려한 것으로 보인다. 설탕 90%에 자일로스 5~10% 정도를 포함하는 당류의 GI 값은 설탕의 GI 값과 비교해서 23~28% 감소하는 것으로 보고되고 있다. 설탕에 더 많은 자일로스를 첨가한다고 GI 값이 더 내려가지 않는 것으로 되어, 앞으로 이와 관련된 더 많은 연구가 필요하다. 그렇기에 제품 광고에도 '몸에 당의 흡수를 줄인 자일로스 설탕'이라 표기하며 판매하고 있다. 이렇게 광고되는 자일로스 설탕이 당지수를 낮춘 당류임은 분명하지만, 이것 역시 칼로리 측면에서 여전히 설탕이 90% 들어있는 당류라는 사실을 소비자는 고려하여야 할 것이다.

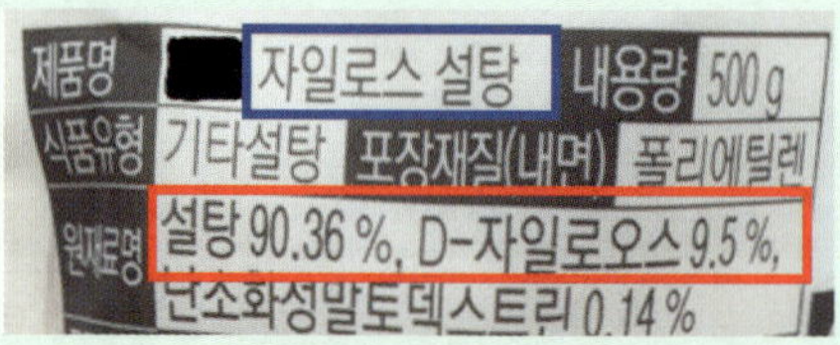

자일로스 성분을 10% 정도 첨가하여, 자일로스 설탕이라는 이름으로 시판하는 제품

64

충치 예방에 사용되는 자작나무 설탕인 자일리톨 감미료

1960년대 인공 감미료로 아스파탐aspartame을 개발하려고 하였던 것과 같이, 자일리톨에 관한 연구는 이보다 앞선 제2차 세계대전 당시 부족한 설탕을 대신하는 감미료를 개발하기 위하여 시작되었다. 개발 초기에는 당뇨 환자를 치료하고자 사용되었는데, 나중에는 치의학 분야에 활용되면서 충치 예방에 적합한 천연소재 감미료로 인정받았다. 자일리톨이 충치 예방에 효과를 나타내는 것은 5탄당의 구조적 특성이 있기 때문이다. 뮤탄스S. mutans 충치 유발 세균은 포도당, 과당 등의 6탄당은 쉽게 분해하지만, 5탄당인 자일리톨은 소화하지 못하기 때문에 충치 예방을 위한 식품첨가물로 선호되고 있다. 그러나 실질적인 충치 예방 효과를 보려면 하루에 5~10그램 정도는 섭취하여야 한다. 물론 자일리톨 껌으로 충치 예방 효과를 기대하곤 하지만, 하루에 몇 개 정도 씹는 것만으로 충치 예방이 충분치 않기에 이런 제품에 과장 광고에 관한 논란도 있다.

옥수수 속대에도 자일리톨의 원재료인 다당체 자일란이 많이 함유되어 있어 이를 가수분해한 후, 화학반응을 일으켜 자일리톨을 생산하기도 한다.

자일리톨 원산지 재료와 관련된 재미있는 이야기가 있다. 자일리톨 껌을 만드는 과정에서, 핀란드산 자작나무 자일리톨Birch wood xylitol 또는 중국산 옥수수 속대 자일리톨(corn cob xylitol 또는 corn xylitol이라 함)을 원료로 할 수 있는 두 가지 방법이 있다. 국내 두 회사에서, 서로 다른 원재료를 사용하여 자일리톨 만드는 것을 마케팅 광고하면서 치열하게 경쟁하였는데, 자작나무산 자일리톨을 사용하는 회사는 자일리톨 품질을 앞세우는 고가 전략으로 경쟁하였다.* 반면에 옥수수산 자일리톨을 사용하는 회사는 자작나무 숲을 훼손시키지 않는다는 환경문제의 장점과 저렴한 가격을 앞세우는 판매전략을 앞세웠다.** 서로 자기 회사제품의 장점과 상대 회사제품의 단점을 부각하는 마케팅 전략을 사용하였던 것이다!

* 자일리톨의 원료가 되는 자일란은 자작나무만이 아니라 너도밤나무, 곡류, 녹조 등에서도 발견된다. 최근 핀란드에서는 귀리껍질을 이용하여 자일리톨을 생산하고 있기에, 이제는 순수한 자작나무산 자일리톨만이라고 보기도 어렵다.

** 자일리톨의 생산원료로 5개월이 걸리는 옥수수와 15년 이상 자라는 자작나무를 사용하는 것을 비교하는 친환경 전략과 함께 저렴한 가격경쟁력을 앞세워 광고하였다.

65

세상을 움직이는 중심에 있는 미국 옥수수

옥수수는 전 세계적으로 가장 많이 생산되는 곡물이며, 쌀과 밀에 비교해도 가장 높은 생산량을 보인다. 단위 면적당 생산이나 짧은 수확 기간 그리고 다양한 용도의 측면에서도 옥수수는 매우 유용한 작물이다. 전 세계에서 옥수수 생산량이 가장 많은 두 나라가 있는데, 세계 최대의 옥수수 생산국은 미국이고 다음은 중국이다. 세계 최대의 옥수수 수출국이기도 한 미국이지만 수출이 제대로 되지 않을 때, 미국에서 남아도는 옥수수 과잉 생산은 심각한 국가산업 문제가 되었다. 미국의 옥수수 산업은 대외적으로 전 세계 곡물 시장에 직접적인 영향을 준다. 그뿐만 아니라 대내적으로 옥수수 관련 미국 내 정부 농업정책이 미국 경제에 영향을 주어 미국 대통령 후보까지 좌지우지할 정도이기에, 대선 출마의 정치가들에게는 초미의 관심 영역에 속한다. 그 이유는 미국 대통령 후보를 결정하는 최초의 경선장이 옥수수를 생산하는 콘벨트corn belt 주에서부터 시작하기 때문이다. 미국의 옥수수는 미국의 경제만이 아니라 미국의 정치 그리고 전 세계를 움직이고 있다고 해도 과언이 아니다.

미국 중부 주인 아이오와, 일리노이, 네브라스카, 미네소타 등 콘벨트는 우리나라 남한 크기보다 더 큰 면적으로 지평선이 보일 정도의 광활한 옥수수밭의 옥수수 세상이다. 이렇게 대규모로 재배되기에 옥수수 과잉생산은 미국농업에서 항상 큰 문제가 되었고, 여러 분야에서 이 문제를 해결하기 위해 큰 노력을 기울였다. 산업계에서는 옥수수를 이용한 바이오 에탄올을 만들어 가솔린의 대체에너지로 이용하는 성과를 거두고 있는데, 이와 같은 미국 옥수수 산업은 미국 경제에 지대한 영향을 미치는 주요 국가 프로젝트에 해당한다(미국에서 생산하는 옥수수의 약 30%는 바이오 에탄올 원료로 이용된다). 식품계에서는 옥수수를 동물 사료나 옥수수 기름에 이용하는 것 외에, 이를 해결하는 획기적인 해결책이 되었던 것은 액상과당인 고과당 옥수수 시럽의 개발이었다. 옥수수를 이용하여 설탕을 대신할 수 있는 액상과당 감미료 개발은 세계 식품 역사의 신기원을 이루는 사건이 되었다. 중국은 미국과 같이 옥수수 과잉생산으로 남아도는 것도 아니기에 미국에 비할 바는 아니다. 하지만 대표적인 농업생산국이면서 옥수수 제2위 생산국인 중국이 옥수수 속대나 버려지는 식물로부터 설탕 대용품이 되는 자일리톨이나 자일로스 감미료의 생산공정을 새롭게 개발하여 아주 저렴하게 소비자에게 공급할 수만 있다면, 이는 또 하나의 새로운 식품 역사를 이루는 것이 될 것이다.•

• 우리는 찐 옥수수를 먹을 때 단맛을 느낄 수 있다. 이는 옥수수 내 당분 또는 옥수수 전분에서 당화되어 나온 당류나 옥수수 속대의 자일란 물질에서 가수분해되어 나오는 자일로스 때문이라기보다는, 삶을 때 첨가하는 감미료 때문이다. 사카린을 주로 사용하는데, 이런 감미료 없이 찐 옥수수의 단맛을 느끼기는 매우 어렵다.

66

치주질환에 좋은 옥수수 속대차와 베타-시토스테롤

옥수수를 먹고 나면 옥수수 속대corn cob가 남는다. 앞에서 언급한 것처럼, 자일란xylan 다당체 성분이 많은 옥수수 속대에서 자일리톨을 생산하는 것 외에, 옥수수 속대에는 유용한 생리활성 물질이 포함되어 있다. 특히 치통 해소와 치주염에 탁월한 효과를 주는 스테로이드 구조의 베타-시토스테롤ß-sitosterol이란 성분이 풍부하게 들어있다. 콜레스테롤 구조와 비슷한 이 화합물은 국내에서 치통 치료제가 아닌 건강기능식품 원료로 등록되어 있다. 이 베타-시토스테롤은 우리 몸에서 염증을 완화하여 주는 역할을 하는데 치주염에 효과를 보이는 것이다. 또한 잇몸뼈를 조성하는 조골세포를

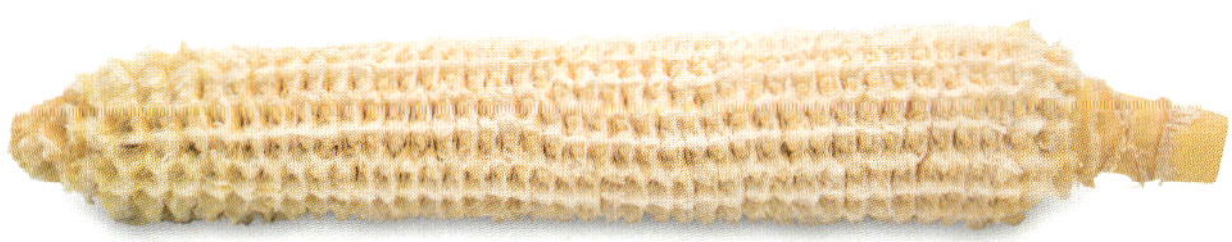

옥수수 속대를 이용하여 자일리톨을 생산하기도 하고, 한방에서는 이를 옥미축玉米軸이라고 해서 약재로도 사용하였다.

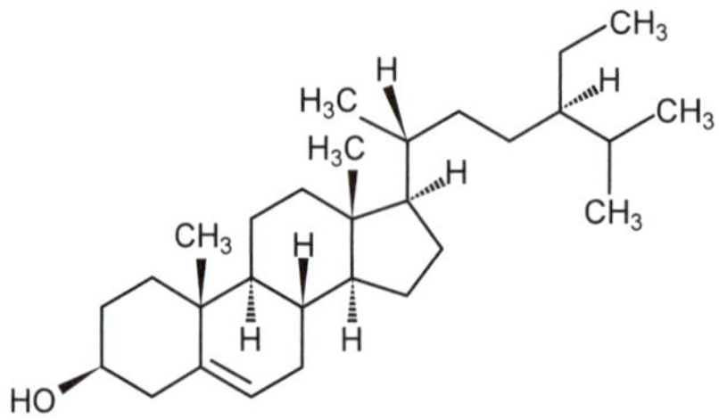

치주질환에 사용되는 옥수수 추출물 주성분으로 콜레스테롤 화학 구조와 유사한 베타-시토스테롤 구조

활성화하고 잇몸 출혈을 막아주는 데 도움을 주는 것으로 알려져 있다.

옥수수 속대는 치통 해소 및 이뇨작용, 어린이들의 소화불량 치료에도 효능이 있는 것으로 알려져 있다. 또한 잇몸 치료를 위해 옥수수 속대차로 우려 마시거나 입안을 헹구는 천연 가글액으로 사용하면 큰 효과를 얻을 수 있다. 이를 두고 항간에 약사도 모르거나 아니면 약사도 알려주지 않는 비법인(?) '치주질환에 효과적인 옥수수 속대차'라는 말이 있기도 하였다.

국내에서 광고로도 잘 알려진 잇몸 질환을 위한 일반 의약품으로 '인사돌'이 있다. 이 의약품 성분에는 옥수수 '불검화 정량 추출물unsaponifiable fraction extract'이 포함되어 있다.• 옥수수에서 추출한 성분의 '불검화不鹼化 분획'은 비누로 변환될 수 없는 분획, 즉 기름에 녹는 지질 성분만 따로 추출한 것을 말하는데, 그중에서 가장 중요한 성분이 콜레스테롤 구조와 유사한 베타-시토스테롤이다. 잇몸질환 치료용으로 이것과 동일성분의 유사한 제품들이 국내에도 수십 가지나 시판되고 있다. 옥수수 속대차는 치주

• 옥수수에서 추출한 물질 가운데 비누화 반응saponification(검화鹼化 반응)을 한 이후에 검화되지 않은 물질을 분리한 분획물을 옥수수 불검화 정량 추출물이라 한다.

질환으로 고생을 하는 사람들이 동일한 베타-시토스테롤이라는 옥수수 성분을 이용하여 효능을 얻는다는 것을 알 수가 있다.

베타-시토스테롤은 식물성 콜레스테롤 성분으로, 옥수수뿐만 아니라 견과류나 식품성 기름, 특히 아보카도에 고함량으로 들어있다. 항염증, 항산화 등 작용을 할 뿐만 아니라, 베타-시토스테롤은 탈모 개선과 전립선, 고지혈증 치료에도 약효 가능성이 있기에 이에 관한 과학적 연구가 진행 중이다.

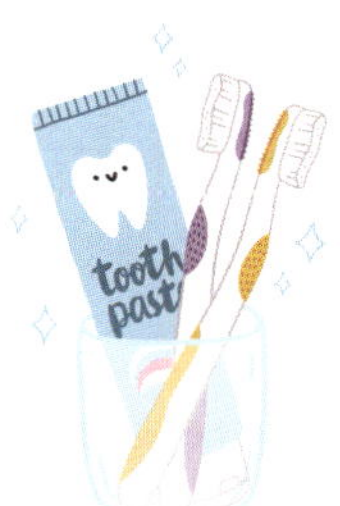

67

카라멜과 식품첨가물인 카라멜색소•

카라멜caramel은 주위에서 아주 쉽게 접하는 물질로 설탕을 가열해서 만드는 '구운 설탕' 또는 '설탕 졸임'을 말한다. 단순히 설탕을 오랜 시간 가열하기만 하면 되기에 만들기도 쉽다. 설탕을 섭씨 120도 이상의 온도에서 천천히 가열하면 설탕이 분해되면서 수분이 제거되고, 분자 구조가 이성질체화되면서 중합반응이 일어나 갈색의 고분자 화합물인 카라멜이 생성된다. 카라멜 과자 중 '카라멜 캔디'는 카라멜에 크림, 설탕, 버터 등을 넣어 만들고, '밀크 카라멜'은 카라멜에 우유를 넣어 만든다.

설탕뿐만 아니라 당분을 포함하고 있는 식품을 가열하여 단맛을 끌어올리고 갈색-검은색을 띠는 과정을 카라멜화caramelization라고 부른다. 한편, 설탕을 가열하여 만든 카라멜이 식품첨가물 용도로 사용될 경우 카라멜색소caramel color라 부른다. 카라멜과 카라멜색소는 제조과정이 다르다. 카라

• 이 내용에 더 관심있는 독자는 다음 논문을 참고하기 바란다(이원철, 이원재, 식품첨가물로서 카라멜색소의 안전성과 규제에 대한 조사연구, 약학연구지, Vol. 40, p87, 2019).

멜색소는 식용 탄수화물에 산이나 알칼리를 가해 열처리하면서 아황산 화합물 또는 암모늄 화합물을 가하여 제조하며 시럽이나 고체의 성상을 가지고 있다. 카라멜색소는 카라멜화된 고농도의 생성물로 흑색이나 흑갈색의 쓴맛을 가진 천연 식용색소로, 식품의 착색을 주목적으로 사용되는 식품첨가물이다. 무색인 식품에 색을 입혀서 색깔을 더 부각하는 기능뿐만 아니라, 식품 속에서 산화 방지 역할까지 한다. 또한 시각적 효과로 소비자들이 음식의 맛을 예상하거나 증진하도록 도와주며, 빛으로부터 원색이 변하는 것을 방지하는 기능까지 수행한다.

현재 카라멜색소는 식품첨가물 종류에서 비非타르색소 계통의 천연 색소첨가물color additive 유형으로 분류되어 있는데, 그러한 분류 속에 치자梔子 청색소, 치자적색소, 치자흑색소 등이 있다. 카라멜색소는 국내외에서 합법적인 허가된 식품첨가물로 (유럽의 식용색소 기호 E150) 가장 광범위하게 사용되는 천연색소 중 하나이다.

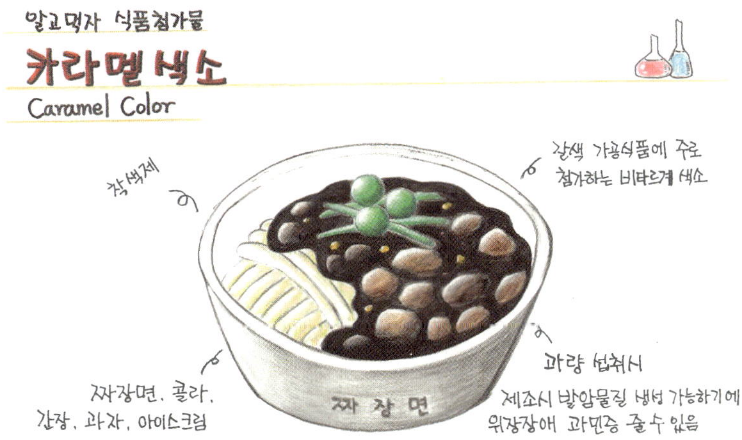

알고먹자 식품첨가물
카라멜색소
Caramel Color
착색제
갈색 가공식품에 주로 첨가하는 비타르계 색소
짜장면, 콜라, 간장, 과자, 아이스크림
짜 장 면
과량 섭취시
제조시 발암물질 생성 가능하기에 위장장애 과민증 줄 수 있음

식품첨가물 카라멜색소에 대한 참고자료는 '비타민연구소(vitamin.or.kr)'에서 확인할 수 있다.

68

카라멜색소 3형과 4형 불순물인 4-메틸이미다졸의 유해성 논란

상업적으로 시판되는 식품첨가물인 카라멜색소는 탄수화물이나 설탕 같은 당류 등을 가열 처리하는 화학적, 물리적 공정을 거쳐 제조되고 있다. 카라멜색소를 만드는 제조과정에서 여러 화학물질(산, 염기, 아황산 화합물 또는 암모늄 화합물)을 사용하고 있어 천연색소가 아닌 화학색소 첨가물로 분류해야 한다는 전문가 의견도 있다. 식용색소로 사용되는 경우, 화학물질 사용이 엄격하기에 카라멜색소가 식품첨가제로 적절한지를 판정하는 법적 규격 기준을 반드시 통과하여야 한다. 식용 카라멜색소를 제조하는 4가지 합성방법이 있는데, 이에 따라 카라멜색소는 4가지 형태로 분류된다. 식품첨가물에서 식용색소로 분류된 카라멜색소 1형~4형 형태를 유럽에서는 'E150 a~d'라 표기하고, 미국에서는 'INS 150 a~d'라 표기한다.•

• 식품첨가물 표기와 분류를 유럽은 JECFAJoint Food and Agriculture Organization/WHO Expert Committee on Food Additives에서, 미국은 FCCFederal Communications Commission에서 INSInternational Numbering System for Food Additives 시스템으로 관리하고 있다.

유럽과 미국의 카라멜색소 표기

카라멜색소		1형	2형	3형	4형
표기	유럽 (JECFA)	E150 a	E150 b	E150 c	E150 d
	미국 (FCC)	INS 150a	INS 150b	INS 150c	INS 150d

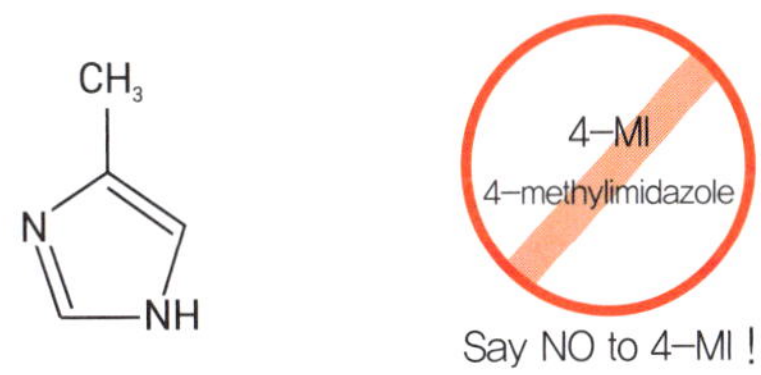

카라멜색소 3형, 4형에 포함된 불순물인 4-메틸이미다졸의 화학 구조(왼쪽)와 이를 첨가하지 않도록 선전하는 배너(오른쪽)

카라멜색소 3형(E150 c)과 4형(E150 d)의 경우, 카라멜색소를 제조하는 공정에서 암모늄 화합물을 사용한다. 암모늄염을 사용하는 공정 때문에, 카라멜색소 3형과 4형에는 4-메틸이미다졸4-methylimidazole(4-MI 또는 4-MeI) 불순물이 존재하게 된다. 이 부산물이 카라멜색소의 안전성에서 가장 큰 문제가 되고 있다. 왜냐하면 불순물 4-메틸이미다졸의 발암성과 돌연변이 유발 가능성 연구결과가 계속 보고되었기 때문이다. 카라멜색소 3형과 4형 중에서, 일반적으로 4형에 4-MI 불순물이 더 많이 함유되어 있는데, 콜라에는 카라멜색소 4형을 사용하였다.•• 지금까지 많은 연구결과를 종합하였을

•• 카라멜색소 3형과 4형 제조공정에서 암모늄 화합물을 사용하는데, 일반적으로 4형에 4-MI 불순물이 더 많이 함유되어 있다. 카라멜 식용색소로 4-MI 불순물의 허용기준은 카라멜색소 3형에서는 최대 200 mg/kg(JECFA), 최대 250 mg/kg(EU)이고, 카라멜색소 4형에서는 최대 200 mg/kg(JECFA, EU)이다.

때, '4-MI 화합물은 동물실험에서는 발암성 증거가 있지만, 사람에게는 명백히 도출하기는 어렵다'는 것이 최종적인 결론이다. 그렇기에 미국의 국제암연구기관International Agency for Research on Cancer, IARC의 유해물질 기준에 따르면, 현재까지 카라멜색소는 위험도가 낮은 물질로 분류되어 있다. 하지만 발암 원인이 될 잠재적 가능성possibly carcinogenic이 있기에 유의하여야 할 물질로도 언급되어 있다.

2011년 미국의 한 소비자단체에서 4-MI 화합물의 발암 유해성 문제를 제기하였다. 특히 미국인들이 즐겨 마시는 콜라를 제조하는 데 유해성의 카라멜색소 4형 물질을 사용했다고 주장하였다. 일상적으로 마시는 콜라에 존재하는 4-MI 불순물의 안전성 문제가 제기되자, 미국 사회는 큰 논쟁에 휩싸이게 되었고 그것이 우리나라에까지 불똥이 튀게 되었다. 당시 처음 문제를 제기한 미국 소비자단체 '공익과학센터 CSPICenter for Science in the Public Interest'는 "콜라 색깔을 위해 사용한 카라멜색소 내의 4-MI로 인해 폐암, 간암, 백혈병 등 각종 암을 유발할 수 있다"라고까지 주장하였다. 콜라에 첨가되는 카라멜색소의 양은 다양한 콜라 제품과 종류에 따라 0.13~0.35% 함유된 것으로 조사되었다. 그 당시 미국에서는 '4-MI 화합물의 유해 가능성이 콜라를 마시면 암에 걸리는 것 아닌가' 하는 불안감으로 이어졌다. 그 결과 겁이 나서 콜라를 못 마시겠다는 여론이 들끓게 되고, 국내에서도 큰 화제가 되었다. 미국 내 전문가나 학자들 사이에서도 4-MI 화합물의 유해 가능성에 대한 의견이 달랐다. FDA와 그리고 미국 음료 협회와 콜라 업계에서 이에 대한 서로 미묘한 입장 차이를 보였다.

FDA에서는 "콜라에 들어있는 4-MI는 미량이어서 건강에 위협이 되지 않는데, 만약 사람에게 독성을 나타낼 정도로 4-MI를 섭취하려면 하루에 콜라 1천 캔을 마셔야 한다"고 하였다. 미국 음료 협회에서는 "4-MI가 동물 실험에서 발암성을 보였지만 인체 발암물질이라는 증거가 없어 이 물질을 발암물질로 분류한 국가는 어디에도 없다"고 주장하였다. 콜라 업계 또한 "식품 속 4-MI에 대한 과학적 사실이 소비자 보호단체 CSPI의 주장과 맞지 않는다"고 하면서 과학적 근거가 없는 주장으로 공포 분위기를 조성한다고 목소리를 높였다.

이 사건을 계기로 국내에서도 식약처 주관 아래 당시 시판되고 있는 콜라들에 함유된 4-MI 양을 검사하였다. 그 결과 전 세계에 판매되는 콜라 제품마다 첨가한 카라멜색소의 양이 다르고, 또한 4-MI 함량이 다르다는 것이 보고되었다. 당시 우리나라에서 판매되는 코카콜라 제품 내 함유된 MI 함량은 제조회사에 따라 0.188~0.234 ppm으로, 펩시콜라의 경우 0.247~0.459 ppm으로 조사되었다. 그래서 우리나라에서 판매되는 콜라 내에 4-MI는 평균적으로 0.271 ppm 함유된 것으로 조사되었다. 그러나 이 수치는 미국 캘리포니아에서 시판되고 있는 콜라에 비해 (평균 0.011 ppm) 20배 이상 높은 수치이어서, 그 이유에 대한 또 다른 문제가 제기되기도 하였다.

이런 4-MI 화합물의 유해 가능성에 대한 비판적 여론이 일어나게 되자, 결국 미국 콜라 제조회사에서는 카라멜색소 1형과 2형(4형과 다른 제조공정으로 합성됨)을 사용하겠다고 밝혀 당시 제기된 4-MI의 문제를 진정시키고자 하였다. 카라멜색소 1형과 2형에는 4-MI 물질이 제조공정의 부산물로 검출되지 않기 때문이었다. 카라멜색소의 4-MI의 유해성 이슈가 나온 이후로, 국내에서는 식품회사마다 다른 행보를 보인다. 카라멜색소를 사용하는 국내 카라멜 스낵snack 회사의 경우, 카라멜색소 3형이나 4형이 아닌 1형을 사용함을 밝히기도 한다. 아래의 경우, 스낵 원재료명에 카라멜색소 1형을 사용하였음을 명확하게 표기하고 있다. 이와 달리 또 다른 식품회사나 콜라 제조회사들에서는 카라멜색소 유형에 대한 정보를 표기하지 않고 무대응으로 대처하기도 한다. 원재료명에 어떤 카라멜색소 유형을 사용하였는지에 대한 정보 없이, 전과 같게 카라멜색소 자체를 사용한다는 표기만 하고 있다. 또한 카라멜색소 자체를 시판하는 경우 아래 그림과 같이 '유형 III'으로 표기할 때도 있으며, 시럽이 아닌 분말 형태(1호 유형)로 나오기도 한다. 소비자가 식품첨가물의 안전성에 대한 인식을 가지고, 식품 내 원재료명의 카라멜색소 유형 표기를 확인하는 것이 중요하리라 본다.

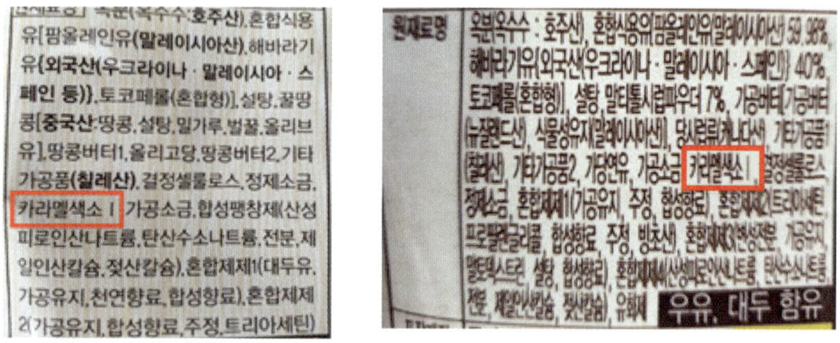

식품 원재료명에 4-MI가 없는 카라멜색소 1형임을 표기한 제품의 예

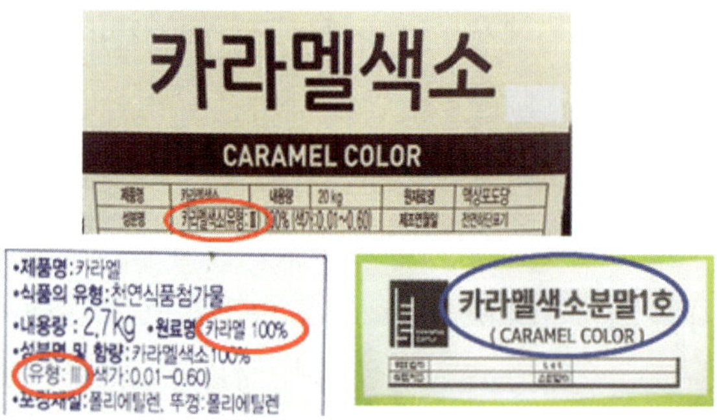
카라멜색소
CARAMEL COLOR
•제품명:카라멜
•식품의 유형:천연식품첨가물
•내용량 : 2.7kg •원료명 카라멜 100%
•성분명 및 함량:카라멜색소100%
유형: III 색가:0.01~0.60
•포장재질:폴리에틸렌, 뚜껑:폴리에틸렌
카라멜색소분말1호
(CARAMEL COLOR)

카라멜색소 자체를 구입할 때, 카라멜색소 유형 표기를 확인하여야 한다.

카라멜색소 유해성 논란과 관련하여

국내외에서 심각하게 제기되었던 콜라의 카라멜색소 내 4-메틸이미다졸(MI) 유해성 문제와 관련되어, 수년 전에 그러한 사회적 논란이 있었는지조차 모르는 사람들도 상당히 있을 것이다. 사실 현대사회에서 식품 내 유해물질 또는 유해 가능성 물질의 존재에서 완전히 자유롭게 산다는 것은 불가능하다. 여기에서 가장 중요한 것은 식품과 환경 속에 포함된 유해(가능성)물질에 대한 정확한 정보에 대한 것과 정보 공유이다. 먼저 사람과 환경에 대해 독성과 관련된 정확한 과학적 정보가 필요하다. 그리고 식품 내 어떤 유해(가능성)물질이 있는지뿐만 아니라, 그 화합물이 얼마나 포함되어 있느냐에 대한 객관적 정보를, 어떤 경로를 통해서든지 소비자가 알 수 있도록 하는 제도 개선이 필요하다. 이러한 정확한 정보공유와 전달은, 우선 식품을 제공하는 공급자인 식품업체의 책임이 될 것이다. 그리고 그러한 정보를 바탕으로 얼마나, 어떻게 섭취할 것인지에 대한 선택의 문제는 최종적으로 소비자의 몫이 될 것이다. 그렇기에 소비자와 식품회사는 먹거리에 관한 최대한 객관적이고 정확한 정보를 공유하도록 노력하여야 할 것이다. 이를 위해서 공공기관에서는 국민건강과 안전성을 위해, 식품업체가 이에 대한 올바른 정보를 제공하도록 관리하면서, 제품에 대한 모니터링과 규제 역할까지 맡아야 할 것이다. 결국 제공한 객관적 정보를 가지고 이를 분별하고 먹거리 선택을 하는 것은 소비자의 몫이 되겠지만, 그 이전에 식품업체와 공공기관의 역할이 중요하다. 식품업체인 공급자와 최종 소비자 그리고 관리 감독하는 관계기관의 바람직한 협력 가운데 국민건강이 증진되리라 기대한다.

69

카라멜색소와 한국 음식

카라멜색소caramel color는 여러 기능이 있으나 기본적으로 천연 색소첨가물color additive 유형으로 분류되어 있다. 카라멜색소는 비타르Non-tar계 천연 식용색소로 분류되어 있고 이를 이용하여 청량음료류, 알콜성 주류, 간장, 음식 종류, 과자류, 제빵 등에 거무스름한 색깔을 내어 먹음직스럽게 시각적 효과를 나타내고자 사용된다.

국내 음식에 카라멜색소는 매우 다양하게 사용된다. 특히 한국인의 대표 음식중 하나인 짜장면에 카라멜색소를 넣지 않고 만드는 것을 상상할 수 없을 정도이다. 카라멜색소를 사용하지 않은 춘장으로 건강 짜장면(?)을 만드는 시도도 상당히 있었지만, 기대하는 것만큼 성공하지 못하였다. 자주 접하는 대중 음식인 찜닭, 족발, 약과, 청 등을 만드는 데 있어서 먹음직스럽게 보이기 위해 카라멜색소를 쓰는 식품들이 상당히 많기에, 우리나라 대중 음식에서 카라멜색소 사용은 상업적인 측면에서 거의 필수적이라 할 수 있다. 앞에서도 언급한 바와 같이, 식품첨가물인 카라멜색소가 유해성을 가진 식용색소라 말하기 어렵고, 이를 대체할 식용색소도 마땅치 않다. 그런데도 기존 카라멜색소와 유사한 색소 대체 소재개발은 매력 있는 연구주제 중 하나이다. 또한 카라멜색소를 만드는 데 사용하는 탄수화물 주원료가 유전자 변형 GMO 옥수수이기에, non-GMO 카라멜색소를 만드는 것도 주요 연구 방향 중 하나가 되리라 본다.

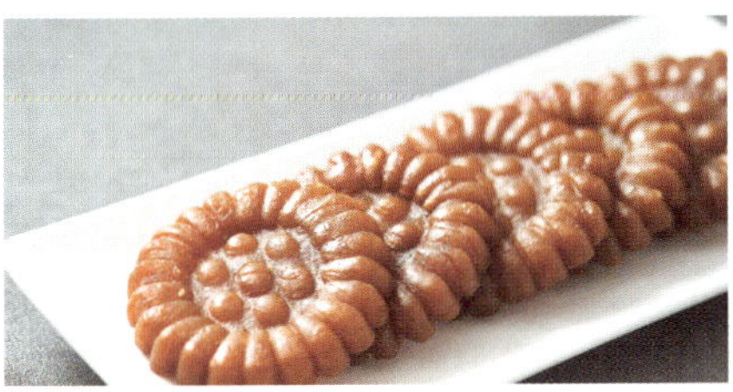

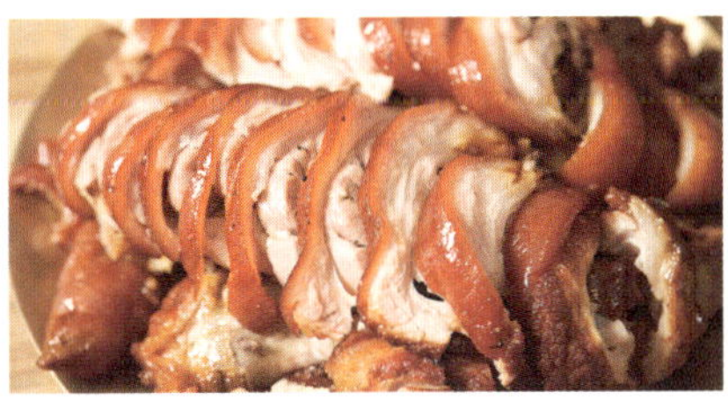

70

아름다운 호박색의 위스키와 카라멜색소

식품첨가물인 카라멜색소는 기본적으로 무색인 식품에 색을 입혀서 소비자들이 음식의 맛을 예상하거나 높이도록 도와준다. 그뿐 아니라, 식품 속에서 산화 방지 역할을 하고 빛으로부터 원색이 변하는 것을 방지하는 기능까지 있다.• 그러한 목적으로 카라멜색소 2형은 위스키, 브랜디, 코냑, 럼주, 차, 와인 등과 같은 주류에서 많이 사용된다. 청량음료 중 콜라 종류에서 카라멜색소는 아주 일반적으로 사용되었고, 양주나 와인 같은 주류에서도 카라멜색소가 많이 사용되었다. 대표적으로 아름다운 호박색을 띠

• 카라멜색소의 형태가 용도에 따라 다르게 이용된다. 카라멜색소 1형은 쿠키, 크래커, 시리얼 바, 레모네이드 제품, 위스키, 주스 농축액, 동물 사료 등에서 사용된다. 카라멜색소 2형의 경우, 차, 와인, 럼주, 위스키, 브랜디, 코냑, 케이크 믹스 등에 사용한다. 카라멜색소 3형의 경우 맥주, 시리얼, 동물 사료, 감초, 제과 및 그레이비 및 간장 및 BBQ 소스에 사용된다. 그리고 카라멜색소 4형의 경우, 콜라 같은 청량음료, 발사믹 식초, 커피, 초콜릿 시럽, 동물 사료, 소스, 수프, 고기, 조미료 및 기타 향료 등에서 사용되고 있는 것으로 알려져 있다.

는 위스키 양주에서 카라멜색소의 사용은 상당한 논란이 되기도 한다. 숙성 기간이 짧은 저가 위스키에 카라멜색소을 첨가하여 오래 숙성된 고급 위스키처럼 보이게도 할 수 있기 때문이다. 처음부터 위스키에 카라멜색소를 사용하지는 않았다. 블렌디드blended 위스키를 대량생산하는 과정에서 제조업체들이 카라멜색소를 이용하여 소비자들이 가장 선호하는 호박색의 위스키 색깔이 만들어내기 시작하였다. 위스키의 아름다운 호박색은 자연스럽게 소비자에게 좋은 위스키 맛을 기대하게 한다. 카라멜색소가 첨가된 호박색의 위스키 색깔은 마치 숙성된 위스키로 포장(?)될 수도 있어, 황홀한 색깔이 주는 이미지가 상업적으로 이용될 위험성도 있다.

그런데도 스코틀랜드와 일본 등에서는 일부 양주에서 일정한 색을 유지하기 위한 품질관리 측면에서 카라멜색소를 쓰는 것이 허용되기도 한다. 만일 위스키 라벨에 '무착색non-coloring', '내츄럴 컬러natural color'와 같은 문구가 없다면, 대부분 카라멜색소를 넣었다고 생각하여도 될 것이다. 따라서 외형적인 위스키의 아름다운 색깔만으로 위스키의 숙성도와 품질을 판단할 수는 없다는 사실을 알 필요가 있다. 그렇다고 위스키 같은 주류에 매력적으로 보이기 위한 컬러링 효과만이 아니라 산화 방지, 변색 방지 등 목적으로 카라멜색소를 첨가하는 목적도 있기에 이를 부정적으로만 바라보기는 어렵다.

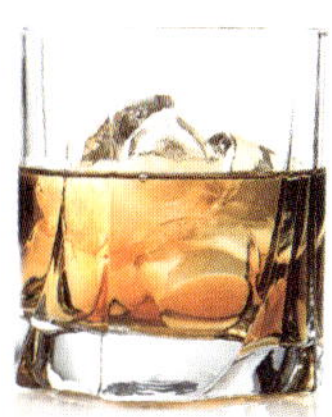

71

용설란 선인장의 아가베 시럽과 테킬라

아가베 시럽agave syrup은 멕시코의 블루 아가베Blue agave, *Agave tequilana* 선인장 수액을 농축시켜 얻는다.• 다육식물이며 멕시코 원산지인 아가베 선인장의 잎이 용의 혀를 닮아 용설란龍舌蘭이라 부르기에 아가베 시럽을 용설란 시럽이라고도 부른다. 용설란 종류에 따라 다르나 아가베 시럽은 과당 함량이 55~90%로 매우 높고 포도당은 약 20%로 알려졌으며, 당도는 설탕의 약 1.5배 정도이다. 아가베 시럽에는 과당 외에 페놀 화합물, 플라보노이드 등 다양한 활성 성분이 들어있다. 아가베 시럽의 당도는 설탕보다 높지만, 아가베 시럽의 당지수(GI 15)는 설탕(GI 65)의 1/4 정도로 매우 낮다.

이 낮은 GI 값 때문에 처음 아가베 시럽이 소개될 때, 설탕을 대체하는 이상적이고 건강한 당류로 소개되어 요리 전문가들에게도 선풍적인 인기를 끌었다. 아가베 시럽 성분 속에 낮은 GI 값을 가진 과당 함량이 다른 당

• 아가베 선인장*Agave tequilana*은 보통 블루 아가베 또는 테킬라 아가베tequila agave라고 부른다.

류에 비해 상당히 높았기 때문이다. 그러나 과당은 간에서 대사되기에, 미국 혈당 연구소Glycemic Research Institute는 임상실험에서 과당 함량이 높은 아가베 시럽이 당뇨병 환자들에게는 적합하지 않은 것으로 최종적으로 결론을 내렸다. 하지만 과도한 섭취가 아니라면(하루 과당 섭취 25그램 이하) 큰 문제가 없을 것이다. 수백 년 동안 멕시코 원주민들이 사용한 아가베 시럽을 모든 현대인에게 추천할 만한 건강한 당류라 말하기는 어려워도 생리활성과 관련된 특별한 효능이 있다면 더 연구할 가치가 있으리라 본다.

본래 아가베 시럽은 고가의 천연 제품이기에, 이를 대신해서 아가베 선인장 뿌리를 상업적 방법으로 효소로 가수분해시킨 이눌린 시럽hydrolyzed inulin syrup을 판매하는 경우가 많다.•• 이눌린inulin은 과당을 단위당으로 하는 다당류 탄수화물이다. 블루 아가베는 그 학명 *Agave tequilana*에서 알 수 있듯이, 블루 아가베 선인장 수액을 발효시킨 뒤 증류하여 얻는 술이 바로 테킬라(Tequila)이다. 블루 아가베 선인장이 서식하는 멕시코 지역 이름을 따서 명명된 테킬라는 멕시코의 대표적인 술이다. 블루 아가베 용설란이 아닌 다른 용설란을 사용하면 메스칼Mezcal 술이 된다. 그렇기에 모든 테킬라는 메스칼이지만, 메스칼이라고 해서 모두 테킬라는 아니다.

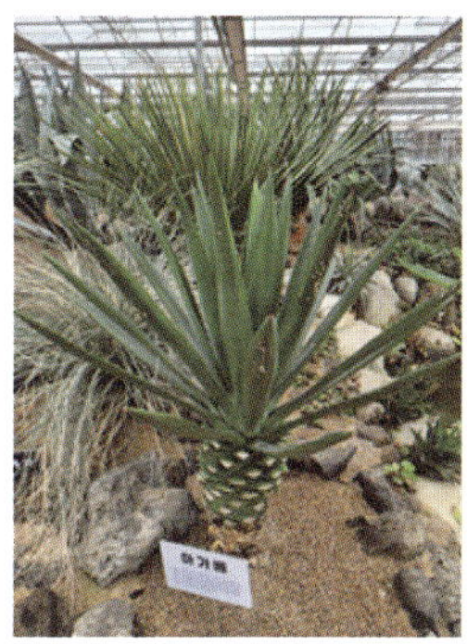

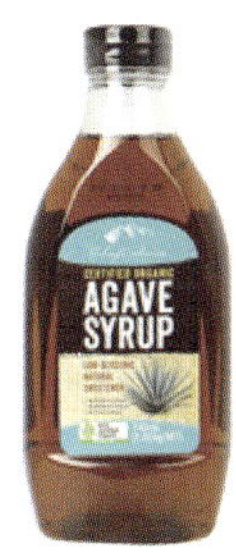

•• 이눌린은 과당을 단위당으로 하는 식물성 저장 다당류로 우엉, 돼지감자 등에 함유되어 있다. 설탕 정도의 단맛을 내지만 사람에게는 이눌린을 분해하는 소화효소가 없어 몸에 흡수되지 않기에 당뇨병 환자들의 음식에 사용된다. 다당류 이눌린을 완전히 가수분해하면 과당을 만들어내므로, 이눌린은 상업적인 과당 제조원료로 쓰인다.

72

올리고당이란 무엇인가?

설탕을 대신할 수 있는 건강한 당류로 개발된 감미제가 바로 올리고당oligosaccharides이다. 올리고당은 두 개의 뜻을 가진 합성어인데, 올리고oligo는 그리스어로 적다few는 뜻과 'saccharide'는 'sugar(당)'라는 의미가 있어 소당류少糖類라 부른다. 그래서 올리고당은 글루코스, 프럭토스, 갈락토스 등의 단당류가 3~10개 정도 결합한 소당류이며 단맛을 내는 당류 물질이다. 기존의 감미료인 설탕, 맥아당 등이 가진 건강상의 단점을 개선할 목적으로 전분이나 이눌린 등을 효소 분해하여 개발되는 경우가 대부분이다. 올리고당은 당도가 설탕의 40~60%에 불과하기에, 설탕과 같은 단맛을 내기 위해서는 2배 이상을 넣어야 한다.

대표적인 올리고당으로 이소말토 올리고당isomalto-oligosaccharide과 프락토 올리고당fructo-oligosaccharide이 가장 많이 시판되고 있다. 이들은 보통 다당류 탄수화물로부터 유래한 당소재로 생리적 기능과 물리 화학적 특성이 우수하여 식품에 응용할 수 있는 범위가 넓어 기능성 올리고당이라 불린다. 이들 외에도 말토 올리고당malto-oligosaccharide, 갈락토 올리고당galacto-oligosaccharide, 자일로 올리고당xylo-oligosaccharide, 대두 올리고당Soy-oligosaccharide, 라피노스raffinose, 스타키오스stachyose 등이 있다. 이들은 설탕보다 낮은 단맛을 내지만, 모두 체내에서 수용성 식이섬유 역할로 유용한 기능성 올리고당의 특성이 있다.

올리고당을 설탕 대용으로 사용하고 있지만, 시판되고 있는 올리고당 제품의 원재료는 올리고당 성분이 100%가 아니고, 다당류나 설탕 같은 여러 당류와 섞여 있는 경우가 대부분이다. 가수분해하여 올리고당을 만드는데, 제조공정상 올리고당만을 100% 제조하기는 어렵고, 당도도 설탕보다 절반으로 떨어지기 때문이다. 실제 올리고당 이름으로 시판되는 제품에서 올리고당 함량은 20~60% 정도이며 그 이하인 경우도 있다. 어떤 올리고당 구조와 배합 형태가 되어야 가장 건강한 당류인지는 아직도 연구 중이다.

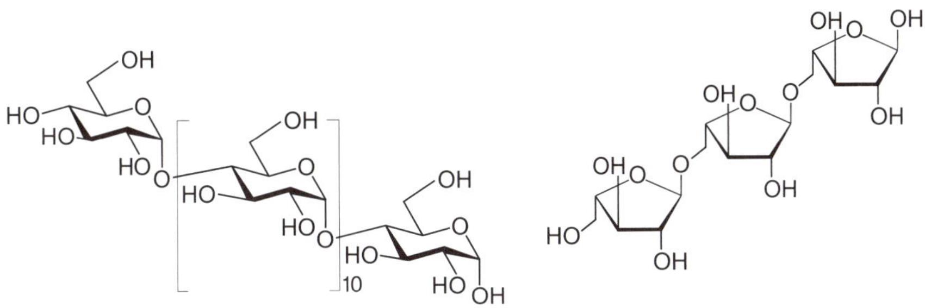

12개 단당류의 말토 올리고당과 3개 단당류의 프락토 올리고당의 화학 구조

전분으로부터 만들어지는 이소말토 올리고당

이소말토 올리고당은 자연적으로 일부 존재하지만, 대부분 옥수수나 쌀 등 전분을 효소 가수분해하여 제조한다.• 보통 옥수수 전분을 많이 사용하는데, 전분으로부터 효소 가수분해를 통해 처음에는 말토스 시럽으로 전환된 후에, 다시 효소를 사용하여 이소말토 올리고당으로 전환된다. 이소말토 올리고당 시럽은 물 외에 20~40% 주성분이 이소말토 올리고당이고, 나머지는 전분 분해물로서 포도당 혹은 말토올리고당, 덱스트린 등으로 구성되어 있다. 이소말토 올리고당의 당도는 설탕의 약 60%의 저칼로리 감미료로 건강상의 유익이 있기에, 청량음료, 아이스크림, 빙과류, 분말음료, 분말스프 등의 제조에 다양하게 이용된다. 또한 섬유 공급원으로 사용되기에 프리바이오틱으로 작용하여 장내 유익균에 도움이 되는 감미당이다.

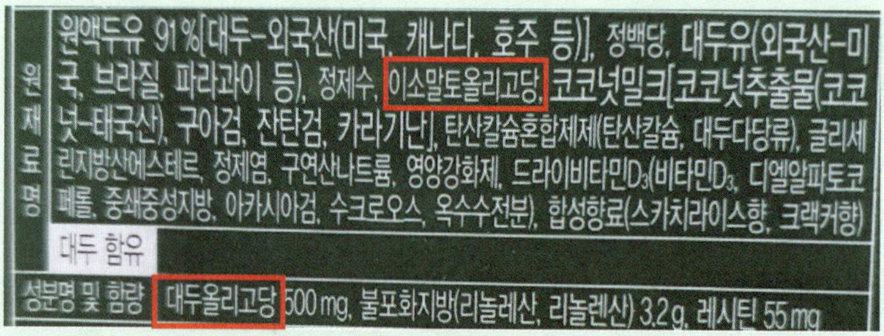

두유 속에 들어있는 이소말토 올리고당

• 이소말토스는 말토스와 유사한 구조 이성질체이다. 말토스에 있는 α(1→4) 글리코사이드 결합 대신에, 이소말토스는 α(1→6) 글리코사이드 결합이 있는 이당류이다. 이소말토 올리고당은 이소말토스 구조형태를 가지면서 3~10개 단당류가 연결된 올리고당이다.

과당의 소당류와 같은 프락토 올리고당

프락토 올리고당은 설탕을 대신하는 칼로리가 낮은 대체감미료로 개발된 기능성 올리고당이다. 프락토 올리고당은 주로 설탕에 과당전이 효소를 작용시켜 제조한다. 또는 마, 돼지감자, 용설란, 바나나, 양파 등에 많이 들어있는 이눌린 탄수화물을 효소로 분해하여 제조하기도 한다. 그래서 프락토 올리고당은 설탕 분자에 과당이 여러 개 결합한 [포도당-(과당)$_n$]의 화학 구조를 가지는 당류이다. 프락토 올리고당 시럽의 주성분으로 프락토 올리고당이 55% 차지하고 이외에 포도당, 과당, 설탕 등이 들어있다. 프락토 올리고당의 당도는 설탕의 40%이며 음료, 건강보조식품, 과자류, 제빵 등에 이용되고 있고 사료로도 사용된다. 이소말토 올리고당보다 칼로리는 더 낮지만, 식이섬유 함량은 이소말토 올리고당보다 더 높은 것으로 되어있어 건강한 당류로 알려져 있다. 소화효소에 의해 분해되지 않고 대장의 비피더스균에 의해 발효되어 대장에서 변비를 예방하여 대장 건강을 개선하는 기능성 올리고당 역할을 한다. 또한 프리바이오틱스 제품에도 많이 사용된다.

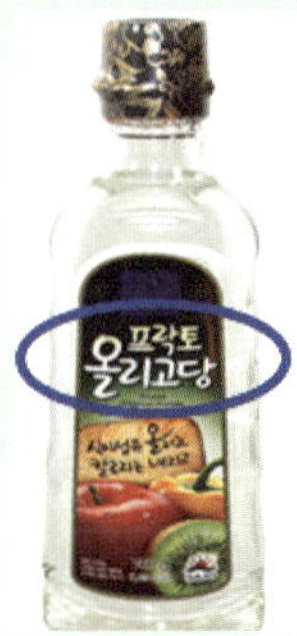

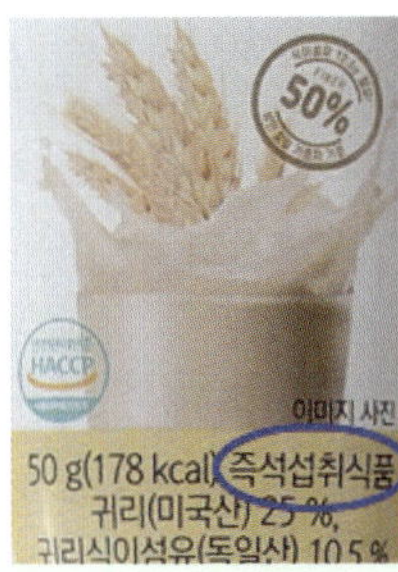

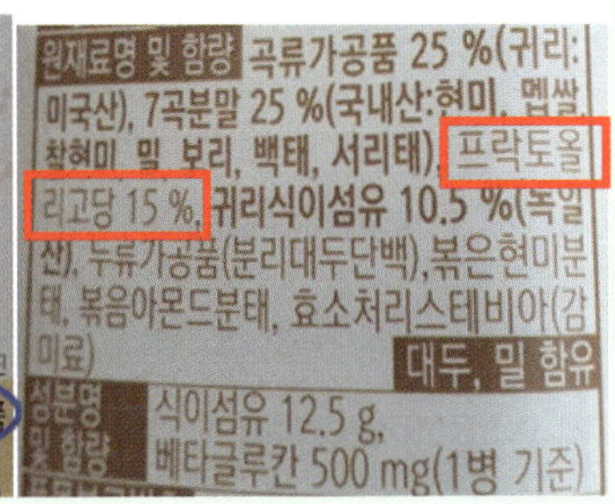

프락토 올리고당은 즉석 섭취식품에서 식이섬유 제공목적으로 대장건강을 위해 사용된다.

73

요리당과 천연 올리고당

요리당은 사전적 정의로 정제하지 아니한 설탕에 포도당, 과당, 올리고당 따위를 배합하여 만든 감미료를 말한다. 요리당은 물엿과 조청의 장점은 살리고 단점을 보완하고자 한 당류이다. 물엿의 경우, 콘 시럽의 일종으로 공업적으로 만들기에 건강한 당류로 보기 어렵다. 반면에, 조청의 경우 건강한 당류이지만 가격도 비싸고 강한 점성으로 사용의 폭이 좁다. 요리당은 낮은 함량이긴 하지만 올리고당을 기본으로 해서, 단맛을 높이기 위해 주로 설탕이나 액상과당 등을 당류를 함께 섞어 요리에 사용하기 편리하게 제조한 당류이다. 실제 요리당의 원재료로 올리고당(특히 프락토)에 설탕을 사용한 것이 주를 이루고 있다. 따라서 당류로 설탕만을 사용하는 것이 아닌, 건강에 좋은 기능성 올리고당을 사용하여 개선한 당류라 말할 수 있다. 결국 다른 어떤 것보다도 요리에 쓰기 적합하도록 편리성에 기능성을 추가한 당류라 말할 수 있다.

그리고 라피노스는 천연 올리고당의 한 종류로 '갈락토스-포도당-과당' 3

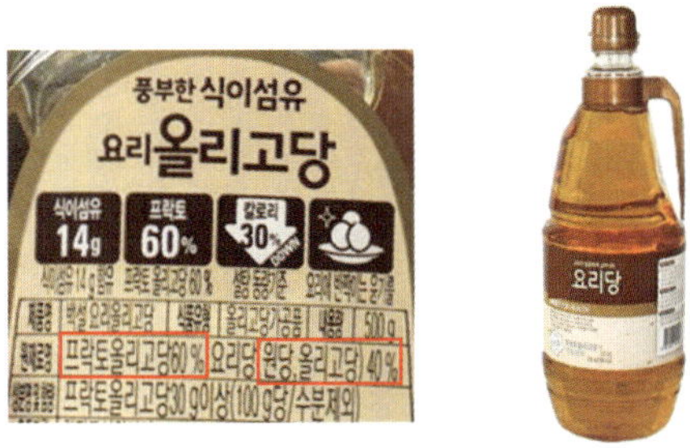

요리당 원재료로 프락토 올리고당과 원당(설탕 원료)을 사용하고 있다.

당류의 화학 구조이다. 콩류와 양배추, 여러 식물의 씨앗에 널리 존재하며 특히 사탕무의 당밀이나 목화 열매 껍데기에도 함유된 성분으로 설탕보다 단맛이 20% 정도이다. 체내에서 소화되지 않아 에너지가 되지 않는 올리고당으로, 설탕의 대체제로 쓰이고 장내 유익균인 비피더스균의 증식원이 되어 배변 활동을 원활히 하는 데 도움이 된다. 보습성이 좋아 화장품 원료로도 쓰인다.

또한 스타키오스는 자연적으로 존재하는 천연 올리고당 중의 하나로 '갈락토스-갈락토스-포도당-과당' 4당류의 화학 구조로 이루어져 있다. 스타키오스는 라피노스에 갈락토오스 하나를 더 결합한 4당류 올리고당인데, 스타키오스는 라피노스와 함께 콩과식물에서 많이 발견된다. 그래서 스타키오스와 라피노스 혼합물로 구성된 대두 올리고당Soy-oligosaccharide이라는 이름을 가지고 기능성 식품소재로 사용되기도 한다. 스타키오스의 당도는 설탕의 30% 정도이고 감미료로 주로 사용되며, 인체 소장 내에서 완전히 소화되지 않아 기능성 올리고당으로 사용된다.

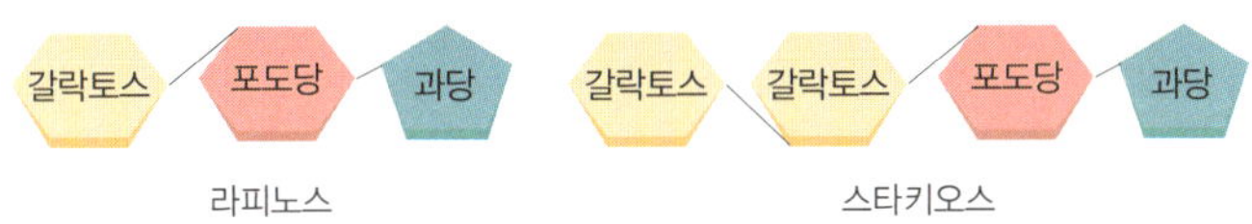

라피노스와 스타키오스의 화학 구조

수액공급과 당분

74

식품으로 판매되는 '마시는 수액'

수분보충 목적의 '마시는 수액' 제품이 분말 형태로 시판되고 있다.• 이런 목적만이 아니라 바쁜 현대인에게 에너지 보충으로 피로회복 효과까지 함께 제공하려는 새로운 제품 트렌드도 있다. 마시는 수액 제품은 보통 물이나 음료에 혼합하여 섭취한다. 이는 의약품과 식품의 중간 형태로 보이

• '입으로 마시는 수액'을 전문용어로 '경구수액'이라 말한다. '수액'은 인공용액을 입으로 통하지 않고 정맥으로 주사하는 치료법 또는 이때 사용되는 인공용액을 말한다. 경구수액 또는 마시는 수액은 설사 및 탈수 환자에게 수분 및 전해질을 보충하기 위해 먹이는 용액을 의미한다.

지만 식품으로 분류되어 있다. 정맥에 맞는 링거Ringer 주사의 효능을 가지기를 기대하는 대체 음료 용도가 마시는 수액의 기본 목적이다. 개발도상국의 경우는 더욱 심하지만, WHO에 따르면 현대인의 75%가 만성탈수를 겪고 있다는 보고도 있다. 본래 링거 주사액은 의사가 처방하고, 주사를 통해 혈관에 주입되기에 당연히 전문의약품이다. 보통 콜레라, 장염, 바이러스성 독감, 심한 탈수 증상이 있을 때 링거 주사액을 많이 이용한다. 그러나 식품으로 분류된 '마시는 수액'은 링거 주사를 통한 수액이 아니기에 의사나 병원을 통하지 않고도 편리하게 이용할 수 있는 장점이 있다. 또한 주사수액 처치가 어려운 사람들에게는 더욱 유용하다. 현재 국내에서 시판되고 있는 마시는 수액의 주성분에는 포도당, 정제염만이 아니라 비타민 종류 또는 아미노산 혼합물 등이 포함되어 있다.

이러한 마시는 수액은 스포츠음료와 같이, 체액에 전해질 공급을 위한 이온 음료 역할을 한다. 링거라는 용어는 링거 용액Ringer's solution의 줄임말로, 초기에는 0.9% NaCl 용액의 생리식염수normal saline를 말하였지만, 지금은 젖산염이 들어간 하트만 수액Hartmann's solution을 의미하고 있다. 그러나 링거라는 용어를, 위와 같이 '마시는 수액'과 관련된 식품 이름에 쓰는 게 적법하지 않은 것으로 되어있다. 그렇기에 '마시는 링거 수액'이라는 표기는 할 수 없다. '마시는 수액'인 식품제품을 '마시는 링거 수액'으로 표기할 경우, 소비자들이 마치 의약품인 것처럼 오해할 위험성이 있기 때문이다. 격렬한 운동을 하거나 탈수 현상을 보일 때는 이러한 마시는 수액이 상당한 도움이 될 수 있다. 하지만 수분이나 전해질을 보충할 목적으로, 매일 정기적으로 음료수처럼 과량을 마시는 것은 여러 측면에서 다시 한번 생각해 볼 일이다. 포도당 같은 당분이나 나트륨 이온이 빠르게 흡수되어 혈당

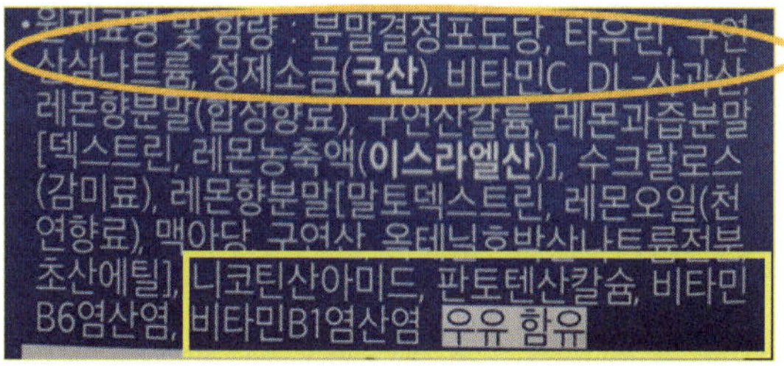

국내에 시판되는 마시는 수액의 원재료에는 주요 성분인 포도당과 정제 소금, 구연산염뿐만 아니라 여러 비타민 B군들(니코틴산 아미드, 판토텐산 칼슘 등)과 비타민 C까지 들어있다.

이 상승하게 되고 체내 삼투압을 높임으로 신장에 무리가 될 수도 있으므로 성분과 함량 등을 꼼꼼히 점검하여야 한다. 특히 신장 질환이 있는 사람은 더욱 주의하여야 한다. 그렇지만 마시는 수액이 일반인들에게 그리 높지 않은 당분과 나트륨 함량을 섭취하게 하는 것이라면, 매일 마신다고 해도 큰 문제가 되지 않을 것이다.

링거 주사액과 기초수액

본래 링거 주사액은 19세기 영국, 시드니 링거Sydney Ringer 의사가 개발한 치료용 수액으로, 0.9% NaCl 용액의 생리식염수normal saline를 말한다. 그 후 미국의 알렉시스 하트만Alexis Hartmann 의사가 전해질 수액에 젖산염sodium lactate을 첨가한 하트만 수액Hartmann's solution을 개발하였고, 이를 젖산화 링거 용액Lactated Ringer's solution이라 명명하였다. 현재 병원에서 링거액이라 하면 생리식염수가 아닌 하트만 수액을 말한다. 우리나라에서는 링거라는 용어로 모든 종류의 주사수액을 통칭하여 부르기도 한다. 보통 가장 흔한 생리식염수 주사액을 맞아도 링거를 맞는다고 말하지만, 사실 이것은 옳은 표현이 아니다. 수분과 전해질, 포도당을 공급하는 기초수액에서 Ssaline는 NaCl, Ddextrose는 포도당, Wwater는 물을 의미한다. 그러므로 NS는 식염수의 전해질 용액을, DS는 식염수에 녹인 포도당을, DW는 포도당 수액을 환자에 공급하는 것이다. 가장 많이 쓰이는 기초수액은 다음과 같다.

* **생리식염수액:** NS(normal saline, 생리식염수) 0.9% NaCl 용액
  - 전해질을 공급하는 수액으로 콘택트렌즈 세척액과 같음
* **포도당 생리식염수액:** DS(dextrose saline, 포도당 식염수)
  - 전해질 + 포도당을 공급
* **포도당 주사액:** DW(dextrose water, 포도당 수액)
  - 5%, 10%, 50% 포도당 수액을 공급
* **하트만 용액:** HS(Hartmann's solution, 젖산화 링거 용액)
  - 체액과 유사한 전해질 공급
* **하트만 포도당 용액:** HD(Hartmann's dextrose solution)
  - 하트만 수액의 전해질 + 포도당을 공급

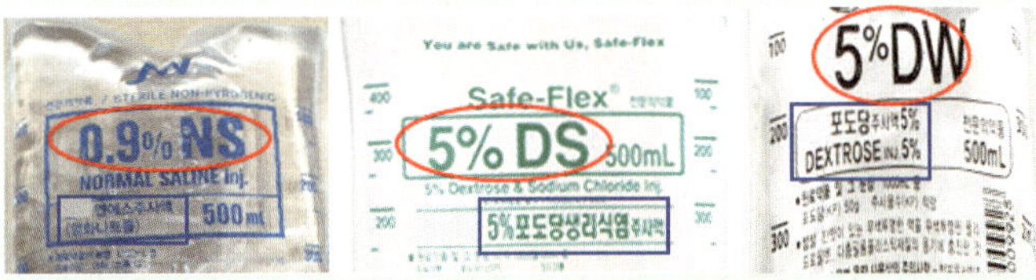

기초수액의 대표적인 예: 생리식염수액(왼쪽), 5% 포도당 생리식염수액(가운데), 5% 포도당 주사액(오른쪽)

75

마시는 수액요법에서 사용되는 '경구용 링거' 의약품

식품으로 분류되어 판매되는 마시는 수액과 달리, 약국에서 의약품으로 시판되는 수액요법인 '경구용 링거Ringer' 제품이 있다. 링거 주사 대신 포도당 식염수 수액 성분의 제재를 물에 녹여서 경구용 링거 용액으로 마셔서 복용하는 것인데, 정맥주사를 맞기가 어려운 노약자나 유아 등에게 이러한 경구용 링거제 의약품을 유용하게 활용할 수 있다. 우리나라보다 선진국에서 유용하게 이용하고 있는데, 이렇게 마시는 링거 수액을 사용하는 방법을 '경구 수분보충요법Oral rehydration therapy, ORT'이라 한다. 특히 설사로 인한 탈수를 예방하고 치료하는 데 효과적인 일종의 체액 대체요법이다.•

WHO와 국제연합아동기금UNICEF에서 경구 수분보충요법으로 개발된 제재를 소개하고 있는데, ORT 염의 구성성분이 표기되어 있다. 대표적인 ORT 염의 성분은 포도당 13.5 g, 소금 2.6 g, 구연산나트륨염 2.9 g, 염화칼

• 시판되는 스포츠 음료나 이온 음료는 나트륨 농도가 너무 낮아 체내흡수가 되지 않기에 경구용 링거 의약품을 대신하여 사용할 수 없다.

가정용 포도당-식염수 경구용 링거 수액 = 생수(또는 끓인 물) 1 L + 소금 3.5 g + 설탕 40 g

경구 수분보충요법을 위해 가정에서 만들 수 있는 경구용 링거 제법

륨 1.5 g으로 식수 1 L에 녹여서 사용한다. 이런 성분의 ORT 염의 경구용 링거는 지금도 개발도상국의 수많은 유아를 살리는 데 중요한 역할을 하고 있어, 20세기 의학의 놀라운 진보라고 평가되고 있다. 이러한 경구용 포도당-식염수 수액은 아주 쉬운 방법으로 가정에서도 간편하게 만들 수 있다. WHO에서는 다음과 같이 탈수 예방을 위한 응급처치 용도로 소금과 설탕을(포도당을 대신하여) 이용하여 만드는 간편한 수액제조법을 자세하게 소개하고 있다.[••]

가정에서 사용할 경구용 설탕(포도당 대신)-식염수 링거 수액은 생수(또는 끓인 물) 1 L에 소금 3.5 g(1/2스푼)에 설탕 40 g(6스푼)을 가하여 제조한다. 물에 소금을 먼저 넣고 맛을 보는데, 눈물보다 짜면 안 된다고 알려져 있다(여기에서 소금 농도는 0.35%로 생리식염수 염도보다 낮다).[•••] 우리가 마신 물의 80%는 소장에서 흡수된다. 그리고 나서 정맥을 지나 혈액으로 옮겨진다. 소장에서는 나트륨이온(Na^+)이 있어야 포도당이 잘 흡수될 수 있다. 최적의 조건으로 소장에서 흡수가 되는 포도당과 나트륨 비율은 2:1일 때이다. 포

•• 경구 수분보충요법을 위해 가정에서 만들 수 있는 경구용 링거 제법을 알려주는 인터넷 사이트는 http://rehydrate.org/ors이다.

••• 기초수액을 크게 생리식염 수액과 포도당 주사액으로 구분하기도 한다. 생리식염수는 0.9% NaCl 수용액이다. 생리식염수는 체액을 대신하는 용액으로, 수분과 전해질을 보충하기 위해 탈수 환자에게 정맥주사하기도 하고, 약물을 생리식염수에 녹여 주사하기도 한다.

도당이 흡수될 때 같이 흡수된 나트륨이온 때문에 삼투압이 올라가서 자연스럽게 체내로 수분을 끌어당기기 때문이다. 다시 말해서 우리 몸에 포도당과 소금NaCl이 함께 공급될 때, 소장에서 포도당 흡수와 함께 수분흡수가 가장 잘 된다. 그냥 물을 마시는 것보다 이러한 성분의 수액이 체내로 수분과 전해질을 공급하는 데 효과적이다.

수분공급이 필요한 환자가 긴급하게 발생할 경우, 경구용 링거 수액을 쉽게 만드는 제조법은 매우 유용한 정보가 될 수 있다. 집 안에 있던지, 여행 중이던지, 식중독이나 장염으로 심한 설사를 하거나 극심한 탈수증세가 있으나 바로 병원으로 가기 힘들 경우, 응급처치로 설탕(포도당 대신)과 소금이라는 간단한 재료를 이용하여 경구용 링거 수액을 만들어 마시게 하면 된다. 혹시 맛이 없어 마시기 힘들 경우, 레몬즙이나 자몽즙을 첨가하여 마시면 된다.

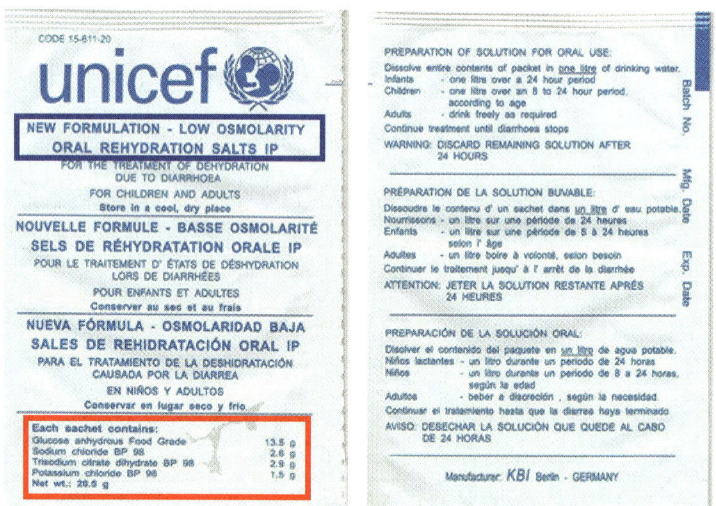

WHO와 UNICEF에서 경구 수분보충요법에 사용되는 제재가 개발되었다. 원재료에 경구용 링거인 ORT 염의 구성성분(포도당, 소금, 구연산염 등)과 함량이 표기되어 있다.

76

식품으로 판매되고 있는 식염포도당 정제

식품으로 판매되는 마시는 수액 제품 그리고 의약품으로 판매되는 수액요법의 경구용 링거 제품 외에, 식품으로 분류되어 판매되고 있는 '식염포도당' 정제 제품이 있다. 국내에서 판매되고 있는 고체형태의 식염포도당 정제는 일반 당류 가공식품으로 전해질 및 영양 보급제이다. 심한 설사를 하거나 극심한 탈수증세가 일어날 때, 수분보충을 위한 포도당 생리식염액은 전문의약품으로 주사액을 통해 체내에 공급하지만, 식염포도당 정제는 일반 가공식품으로 경구용으로 섭취한다.• 보통 식염포도당 한 알 정제(670~700 mg) 성분에는 NaCl 200 mg, 포도당 450 mg이 함유되어 있다. 설사, 구토 외에 폭염으로 땀을 많이 흘리는 사람들에게 일어날 수 있는 탈

• 식염포도당의 고체형태의 정제는 국내에서 일반 가공식품으로 판매된다. 그러나 정맥주사로 투여하는 액체 형태의 식염포도당 주사액은 전문의약품으로 분류된다. 대표적인 5% 포도당생리식염액에는 포도당 50 g, NaCl 9 g 성분이 1,000 mL 주사용수에 들어있다.

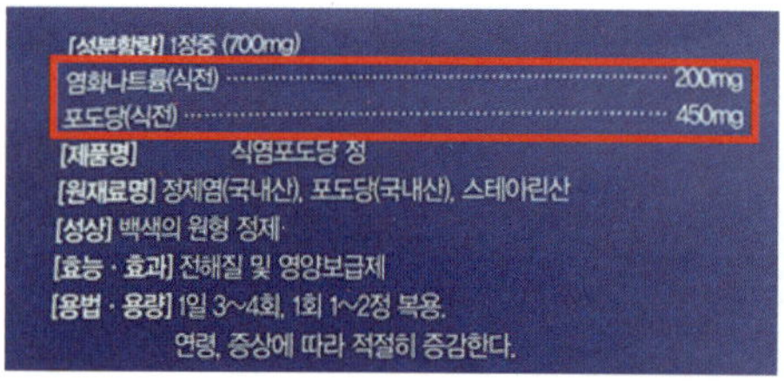

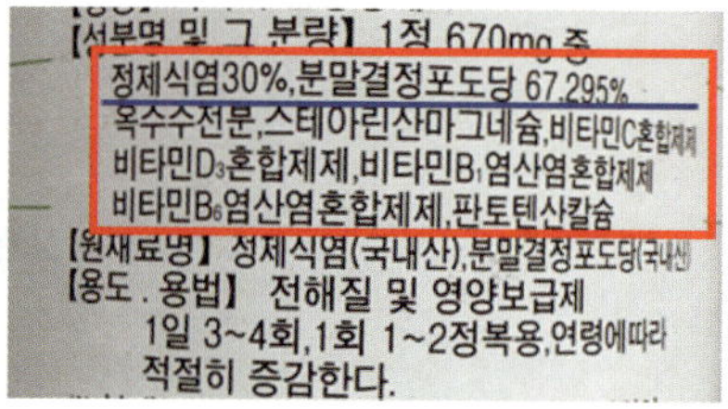

시판되는 고체 식염·포도당 정제 성분으로 정제식염과 포도당(왼쪽) 외에 비타민 B군들과 비타민 C, D 등이 포함된 경우도 있다(오른쪽).

수와 온열질환 예방에 유용하게 사용될 수 있는 제품이다. 전해질인 나트륨이온과 포도당을 보충하여 피로회복과 체온조절로 생체기능을 회복하는 데 큰 도움을 줄 수 있다. 식염포도당 정제 성분으로 간단하게 정제식염과 포도당의 두 성분만 들어있는 것 외에도 여러 영양성분이 추가되어 기능이 더해지기도 한다. 그래서 이들 두 개 주성분 외에 여러 종류의 비타민 B군들과 비타민 C, 비타민 D을 첨가하거나 타우린 혹은 아르기닌 성분들을 포함하여 영양제 용도의 건강기능식품 형태로 판매하기도 한다.

77

물은 많이 마실수록 좋은가?

우리 몸에서 물은 매우 중요하다. 물은 혈액을 통해 산소와 영양분을 세포에 공급하고 노폐물과 독소를 소변이나 땀으로 배출시키는 전달하는 중요한 역할을 하기 때문이다. 탈수 증상까지는 아니더라도 물은 우리 몸의 60~70%를 차지하기에, 체내에 수분이 현저히 부족하게 되면 여러 수분부족 증상이 나타나게 된다. 특히 나이가 들면서 수분부족으로 신진대사 기능이 떨어지는 경우, 혈관질환이나 신장결석 등 질병 위험이 커진다. 몸에 수분이 상당히 부족하면 먼저 입안이 마르고 구취가 나게 된다. 그리고 피가 끈끈해져서 혈액순환이 잘 안되기 때문에, 뇌에 충분한 피가 공급되지 않아 현기증이 나며 빈혈증세를 경험하기도 한다. 이로 인해 잦은 두통에 시달리며 집중력과 기억력도 떨어지게 된다. 또한 소변색이 탁하고 진해졌다면 수분부족일 가능성이 크다.

수분보충을 위해 물 대신 탄산음료나 주스 등을 자주 마시는 것은 도움이 되지 않는다. 당류가 상당히 많이 포함된 음료수를 자주 마시게 되면, 혈액의 삼투 농도를 높여 갈증을 가져오고 과다한 열량 섭취로 체중 증가까지 가져올 수 있다. 수분보충을 위해서는 일반적으로 생수나 옥수수차, 보리차, 현미차를 마시는 것을 권장한다. 녹차나 옥수수수염차, 결명자차 같은 경우 이뇨작용이 있기에 물을 보충하는 음료로 적절하지 않다. 나트륨이 포함된 이온 음료는 갈증과 체액을 유지하는 데 도움이 된다.

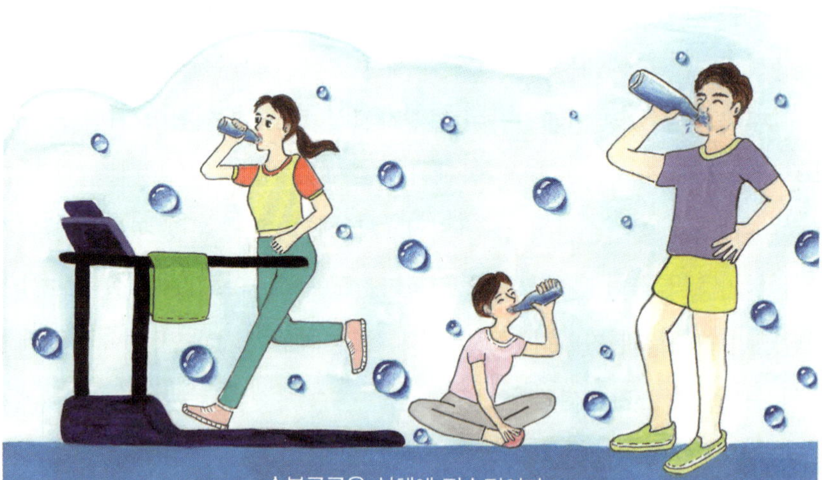

수분공급은 신체에 필수적이다.

78

하루에 물은 얼마나 마셔야 하는가?

물은 충분히 마셔야 한다

하루에 물을 얼마나 마셔야 하는가? 매우 간단한 질문이지만, 사실 답하기 매우 어려운 질문이다. 오랫동안 이에 관련된 다양한 연구가 진행되었고 하루 8잔의 물을 마셔야 한다는 등의 여러 주장이 있지만, 모든 사람에게 맞는 한 가지 정답은 없다. 2020년 미국 메이요 클리닉Mayo Clinic에서 필요로 하는 매일 총수분 섭취량은 다음과 같다고 발표하였는데, 온대지방에 사는 건강한 성인에게 매일 필요로 하는 총수분량은 평균 남성 3.7 L이고, 여성 2.7 L라고 보고하였다. 여기서 총수분 섭취량은 물이나 음료를 통한 섭취량과 음식을 통한 섭취량의 합合임을 기억하여야 한다. 일반적으로 음식을 통한 섭취량은 총수분 섭취량의 20~30% 정도 되는 것으로 알려져 있다.

총수분 섭취량 = 물이나 음료를 통한 섭취량 + 음식을 통한 섭취량 사람마다 식사습관이나 개인체질, 환경과 활동량, 건강상태 등에 따라 하루에 필요한 물의 양이 다르기에, 개인이 마셔야 할 물의 섭취량을 일괄적으로 정하기 어렵다. 그러므로 위에서 언급하였던 매일 요구되는 총수분 섭취량 수치도 각 개인에게 참고 정도에 불과할 수 있다. 격렬한 운동, 더운 지역에 사는 사람, 발열, 구토 또는 설사와 관련된 질병의 경우, 하루에 더 많은 양의 수분이 필요하다. 또한 고혈압, 당뇨병, 신장결석 그리고 호흡기 질환이 있는 사람들은 물을 많이 마시는 것이 좋다. 피가 끈끈해져 있는 사람들의 몸에도 많은 물을 제공하는 것이 좋다. 그러나 신장계통이나 간경화 등의 질환이 있는 사람들은 물을 적게 마시는 것이 좋다. 충분한 수분 섭취를 위해서는 자신의 건강상태를 확인하여 물의 양을 계산해서 여러 차례 나눠 조금씩 꾸준히 마시는 것이 좋다. 건강한 성인이 갈증을 느낄 때 물을 마신다면, 탈수가 발생할 가능성은 적다. 또한 아침 공복에 물 한 잔을 마시기를 권장하는데, 밤에 잠을 자는 동안 땀과 호흡으로 몸에서 상당량의 수분이 빠져나가 있어 아침 기상 시에는 혈액의 농도가 높아져 있기 때문이다.

물을 많이 마실수록 좋다고 생각한 나머지, 지나치게 물을 많이 마시는 물중독도 피해야 한다(시간당 1 L 이상의 물을 마시는 경우). 몸속에서 나트륨의 양이 적어지면서 '저나트륨혈증hyponatremia'으로 부종이 생겨 생명에 위협이 될 수도 있기 때문이다. 결국 물은 적게 마셔도, 반대로 너무 지나치게 많이 마셔도 좋지 않다. 수분 섭취가 개인의 건강상태 그리고 특히 질병에 직결된 경우에는 이를 더욱 현명하게 대처하여야 한다.

결론적으로 신장계통이나 간경화 등의 질환이 있는 사람들을 제외하고는, '물은 많이 마실수록 좋다'라기 보다도 '물은 충분히 마셔야 한다'는 것으로 제안할 수 있다. 앞에서도 언급하였듯, 자신에게 필요로 하는 총수분 섭취량은 단순히 마시는 물만이 아니라, 음료, 과일 등 식사를 통해 섭취하는 모든 양을 포함하기 때문에 이를 모두 고려하여야 한다. 음식을 통한 수분량을 포함하지 않고, 많은 양의 물을 건강에 좋다고 여겨서 무조건 마시는 습관은 오히려 건강에 좋지 않을 수 있다. 개인에 따라서도 다를 뿐만 아니라, 매일 다를 수 있는 몸 상황을 고려하지 않고 건강이라는 이름으로 억지로 정해진 물의 양을 기계적으로 섭취하는 일은 결코 권장할 일이 아니다. 우리 몸은 우리가 알고 있는 지식보다 신비해서 항상성恒常性이란 놀라운 능력으로 환경에 잘 대처하기 때문이다.

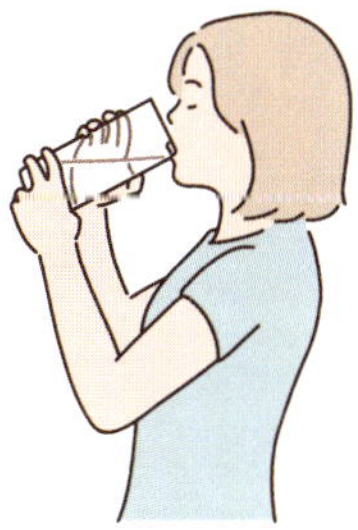

내 삶을 바꾸는 설탕과 탄수화물 이야기

저 자 이원재
발 행 인 김지영
발 행 처 자유아카데미

주 소 경기도 파주시 회동길 37-42
파주출판도시
전 화 031-955-1321
팩 스 031-955-1322
홈페이지 www.freeaca.com
전자우편 main@freeaca.com(대표)
editor@freeaca.com(편집)
crm@freeaca.com(영업)

등 록 제406-2003-017호, 1980. 7. 12
제1판1쇄 2022년 5월 20일 발행
제1판3쇄 2024년 7월 15일 발행

ISBN 979-11-5808-359-5 93590